全国中医药行业高等教育"十二五"规划教材
全国高等中医药院校规划教材（第九版）

护理学导论

（新世纪第二版）

（供护理学专业用）

主　编　韩丽沙（北京中医药大学）
副主编　穆　欣（黑龙江中医药大学）
　　　　林翠霞（山东中医药大学）
　　　　肖洪玲（安徽中医学院）

中国中医药出版社
·北　京·

图书在版编目（CIP）数据

护理学导论/韩丽沙主编．-2版．—北京：中国中医药出版社，2012.8（2015.12重印）
全国中医药行业高等教育“十二五”规划教材
ISBN 978-7-5132-0937-3

Ⅰ.①护…　Ⅱ.①韩…　Ⅲ.①护理学-中医药院校-教材　Ⅳ.①R47

中国版本图书馆CIP数据核字（2012）第111492号

中 国 中 医 药 出 版 社 出 版
北京市朝阳区北三环东路28号易亨大厦16层
邮政编码　100013
传真　010 64405750
北京时代华都印刷有限公司印刷
各地新华书店经销
*
开本787×1092　1/16　印张18.625　字数415千字
2012年8月第2版　2015年12月第4次印刷
书　号　ISBN 978-7-5132-0937-3
*
定价（含光盘）　33.00元
网址　www.cptcm.com

社长热线　010 64405720
购书热线　010 64065415　010 64065413
书店网址　csln.net/qksd/
官方微博　http://e.weibo.com/cptcm

全国中医药行业高等教育“十二五”规划教材

全国高等中医药院校规划教材（第九版）

专家指导委员会

全国中医药行业高等教育“十二五”规划教材
全国高等中医药院校规划教材(第九版)

《护理学导论》编委会

主　编　韩丽沙（北京中医药大学）
副主编　穆　欣（黑龙江中医药大学）
　　　　林翠霞（山东中医药大学）
　　　　肖洪玲（安徽中医学院）
编　委　(以姓氏笔画为序)
　　　　乔永丽（山西中医学院）
　　　　乔桂圆（湖北中医药大学）
　　　　孙　茜（辽宁中医药大学）
　　　　迟晓华（长春中医药大学）
　　　　张银华（湖南中医药大学）
　　　　孟　静（北京中医药大学）

前 言

全国中医药行业高等教育“十二五”规划教材是为贯彻落实《国家中长期教育改革和发展规划纲要（2010－2020年）》、《教育部关于“十二五”普通高等教育本科教材建设的若干意见》和《中医药事业发展“十二五”规划》，依据行业人才需求和全国各高等中医药院校教育教学改革新发展，在国家中医药管理局人事教育司的主持下，由国家中医药管理局教材办公室、全国中医药高等教育学会教材建设研究会在总结历版中医药行业教材特别是新世纪全国高等中医药院校规划教材建设经验的基础上，进行统一规划建设的。鉴于由中医药行业主管部门主持编写的全国高等中医药院校规划教材目前已出版八版，为便于了解其历史沿革，同时体现其系统性和传承性，故本套教材又可称“全国高等中医药院校规划教材（第九版）”。

本套教材坚持以育人为本，重视发挥教材在人才培养中的基础性作用，充分展现我国中医药教育、医疗、保健、科研、产业、文化等方面取得的新成就，以期成为符合教育规律和人才成长规律的科学性、先进性、适用性的优秀教材。

本套教材具有以下主要特色：

1. 继续采用“政府指导，学会主办，院校联办，出版社协办”的运作机制

在规划、出版全国中医药行业高等教育“十五”、“十一五”规划教材时（原称“新世纪全国高等中医药院校规划教材”新一版、新二版，亦称第七版、第八版，均由中国中医药出版社出版），国家中医药管理局制定了“政府指导，学会主办，院校联办，出版社协办”的运作机制，经过两版教材的实践，证明该运作机制符合新时期教育部关于高等教育教材建设的精神，同时也是适应新形势下中医药人才培养需求的更高效的教材建设机制，符合中医药事业培养人才的需要。因此，本套教材仍然坚持这个运作机制并有所创新。

2. 整体规划，优化结构，强化特色

此次“十二五”教材建设工作对高等中医药教育3个层次多个专业的必修课程进行了全面规划。本套教材在“十五”、“十一五”优秀教材基础上，进一步优化教材结构，强化特色，重点建设主干基础课程、专业核心课程，加强实验实践类教材建设，推进数字化教材建设。本套教材数量上较第七版、第八版明显增加，专业门类上更加齐全，能完全满足教学需求。

3. 充分发挥高等中医药院校在教材建设中的主体作用

全国高等中医药院校既是教材使用单位，又是教材编写工作的承担单位。我们发出关于启动编写“全国中医药行业高等教育‘十二五’规划教材”的通知后，各院校积极响应，教学名师、优秀学科带头人、一线优秀教师积极参加申报，凡被选中参编的教师都以积极热情、严肃认真、高度负责的态度完成了本套教材的编写任务。

4. 公开招标，专家评议，健全主编遴选制度

本套教材坚持公开招标、公平竞争、公正遴选主编原则。国家中医药管理局教材办公室和全国中医药高等教育学会教材建设研究会制订了主编遴选评分标准，经过专家评审委员会严格评议，遴选出一批教学名师、高水平专家承担本套教材的主编，同时实行主编负责制，为教材质量提供了可靠保证。

5. 继续发挥执业医师和职称考试的标杆作用

自我国实行中医、中西医结合执业医师准入制度以及全国中医药行业职称考试制度以来，第七版、第八版中医药行业规划教材一直作为考试的蓝本教材，在各种考试中发挥了权威标杆作用。作为国家中医药管理局统一规划实施的第九版行业规划教材，将继续在行业的各种考试中发挥其标杆性作用。

6. 分批进行，注重质量

为保证教材质量，本套教材采取分批启动方式。第一批于2011年4月启动中医学、中药学、针灸推拿学、中西医临床医学、护理学、针刀医学6个本科专业112种规划教材。2012年下半年启动其他专业的教材建设工作。

7. 锤炼精品，改革创新

本套教材着力提高教材质量，努力锤炼精品，在继承与发扬、传统与现代、理论与实践的结合上体现了中医药教材的特色；学科定位准确，理论阐述系统，概念表述规范，结构设计更为合理；教材的科学性、继承性、先进性、启发性及教学适应性较前八版有不同程度提高。同时紧密结合学科专业发展和教育教学改革，更新内容，丰富形式，不断完善，将学科、行业的新知识、新技术、新成果写入教材，形成“十二五”期间反映时代特点、与时俱进的教材体系，确保优质教育资源进课堂，为提高中医药高等教育本科教学质量和人才培养质量提供有力保障。同时，注重教材内容在传授知识的同时，传授获取知识和创造知识的方法。

综上所述，本套教材由国家中医药管理局宏观指导，全国中医药高等教育学会教材建设研究会倾力主办，全国各高等中医药院校高水平专家联合编写，中国中医药出版社积极协办，整个运作机制协调有序，环环紧扣，为整套教材质量的提高提供了保障机制，必将成为“十二五”期间全国高等中医药教育的主流教材，成为提高中医药高等教育教学质量和人才培养质量最权威的教材体系。

本套教材在继承的基础上进行了改革与创新，但在探索的过程中，难免有不足之处，敬请各教学单位、教学人员以及广大学生在使用中发现问题及时提出，以便在重印或再版时予以修正，使教材质量不断提升。

国家中医药管理局教材办公室
全国中医药高等教育学会教材建设研究会
中国中医药出版社
2012年6月

编写说明

目前，护理学已成为一级学科，要认识和掌握护理学的实质和发展规律，就需要用科学的方法从整体上研究护理学的体系。《护理学导论》就是以护理学为研究对象，着重从整体出发，分析护理学的性质、特性、发生发展规律、实践范围和学科体系结构；论述护理理念；研究护理学在卫生保健体系中的社会地位、社会功能、相关的政策和法规；介绍护理学的基本理论和方法，以及护士的思维方法和基本技能，使初学护理的学生对护理学的知识结构有一个完整的概念，对护理学各学科有一个清晰的认识，对学习护理学的基本方法以及从事护理工作的基本要求有较充分的了解，从而进一步激发学习兴趣，为后续的专业学习打下基础，为将来从事护理工作做好准备。

第一版《护理学导论》作为新世纪全国高等中医药院校规划教材之一，在中医药院校中使用广泛。本次教材编写遵循继承与创新相结合的原则，广泛收集使用院校的反馈意见，吸纳国内外相关文献的最新研究成果，结合护理发展趋势和我国现行的护理实践，力求体现教材的科学性、先进性和实用性，并体现中医药院校护理专业的办学特色和培养目标。本教材在第一版的框架基础上，注重更新内容，增加了 2008 年实施的《护士条例》和《护士执业注册管理办法》中的新规定，以及文化与护理等内容。在结构上力求创新，体现以学生为中心的教学理念，充分考虑学生的需要，增加了相关知识的链接和案例介绍，以扩展学习者的知识，提高学习兴趣。

全书共十四章，第一章绪论，第二章护理学发展史，第三章护理学相关理论，第四章护理理念与护理工作模式，第五章医药卫生体系，第六章护士的角色功能与要求，第七章人际关系与沟通，第八章护理职业生涯规划，第九章评判性思维与循证护理，第十章护理程序，第十一章护理理论，第十二章健康教育，第十三章文化与护理，第十四章护理与法律，均为现代护士必须具备的基本知识和基本技能，既可作为中医药院校和普通大学护理学专业本科学生系统学习护理学、从整体上认识护理学的启蒙教材，也可以作为护理教师和临床护士案头必备的参考资料。

为了帮助学生更好地复习和自学，我们编写了与本教材配套的辅导材料——《护理学导论学习指导》（光盘）。其中归纳了各章的重点与难点，并提供大量的选择题，供学生和自学者使用。

参加本教材编写的人员均为从事护理学导论教学多年的资深教师。其中，第一章和第十一章由韩丽沙编写，第二章和第十二章由林翠霞编写，第三章由穆欣编写，第四章由乔永丽编写，第五章和第六章由迟晓华编写，第七章由乔桂圆编写，第八章和十三章由肖洪玲编写，第九章由张银华编写，第十章由孙茜编写，第十四章由孟静编写。

本教材在编写过程中，参考和采用了国内外专家和学者的许多研究结果和思想观点，同时得到了编者及编者单位的大力支持，在此一并表示衷心的感谢。

尽管我们为教材的编写付出很大的努力，但限于水平，不足之处在所难免，希望大家提出宝贵意见，以便再版时修订提高。

《护理学导论》编委会
2012年5月

目 录

第一章 绪论 …… 1

第一节 护理学的界定及特性 …… 1

一、护理学的定义 …… 1

二、护理学的特性 …… 2

第二节 护理实践的范畴和内容 …… 4

一、临床护理 …… 4

二、社区保健护理 …… 4

三、护理管理 …… 4

四、护理教育 …… 5

五、护理研究 …… 5

第三节 护理学的研究对象和方法 …… 5

一、护理学的研究对象 …… 5

二、护理学的研究方法 …… 7

第四节 护理学的知识体系与学习特点 …… 8

一、护理学的知识体系 …… 8

二、护理学的学习特点和学习方法 …… 9

第二章 护理学发展史 …… 12

第一节 护理发展史 …… 12

一、护理活动的起源与发展历程 …… 12

二、南丁格尔与现代护理学 …… 15

三、西方现代护理学的发展与现状 …… 17

四、中国现代护理学的发展与现状 …… 19

第二节 护理教育发展史 …… 22

一、西方护理教育发展史 …… 22

二、中国护理教育发展史 …… 23

第三节 护理学发展的展望 …… 25

一、护理人员高学历化 …… 25

二、护理工作领域不断扩大 …… 25

三、护理工作法制化 …… 25

四、护理工作市场化 …… 26

五、护理工作国际化 …… 26

六、中医护理特色化 …… 26

第三章 护理学相关理论 …… 27
第一节 系统论 …… 27
一、系统论的基本概念 …… 28
二、系统论的基本观点 …… 29
三、系统论在护理学中的应用 …… 32
第二节 马斯洛人类需要层次理论 …… 34
一、人类需要层次理论的基本概念与基本观点 …… 35
二、人类需要层次理论在护理实践中的应用 …… 38
第三节 成长与发展理论 …… 40
一、弗洛伊德的性心理理论 …… 41
二、艾瑞克森的心理社会发展理论 …… 44
三、皮亚杰的认知发展理论 …… 46
第四章 护理理念与护理工作模式 …… 50
第一节 概述 …… 50
一、理念的概念及意义 …… 50
二、护理理念及其意义 …… 50
三、护理理念的演进 …… 51
四、我国护理理念的发展 …… 53
第二节 护理学的基本概念 …… 54
一、人 …… 54
二、健康 …… 56
三、环境 …… 59
四、护理 …… 59
第三节 护理的工作模式 …… 62
一、个案护理 …… 62
二、功能制护理 …… 62
三、小组护理 …… 63
四、责任制护理 …… 63
第五章 医药卫生体系 …… 66
第一节 我国医药卫生体系 …… 66
一、我国的卫生工作方针 …… 66
二、我国医药卫生体系的组织结构和功能 …… 67
三、医疗保险制度 …… 68
四、医疗体制改革 …… 70
第二节 医院 …… 71
一、医院的性质和任务 …… 71
二、医院的种类 …… 72
三、医院的组织结构 …… 73

第三节　社区卫生服务 …… 74
一、社区的概念 …… 74
二、社区的分类 …… 75
三、社区卫生服务的特点 …… 76
四、社区护理 …… 76
第六章　护士的角色功能与要求 …… 79
第一节　护士的专业角色与功能 …… 79
一、角色的含义 …… 79
二、护士角色 …… 79
三、临床护士新角色 …… 81
第二节　护士应具备的资格与条件 …… 82
一、护士应具备的资格 …… 82
二、护士应具备的条件 …… 83
第三节　护士的素质和行为规范 …… 84
一、护士的素质 …… 84
二、护士的行为规范 …… 85
第七章　人际关系与沟通 …… 89
第一节　人际关系 …… 89
一、概述 …… 89
二、护理人际关系 …… 91
三、护患关系 …… 92
四、护士与其他人员的关系 …… 98
第二节　护患沟通 …… 100
一、沟通的基本要素 …… 100
二、沟通的层次 …… 101
三、沟通的种类 …… 102
四、影响有效沟通的因素 …… 107
五、常用的沟通技巧 …… 109
六、与特殊患者的沟通 …… 115
七、临床交谈技巧 …… 117
第八章　护理职业生涯规划 …… 121
第一节　概述 …… 121
一、基本概念 …… 121
二、职业生涯规划的意义 …… 123
三、护理职业生涯发展的基本阶段 …… 123
四、护理职业生涯的相关资源 …… 125
五、护理职业生涯的影响因素 …… 126
第二节　护理职业生涯规划 …… 129
一、护理职业生涯规划的原则 …… 129

二、护理职业生涯规划的方法 …… 130
第九章 评判性思维与循证护理 …… 136
第一节 概述 …… 136
一、评判性思维的定义 …… 136
二、评判性思维的组成 …… 137
三、评判性思维的特点 …… 140
四、评判性思维与创造性思维的关系 …… 140
第二节 评判性思维的培养 …… 140
一、培养评判性思维的步骤 …… 140
二、促进评判性思维的策略 …… 142
三、促进评判性思维的技巧 …… 142
四、发展评判性思维的注意点 …… 143
第三节 评判性思维在护理中的应用 …… 144
一、护士确立评判性思维的意义 …… 144
二、护理实践中的评判性思维 …… 144
第四节 循证护理 …… 146
一、循证护理的定义 …… 146
二、循证护理的实践程序 …… 147
三、循证护理的意义 …… 148
四、循证护理的前景展望 …… 149
第十章 护理程序 …… 150
第一节 概述 …… 151
一、护理程序的概念和特点 …… 151
二、护理程序的理论基础 …… 151
三、护理程序的基本步骤及其相互关系 …… 153
四、护理程序对护理专业的意义 …… 154
第二节 护理评估 …… 154
一、收集资料 …… 154
二、整理资料 …… 158
第三节 护理诊断 …… 161
一、护理诊断概述 …… 162
二、护理诊断的组成部分 …… 163
三、护理诊断的陈述方式 …… 165
四、护理诊断与合作性问题及医疗诊断的区别 …… 165
五、书写护理诊断的注意事项 …… 167
第四节 护理计划 …… 168
一、排列护理诊断的优先顺序 …… 168
二、制定预期目标 …… 170
三、制定护理措施 …… 173

四、护理计划成文 …………………………………… 175
第五节 护理实施 …………………………………… 177
一、实施前的准备 …………………………………… 177
二、实施 …………………………………… 178
三、实施后的记录 …………………………………… 178
四、实施过程中的注意事项 …………………………………… 179
第六节 护理评价 …………………………………… 180
一、评价的方式与内容 …………………………………… 180
二、评价的步骤 …………………………………… 180
三、评价与护理程序中其他步骤的关系 …………………………………… 182
第十一章 护理理论 …………………………………… 183
第一节 概述 …………………………………… 183
一、护理理论的基本要素 …………………………………… 183
二、护理理论的基本特征 …………………………………… 184
三、护理理论的发展过程 …………………………………… 185
四、护理理论的意义 …………………………………… 186
第二节 奥瑞姆的自理理论 …………………………………… 186
一、奥瑞姆对护理学四个基本概念的论述 …………………………………… 187
二、自理理论的内容 …………………………………… 187
三、自理理论在护理实践中的应用 …………………………………… 191
四、自理理论的护理应用案例 …………………………………… 191
第三节 罗伊的适应模式 …………………………………… 193
一、罗伊对护理学四个基本概念的论述 …………………………………… 194
二、适应模式的内容 …………………………………… 195
三、适应模式在护理实践中的应用 …………………………………… 196
四、适应模式的护理应用案例 …………………………………… 198
第四节 纽曼的系统模式 …………………………………… 199
一、纽曼对护理学四个基本概念的论述 …………………………………… 200
二、系统模式的内容 …………………………………… 201
三、系统模式在护理实践中的应用 …………………………………… 203
四、系统模式的护理应用案例 …………………………………… 203
第十二章 健康教育 …………………………………… 206
第一节 概述 …………………………………… 206
一、相关概念 …………………………………… 206
二、健康教育发展史 …………………………………… 209
三、健康教育的意义 …………………………………… 211
四、健康教育的原则 …………………………………… 211
五、健康教育的实践领域 …………………………………… 212
六、健康教育者应具备的能力 …………………………………… 214

七、护士在健康教育中的作用 …… 215
第二节 患者教育的理论基础 …… 215
一、教育学原理与活动 …… 215
二、健康相关行为改变的理论 …… 218
第三节 患者教育的程序 …… 222
一、评估学习需要 …… 222
二、制定教育目标 …… 223
三、制定教育计划 …… 224
四、实施教育计划 …… 227
五、评价 …… 227
第四节 患者教育的技巧 …… 229
一、人际传播技巧 …… 229
二、行为干预技巧 …… 231
第十三章 文化与护理 …… 233
第一节 文化概述 …… 233
一、文化 …… 233
二、文化休克 …… 239
第二节 文化与护理 …… 244
一、文化背景对护理的影响 …… 244
二、跨文化护理的原则 …… 245
三、跨文化护理的实施 …… 246
第十四章 护理与法律 …… 249
第一节 卫生法概述 …… 249
一、卫生法的定义与特征 …… 249
二、卫生法的渊源 …… 250
三、卫生法律关系 …… 251
四、卫生违法与卫生法律责任 …… 252
五、卫生执法的法律救济 …… 253
第二节 护理立法 …… 253
一、护理法的概念 …… 253
二、护理立法的历史发展 …… 253
三、护理立法的程序 …… 254
四、护理法的种类 …… 254
五、护理法的内容 …… 255
六、护理立法的意义 …… 255
第三节 护理工作中的法律问题 …… 256
一、护理工作的法律范围 …… 256
二、护理工作中常见的法律问题 …… 256

第四节　护理差错、护理事故与护理纠纷 ………………… 259
一、护理差错 ………………………………………………… 259
二、护理事故 ………………………………………………… 260
三、护理纠纷 ………………………………………………… 263
第五节　与临床护理工作相关的医疗法规 ………………… 265
一、《传染病防治法》 ……………………………………… 265
二、献血的相关法律规定 …………………………………… 266
附录　NANDA－I：领域、分级 201 项护理诊断（2009－2011）
……………………………………………………………………… 269
主要参考书目 …………………………………………………… 278

第一章　绪　论

护理学作为医学科学领域中一门系统而独立的学科体系，本身具有许多分支学科，并且随着科学和社会的发展，护理学与医学、自然科学和人文社会科学之间相互交叉融合，又不断形成新的边缘学科。为了学好护理学，我们不仅需要学习各分支学科的知识，更需要从整体上来研究考察护理学的完整体系，认识和掌握护理学的本质和发展规律。护理学导论从整体角度研究护理学，分析护理学的性质、特性、发生发展规律、实践范围、学科体系结构；论述护理理念；研究护理学在卫生保健体系中的社会地位、社会功能、相关的政策和法规；介绍护理学的基本理论和方法以及护士的思维方法和基本技能。护理学导论作为系统学习护理学的启蒙课程，引导初学者从宏观的角度认识护理学，为顺利进入护理专业各学科的学习奠定理论基础。

第一节　护理学的界定及特性

一、护理学的定义

我国著名护理学家、南丁格尔奖章获得者王秀瑛指出："护理学属于生命科学范畴，是医药卫生科学的重要组成部分，是在自然科学和社会科学的理论和实践指导下发展起来的一门综合性应用科学。"

【知识链接】《现代护理学辞典》将护理学定义为"护理学是一门在自然科学与社会科学理论指导下的综合性应用学科，是研究有关预防保健与疾病治疗康复过程中护理理论与技术的科学，属于医学科学的重要组成部分。"

目前，世界上对护理学的概念尚没有公认的定义。我国的护理学教科书比较一致地表述护理学的定义是：护理学是医学科学领域中一门自然科学和社会科学相结合的独立的综合性应用学科，是研究护理现象及其发生发展规律的学科。护理学的任务是促进健康，预防疾病，恢复健康，减轻痛苦。具体地说，就是帮助健康者保持和增进健康；患病者减轻痛苦，增加舒适和恢复健康；伤残者达到最大程度的功能恢复；临终者得以安宁去世。分析该定义，含有四层意思。其一，指出护理学是医学科学领域中一门独立的学科，比较我国《科学技术辞典》给医学下的定义："医学是旨在保护和加强人类健康、预防疾病和治疗疾病的科学体系和实践活动。"不难看出，护理学的任务是从医学的总体任务出发的，但又有自己特定的内容和范畴。因此，护理学是医学科学领域中一门独立的学科，护理学与临床医学、药学、公共卫生学等学科共同组成医学领域。其二，明确护理学具有自然科学和社会科学的双重属性。护理学的服务对象是人，人与自然科学和社会科学有着密切联系。护理学的学科体系既包含物理学、生物化学、人体解剖学、生理学、药理学、微生物学等自然科学和医学知识，又包含心理学、伦理学、管理学、美学、社会学等社会科学知识。其三，强调护理学是一门具有很强实践性的应用科学，护理学的主要实践内容是临床护理和社区护理，理论研究的目的是为了更好地指导实践。最后，界定了护理学的任务，以此区别医学科学领域中的其他学科。

护理学与人类健康密切相关，生老病死是生命过程的自然现象，而人的生老病死离不开医疗和护理，自古以来"三分治七分护"的谚语，反映了人们对护理的需求和重视。现代社会中护理学作为医学的重要组成部分，其角色和地位更是举足轻重。不论是在医院抢救患者的生命，有效地执行治疗计划，进行专业的生活照顾、人文关怀和心理支持，还是在社区、家庭中对有健康需求的人群进行保健指导，预防疾病，护理学都发挥着越来越重要的作用。随着社会经济的发展、医学技术的进步，以及人民群众对健康和卫生保健需求的日益增长，人们对护理学科的地位有了更新的认识。机遇和挑战给了护理学科发展的最好契机，21 世纪将是护理学大有可为的世纪。

二、护理学的特性

（一）科学性

护理活动在相当长的历史时期中只是照顾患者的一种简单劳动，从事护理活动的人也无需经过培训。因此社会带有一种偏见，认为护理缺乏理论和技术，是伺候人的工作，否认护理是科学。现代护理学经过一百多年的发展，借助医学科学进步的巨大成果为理论基础，吸收了心理学、行为科学、社会学的理论和研究成果，形成了系统的护理理论和技术规范，并不断通过护理研究充实和完善护理学科。现在的护理学已成为医学科学领域中具有独特功能的重要组成部分，在为人类健康服务中发挥着越来越重要的作用。

护士执业资格规定：所有护理从业人员必须接受正规医学院校的专业基础教育，近几年的发展趋势更是要求逐步达到大学教育水平。护士角色由单纯的技术操作者和医生的助手向医生的合作者、健康咨询者、教育者、管理者、科研工作者和临床专家等多种角色方面转化，护理的科学性已不可否认。但必须看到，与医学等成熟学科相比，护理学还需要继续完善和发展，护理工作者任重而道远。这就要求护理专业的学生更应重视理论学习，打下扎实的理论基础，在学习中培养独立思考、不断探索、敢于创新的精神，在将来的护理实践中为专业的发展作出我们的贡献。

（二）实践性

护理学是人类在长期与疾病斗争的实践中发展起来的科学理论和技术体系，护理的功能就是通过护理的实践来满足人们的健康需要，帮助患者恢复健康，帮助健康人促进健康。因此，护理学既是知识体系，更是实践活动。目前我国护理实践的主要场所是医院，绝大多数护士从事的是临床护理工作。随着护理范围的扩展，护理正在逐步深入到社区和家庭。护理学的实践性和应用性特点对护士的业务素质提出很高的要求，不仅要求护士具备合理的知识结构，还要求掌握熟练的护理技术操作，具有解决问题和做出决策的能力，以及与患者和同事进行沟通的能力。因此，护理专业的学生应特别重视实验教学，重视临床实践教学和其他社会实践机会，加强技能训练，加强人际交往能力和解决实际问题能力的培养，为将来的护理实践做好准备。

（三）艺术性

护理的对象是人，人兼有自然和社会的双重属性，因此，护理学既要研究人的生物属性和结构，又要关注人的心理和社会属性。对于人的生理、心理和社会活动的整体本质的理解，需要从科学和艺术结合的角度去研究。在临床护理工作中，患者的需要是非常复杂的，如何运用护理理论、护理技术创造性地满足患者各种各样的需要是护理艺术性的体现。正如现代护理学的创始人南丁格尔指出的："人是各种各样的，由于社会地位、职业、民族、信仰、生活习惯、文化程度的不同，所得的疾病与病情也不同，要使千差万别的人都能达到治疗或康复所需要的最佳身心状态，本身就是一项最精细的艺术。"

（四）服务性

护理活动的社会价值具有照顾、帮助和人道的内涵，护理作为医疗卫生保健服务的一部分，当然更是一种社会服务。护士与患者或护理对象之间存在一种服务和被服务的关系，患者有权利得到最好的护理服务，护士有责任提供使患者满意的专业服务。长期以来，由于受生物医学模式的影响，护理采用的是功能制工作方式，一切护理措施均围绕消除疾病的病因和症状进行，忽视了疾病载体"人"的需要，对人的尊重和关心不够。护理迫切需要改变护理理念，提高护理服务质量。对护士的素质要求，除了需要具备扎实的理论基础、合理的知识结构、精湛的护理技术以外，更需要具备"以人为本"的服务意识和服务态度，需要加强自身职业道德修养。

【知识链接】 医学模式（medical model）又叫医学观，是人们在认识自身健康与防治疾病过程中形成的对医学问题的整体思维方法，是考虑和研究医学问题时所遵循的总的原则和总的出发点，反映一定时期医学研究的对象、方法和范围。

生物医学模式（biomedical model）是近代医学时期至20世纪70年代占统

治地位的医学模式。其基本特征是把人看作单纯的生物，因此，医学只注重人的生物学指标的测量，认为任何疾病都能用生物机制的紊乱来解释，都可以在器官、组织、细胞和生物大分子水平上找到形态、结构和生物指标的特定变化，它只注重人的生物属性，忽视了人的社会属性，导致在临床上只注重人的生理因素，忽视了人的心理－社会因素的致病作用。生物医学模式对现代医学的发展和人类健康事业产生过巨大的推动作用，特别是在针对传染病和寄生虫病的防治方面，使发病率、病死率大幅度下降。在临床医学方面，借助细胞和生物大分子水平上对人体结构和生理、病理过程的深入研究，大大提高了临床的诊断和治疗水平。但是生物医学模式受“还原论”的影响，也存在很大的片面性和局限性，医学思维的形式过于绝对化，“不是疾病，就是健康”的理念，显然不能准确地阐明人类健康和疾病的全部本质。

第二节 护理实践的范畴和内容

护理实践的范畴按工作性质可以分为临床护理、社区保健护理、护理管理、护理教育和护理研究五大类。

一、临床护理

临床护理是护理实践的主要部分，护理的工作场所在医院，护理的对象是患者。临床护理包括基础护理和专科护理。

1. 基础护理 基础护理是临床各专科护理的基础，是护士用于满足患者的基本生理、心理、社会需要和进行基本治疗康复的护理学基本理论、基本知识和基本技能，主要内容有清洁卫生护理、体位护理、饮食护理、排泄护理、病情观察、各种给药技术、消毒隔离技术、心理护理、临终关怀等。

2. 专科护理 专科护理是以护理学及医学等相关学科理论为基础，结合各专科患者的特点及诊疗要求进行护理。专科护理又分为内科护理、外科护理、妇产科护理、儿科护理、五官科护理、精神科护理、急诊科护理和重症监护等。

二、社区保健护理

社区保健护理的对象是社区居民、家庭，以及老人院、学校、厂矿等社会团体，是将公共卫生学和护理学的知识、技能相结合，开展疾病预防、妇幼保健、家庭康复护理、健康教育、健康咨询、预防接种和防疫隔离等工作。社区保健护理的目的是提高社区整个人群的健康水平。

三、护理管理

护理管理是运用管理学的理论和方法，对临床护理和社区保健护理等护理实践中的诸要素——人、物、财、时间和信息进行科学的计划、组织和控制，以提高护理的效率和质量。

四、护理教育

护理教育是以护理学和教育学理论为基础，有目的地培养护理人才，以适应医疗卫生服务和医学、护理学科学技术发展的需要。护理教育分为基础护理教育、毕业后护理教育和继续护理教育三大类。

基础护理教育也称护理职业前教育，面向准备成为护士的高中或初中毕业生，包括中专教育、专科或高职教育和本科教育三个层次。

毕业后护理教育包括研究生教育、岗前培训和新护士规范化培训，面向已经完成基础护理教育的毕业生。

继续护理教育是对从事护理工作的在职人员提供以学习新理论、新知识、新技术、新方法为目的的终身教育。护理教育的目的是培养合格的护理人才。

五、护理研究

护理研究是用科学的方法探索未知，回答和解决护理领域里的问题，直接或间接指导护理实践。护理研究是促进护理学科发展的重要途径，通过开展护理理论的研究、护理技术的提高和改进、护理设备的革新等活动，推动护理理念、护理理论、护理知识和技术的进步。

第三节 护理学的研究对象和方法

一、护理学的研究对象

一般来说，护理学的研究对象是护理实践中的现象及其规律，包括护理理论的研究和护理实践中各种要素及相互关系的研究。

现代护理学的研究对象受医学模式的影响经历了三个主要发展阶段。

（一）以疾病为中心的阶段

受生物医学模式影响，认为健康就是没有疾病，疾病是由于细菌感染等纯生物因素或外伤引起的机体结构的改变或功能的障碍，忽视了心理、社会因素对人类健康的影响。因此，一切医疗行为围绕疾病进行，以消除病灶为基本目标。护理工作局限于被动执行医嘱，协助医生的诊断和治疗，忽视对人的护理。工作中主要考虑如何能多、快、省地完成护理工作，因而，实行的是功能制护理工作方法。护理的研究对象围绕疾病护理进行，研究的是疾病护理常规、护理技术操作等内容，护理业务水平的高低主要表现在护理技术操作熟练程度的差异上。以疾病为中心的阶段虽然推动了护理技术的发展，提高了工作效率，但“见病不见人”的护理观却带来护患关系冷漠、对患者缺乏人文关怀的弊端，也使护理缺乏主动创新精神，不重视护理理论的研究，阻碍了护理学科的深入发展。

（二）以患者为中心的阶段

1947年世界卫生组织（World Health Organization，WHO）提出了新的健康观，认为“健康不仅仅是没有疾病和身体缺陷，还要有完整的生理、心理状态和良好的社会适应能力”，对健康的新认识标志着生物－心理－社会医学模式的产生。护理从简单的执行医嘱转变为主动应用护理程序，对患者实施身心整体护理。护理研究的对象不再局限于疾病护理，更重视对患病的人的研究，关心人的心理、社会、行为、伦理等方面的内容，研究护患关系和患者的需要。在理论研究中，一方面通过吸收与护理相关的其他学科的理论来扩展护理学的理论体系，另一方面，护理学界的专家们通过对护理实践的总结、归纳和提炼，已经形成了护理学独立的理论和模式，涌现了一批护理理论家。

【知识链接一】 世界卫生组织(WHO) 是联合国下属的一个专门机构，其前身为巴黎的国际公共卫生局和日内瓦的国际联盟卫生组织。1946年联合国经社理事会在纽约签署了《世界卫生组织组织法》。1948年4月7日，该法得到26个联合国成员国的批准后生效，WHO宣告成立。同年6月24日，WHO在日内瓦召开第一届世界卫生大会，并确立总部设在瑞士日内瓦。WHO规定，只有主权国家才能参加，中国是WHO的创始国之一。目前，WHO总干事由我国香港地区的陈冯富珍担任。

WHO是联合国系统内卫生问题的指导和协调机构，是国际上最大的政府间卫生组织。它负责对全球卫生事务提供领导，拟定卫生研究议程，制定规范和标准，阐明以证据为基础的政策方案，向各国提供技术支持，以及监测和评估卫生趋势。其宗旨是使全世界人民获得尽可能高水平的健康。

【知识链接二】 1977年，美国罗彻斯特大学精神病和内科学教授恩格尔（Engel）首先提出用生物－心理－社会医学模式（bio－psycho－social medical model）取代生物医学模式。他指出：“为了理解疾病的决定因素，以及达到合理的治疗和卫生保健模式，医学模式必须考虑到病人、病人生活在其中的环境以及有社会设计来对付疾病的破坏作用的补充系统，即医生的作用和卫生保健制度。”这就是说，人们对健康和疾病的认识不仅仅包括对疾病的生物医学解释，还包括对患者的心理因素、患者所处的自然和社会环境，以及对提供医疗保健的社会体系的全面认识。医学模式的转变，使人们对致病因素、发病机制、病理改变、疾病诊断、预防保健、治疗和护理都开始进行重新思考，并有了新的认识。

生物－心理－社会医学模式是一种既从生物因素，又从心理、社会因素看待人类健康与疾病的新医学模式，这并不是简单地否定生物医学模式，而是对生物医学模式新的补充和发展，达到了更高的认识水平。

（三）以人类健康为中心的阶段

随着社会的进步、科学技术的发展和人民物质生活水平的提高，人们对健康提出了更高的要求。工业化、城市化、人口老龄化进程的加快，使疾病谱发生了很大变化，传统的急性传染病得到了有效的控制，而与人类生活方式和行为有关的慢性疾病，如心脑血管病、恶性肿瘤、意外伤害，以及艾滋病、严重急性呼吸综合征（SARS）等新的病毒性传染病威胁着人类的健康。医疗护理服务局限在医院的现状已不能适应人们的健康需求，人们希望得到更积极、更主动的卫生保健服务。

1977 年世界卫生组织（WHO）提出了“2000 年人人享有卫生保健”（health for all by the year 2000）的战略目标，具体含义是：①健康是每个人的基本权力，预防医疗保健服务应针对全体人群。②家庭、工厂、学校、社区等各个层次都可以方便地得到完善的卫生服务。③人们用比现在更好的方式去预防疾病，减轻伤病的痛苦，健康地步入成年、老年，以至安然告别人世。④不同国家、地区或人群居民均衡合理地分配卫生资源，通过充分参与，享受到最基本的医疗卫生保障。⑤使人们懂得疾病是可以预防的，他们有能力摆脱疾病的困扰，创造自己和家庭的健康生活。

以人的健康为中心成为护理学发展的指导思想。护理的实践范围从医院扩展到家庭、社区、老人院、学校、工厂；护理的实践内容从临床护理扩展到妇幼保健、老人和慢性病的家庭护理、健康咨询、环境卫生指导；护理研究的对象不再局限于疾病和患者，开始关注个人从出生、成长到衰老、死亡整个生命过程的健康追踪护理，关注健康人群的预防保健，关注提高整个人群的健康水平和生活质量。

二、护理学的研究方法

护理活动是一项既涉及数学、物理学、化学、生物学、医学、工程技术学等自然科学，又涉及心理学、伦理学、社会学等人文社会科学的多学科综合性实践活动。因此，这既决定了护理研究范围和研究对象的广泛性，也决定了护理研究方法的多样性。护理学研究的类型可以从不同的角度进行划分，按照研究设计是否有人为的干预措施可以分成实验性研究和非实验性研究；按照研究的性质可以分为量性研究和质性研究。

（一）实验性研究和非实验性研究

1. 实验性研究 实验性研究是按护理研究目的，合理地控制或创造一定条件，并采用人为干预措施，观察研究对象的变化和结果，从而验证假设，探讨护理现象因果关系的一种研究方法。实验性研究以患者为研究对象时，“知情同意”和保证不损害患者的权益是必须注意的原则。

实验性研究的结果科学、客观，有说服力。但由于护理研究的问题非常复杂，受到护理实际工作中的许多限制，各种混杂因素较难控制；又由于护理学具有社会学科和人文学科属性，一些护理现象难以用完全量化的方法来解释；同时，也由于护理科研起步较晚，护理现象的要素及要素间的联系规律尚未完全清楚，因此，实验性研究在护理研究中的应用受到很大的限制。

2. 非实验性研究 非实验性研究是不施加任何影响和处理因素的研究，是实验性研究的重要基础，在护理研究中发挥着重要作用。常用的非实验性研究有以下几种：

（1）描述性研究：描述性研究是通过有目的的调查、观察等方法描述护理现象的状态，从中发现规律或找出影响因素。

（2）相关性研究：相关性研究是在描述性研究的基础上，探索各个变量之间的关系的研究。

（3）比较性研究：比较性研究是针对已经存在差异的两组人群或现象进行比较研究，从而发现引起差异的原因。根据研究目的又可以将比较性研究分为回顾性研究和前瞻性研究两种。前者是探究造成目前差异原因的研究，后者是观察不同研究对象持续若干时间以后的情况变化。

（4）个案研究：个案研究是在护理实践中，通过对特殊的病例进行深入的观察和研究，从而总结经验的研究方法。

（二）量性研究和质性研究

1. 量性研究 量性研究是通过对研究对象的某些观察指标的测量，获得数字性资料，并通过对数据的分析来说明事物间的内在联系，描述研究现象因果关系的方法。量性研究广泛应用于医学研究的各个领域，在护理研究中占有主导地位。

2. 质性研究 质性研究的方法是与量性研究方法相对应的一种研究方法，它不依赖于数量资料，而是对于现象的性质直接进行描述与分析的方法。质性研究主要应用于社会科学研究领域。由于护理学科具有人文学科的特点，护理质性研究方法可以弥补量性研究的不足，20 世纪 80 年代美国护理学家将质性研究方法引入护理研究，目前在我国的护理研究中逐渐受到重视。

第四节 护理学的知识体系与学习特点

一、护理学的知识体系

护理学作为医学科学领域中的一门独立学科，具有自然科学和人文社会科学的双重属性。在长期的护理实践过程中，护理学已形成自己独特的知识框架。实际上护理学不是单一的学科，而是一个学科群。而且随着医学模式的转变、护理理念的更新、科学技术的进步，以及护理实践范畴和护理对象的扩展，护理学的知识体系还在不断进行相应的补充和扩展。护理学的知识体系简单概括如下。

（一）基础知识

1. 自然科学基础知识 自然科学基础知识包括数学、统计学、物理学、化学、生物学、信息科学等。

2. 人文社会科学基础知识　人文社会科学基础知识包括社会学、政治和经济学、心理学、伦理学、管理学、法律学基础、文学、美学、外语、科学方法论、文化修养知识等。

3. 医学基础知识　医学基础知识包括人体解剖学、组织与胚胎学、医学遗传学、生物化学、人体生理学、微生物学、寄生虫学、免疫学、药理学、病理学、中医基础理论、中药与方剂学等。

（二）护理专业知识

1. 专业基础知识　专业基础知识包括护理学导论、护理学基础、中医护理学基础、营养学基础、人际沟通和健康评估等。

2. 专科护理知识　专科护理知识包括内科护理学、外科护理学、妇产科护理学、儿科护理学、精神科护理学、五官科护理学、眼科护理学和急救护理学等。

3. 社区护理知识　社区护理知识包括环境卫生学、社会医学、预防医学、流行病学、传染病护理学、康复护理学、老年护理学等护理理论和护理技术。

4. 护理学与其他科学相融合的边缘学科知识　包括护理心理学、护理管理学、护理教育学、护理伦理学和护理科研等。

以上采取的是以传统的学科课程分类的方法。目前，一些护理院校为了体现以人的健康为中心的护理理念，与国际先进护理教育接轨，采用综合课程模式，试行以人的生命过程设置护理专业课程。设置的课程有成人护理学、妇女和儿童护理学、老年护理学和临终关怀等。

二、护理学的学习特点和学习方法

护理学所具有的自然科学和人文社会科学的双重属性，以及其科学性、实践性、艺术性和服务性的特性，决定了护理专业的学习具有自身的特点。

（一）树立以人为本观念，注重护理职业道德的培养

救死扶伤、实行人道主义是护理的神圣职责。护理学的服务对象是人，这就要求护理工作者必须具备高尚的职业道德。护理专业的学生要有意识地培养以人为本、爱护患者、珍惜生命、富有同情心的基本职业态度，培养对工作负责、严谨求实的科学态度和慎独修养。对护理学生职业道德素质的培养贯穿于整个教学过程中，尤其是在临床实习阶段，护理学生直接面对患者，一定要树立以人为本的护理理念，设身处地为患者着想，尊重患者，关心患者，满足患者的身心需要；学会与患者沟通，积极建立良好的护患关系；学习护理操作时不能为了自己的需要而不顾患者的感受，更不能损害患者的利益；应虚心向临床老师学习，加强工作责任心，杜绝护理差错和事故。

（二）学习内容多，难度大，注重对知识的理解记忆

我国高等教育的目标要求培养知识、能力、素质、个性全面协调发展的社会主义建

设者和接班人，因此，大学的学习内容是多方面的。而医学院校的学生所要求具备的知识面较其他专业的大学生更为宽广，表现为课程数目多，总学时多，学习负担重。护理专业的学生不仅要学习自然科学基础知识、人文社会科学基础知识和医学基础知识，更要学习护理专业的知识和技能。学生应保持较高的学习积极性，遵循循序渐进的原则，重视基础知识的学习，制定切合自己实际的学习计划。学习是没有捷径可走的，相信只要坚持不懈，勤奋努力，有一分付出，就会有一分收获，一定能完成学习任务。

护理学科的特点使得记忆在学习的方法中显得更为突出，护理学的知识体系中许多基本的内容，诸如人体解剖的结构和形态，生理功能的正常值，药物的剂量、给药途径、作用和副作用，"三查七对"等护理技术操作的常规和原则等都需要护理学生牢记在心。本章推荐几种增强记忆的方法。

1. 理解记忆 课堂上要认真听讲，积极思考，课后注意归纳概括，把握各部分内容的特点和内在逻辑联系。所谓"磨刀不误砍柴工"，理解越深刻，记忆就越牢固。

2. 强化记忆 下课后应及时复习，增强记忆。心理学研究表明，学习停止后立刻会发生遗忘，减少遗忘的有效办法是及时复习。那种课后从不复习、考试前突击记忆的方法是不可取的。

3. 多器官联合记忆 指眼、耳、手、口、脑多种器官并用帮助记忆的方法，就是边用眼和耳接受信息，边动脑思考，再经手做笔记并整理笔记，最后用口复述或默诵，以加深记忆。

4. 自测和作业记忆 知识的测试和作业过程实际上是思考、判断和表达的过程，通过做试题、作业、实验报告、讨论汇报等，可以检验和巩固记忆。本书配套的《护理学导论学习指导》为同学们编制了大量的自测试题，可供大家复习使用。

（三）实践性强，注重实践技能的训练和护理经验的积累

护理学是一门应用学科，不论是哪一个层次的护理教育，都特别注重护理实践技能的训练，重视理论与实践的联系。课堂教学中安排了大量的实验课、练习课和临床见习，后期的毕业实习更是直接到临床各科轮转。实践环节的学习除了验证和加深对护理理论知识的理解外，更重要的是训练学生的观察能力、动手能力、分析问题和解决问题能力、应变能力和人际沟通能力等。尤其需要训练临床观察的全面性和细致性；护理技术操作的规范性和准确性；临床思维的逻辑性、批判性和创造性；适应环境变化的灵活性；人际交流的技巧性和艺术性。

护理学习要重视在实践中积累经验，实践的机会越多，积累的经验就越丰富。因此，护理学生应珍惜每一次实践教学的机会。临床不确定因素多，实习前应作好知识和物品的充分准备；实习时虚心向带教老师学习，做到眼勤、口勤、手勤和腿勤，多观察，多提问，主动抓住各种操作练习的机会并及时记录，不怕吃苦，主动帮助老师和患者干一些非技术性的工作；认真参与护理查房和病历讨论，提高分析问题和解决问题的能力；实习结束后及时总结，理论联系实际，将实习中遇到的问题对照书本，全面复习相关的理论知识，不断积累护理经验。

（四）注重创造性思维能力和护理科研能力的训练

医学和护理学知识更新快，教学相对滞后，老师不可能在较短的时间内传授所有的知识。学生应学会主动学习和独立学习，学会利用图书馆、计算机网络等资源拓宽知识面，提高自学能力。临床中可能会遇到一些在课堂教学中没有提到，或者与书本不一致的问题，这就更需要积极思考，虚心求教，同时，也应敢于提出质疑，寻求不同的答案。

目前，护理学科发展尚不够成熟，护理理论和技术的研究都很薄弱，护理学科的科研水平有待提高，迫切需要培养具备科研能力的高层次护理人才。培养护理本科学生的科研能力是护理高等教育的一项重要任务。本科护理专业不仅开设了护理科研的课程，还安排了护理科研论文的训练。学生应通过学习和实践护理科研的选题、查阅文献、科研设计和实施、结果的评价等过程，了解科学研究的基本程序和方法。还应积极参加大学组织的各种科研活动，培养科研意识和兴趣，训练科研能力。

思考题

1. 比较医学和护理学的定义，为什么说护理学是医学的重要组成部分？
2. 如何从科学和艺术两个角度认识护理学和护理的服务对象——人。

第二章 护理学发展史

护理的历史源远流长，可以说自从有了人类就有了护理活动。护理的初衷是保持人们的健康，并为生病的人提供照顾以恢复健康。几个世纪以来，随着社会的进步、科学的发展，以及人们对健康需求的不断提高，虽然护理的总体目标基本没变，但是护理实践的内容发生了很大变化，护理先辈和同仁们为争取护理学的学科自主性和专业化作出了不懈努力和巨大贡献。学习护理学发展史，可以全面了解护理学发展过程中各阶段的护理特色，增强对护理学科的认识和理解，为更好地提供护理服务做好准备。

第一节 护理发展史

一、护理活动的起源与发展历程

（一）早期文明

原始人类生活在山林和洞穴中，以采集和渔猎为生，为了保护自己，谋求生存而寻求各种方法来应对自然界生老病死的客观现象，于是逐渐学会用石块和木棍为工具获取食物，学会观察动物疗伤的方法并加以效仿。比如：用舌头舔伤口、用清水冲洗血污以防止伤口恶化、按压出血处以达到止血的目的等。所以有人提出第一个医疗护理活动起源于观察动物的结果。

为了在恶劣的环境里生存下来，人们开始以家族化的部落形式生活和劳动。出于慈爱的本性，母亲在家中哺育子女、照顾伤残病者和老人，并在生活实践中逐步学会了伤口的包扎、止血、热敷、按摩和调剂饮食等原始的护理手段，形成了早期的医疗护理活动。

对于一些轻微的受伤，原始人类能够理解并找出原因，但是对于突发疾病以及天灾人祸或一些自然现象无法解释时，就认为是神灵主宰或恶魔、鬼魂作祟所致，于是产生了迷信和宗教，巫师也应运而生。多数人们用祷告、念咒、画符等方法祈求神灵的帮助，或用鸣锣击鼓、冷水泼浇、拳击患者、放血、开颅等驱魔方法驱除疾病的折磨。同时也有人应用草药或针灸等方法治病，所以此时，迷信、宗教、医药混在一起，医巫不分。

（二）公元前后

在早期征服伤病的过程中，人们逐步摒弃了祈求、献祭和巫术，开始用草药、饮食调理和生活照顾等手段治疗患者。一些文明古国的历史中均有医药护理的记载。

1. 古埃及　古埃及是世界最古老的文明古国之一，当时人们已经开始进行伤口包扎、止血、催吐、灌肠、净化身体等护理活动，并能够应用植物、动物、矿物制成药丸或膏药来治疗患者。医生查托（That）提出用防腐保存法来埋葬王室的尸体，即"木乃伊"的制作开始了人们对人体的研究。

2. 古希腊　医学之父希波克拉底（Hippocrates）创立了"四体液病理学说"，从此将医学引入科学发展的轨道，使公元前6-4世纪成为早期医学的黄金时代。他提出了患者中心论，强调以观察、诊断、记录等方法探求疾病的原因，对症下药。他强调护理的重要性，要求给患者清洁的衣服，教导患者洗漱口腔，调节饮食，实行按摩，并用音乐治疗精神病患者。他起草的《希波克拉底誓言》至今仍被尊为医学道德的规范，是医学生们踏入医学领域的誓言。

3. 古印度　古印度早期的医疗和护理活动带有浓厚的宗教色彩。公元前1600年，婆罗门教的宗教经典《吠陀经》是当时人们生活戒律、道德规范和医学行为的准则，要求人们有刷牙等良好的卫生习惯；要求助产士必须剪短头发，修剪指甲，每日沐浴。统一印度的国王阿索卡（Asoka）在北印度建立了多所东方最早的医院兼医学院，培养从事医护工作的人员。由于当时妇女不能外出工作，医院的护士由男士担任，被视为"最早的护士"。当时要求男护士必须身体健康，情绪乐观，善良勤劳，专心工作，并需具备药物和营养的常识，能够配药、配餐，维护患者的清洁卫生。

4. 古罗马　古罗马医学并不发达，当时的医学理论和医生大多来自希腊。但是罗马人认为清洁可以延长人的寿命，非常重视个人卫生及环境卫生。他们建立公共浴室，修建上下水道，供应清洁饮水。此时可以看成是预防疾病和促进健康的早期阶段。

5. 古巴比伦　即现今的伊拉克，在希伯来人的《圣经》等文献中已有医学的论述。他们规定新生儿必须隔离，饮食中禁止吃血，注重公共卫生和环境清洁，经常应用动植物和矿物制成丹、散等药物，并开始采用灌肠、体操疗法和按摩法等。

宗教在西方护理发展中扮演了重要的角色。自公元初年基督教兴起后，开始了教会对医护一千多年的影响。一些献身于宗教事业的妇女被尊为女执事，她们本着服务人群就是服务上帝的信念，在教会医院开展对老弱病残者的护理工作。女执事们未受过护理训练，但是她们仁慈博爱，服务热忱，工作认真，爱护患者，在当时深受欢迎。她们从事的工作已经具备护理的雏形，护理开始拥有正式的、界定清晰的角色功能。

（三）中世纪与文艺复兴时期

1. 中世纪　中世纪的护理最突出的特色就是深受宗教与战争的影响。公元330年以后，欧洲各国建立了数以百计由宗教控制的大小医院，医院的护理工作由修女担任。作为最古老的护理职能之一的护士助产在这个时期兴盛起来，护士在妇女分娩中的作用得到了医疗、护理乃至全社会的认可和接受。

公元1091－1291年，西欧基督教与穆斯林教为争夺圣地耶路撒冷而发动了长达200年的十字军东征，战争导致大批伤员无人照顾，军中瘟疫、热病、麻风病等大肆横行。为此，基督教徒们组织了十字军救护团，男性也开始加入护理工作，此被称为军队护理的开始。这对护理工作的发展起到了一定的促进作用。

2. 文艺复兴时期 大约从公元1400年开始，意大利兴起了文艺复兴运动，并且风行欧洲，西方国家称该时期为科学新发现时代，建立了许多大学院校、图书馆等，出现了一批医学开拓者：瑞士的医生和化学家帕拉塞尔萨斯（Paracelsus）在药理学方面作出了贡献，比如用汞治疗梅毒；比利时医生维萨里（Vesalius）写出了第一部科学的《人体解剖学》，被称为近代解剖学之祖；英国医生维廉·哈维（Willian Harvey）发现了血液循环的原理，被称为近代医学之父。

文艺复兴时期医学开始朝着科学的方向发展，并逐渐演变成为一门独立的专业，而护理发展却相对滞后，主要原因是受当时重男轻女的封建思想影响，大学教育只收男生，一般妇女很少有受教育的机会。到了1517年，宗教革命后，新教会主张女性应该服从男性，在家相夫教子，这样在医院里担任护理工作具有仁慈博爱精神的教会妇女们便停止了工作，取而代之的护理人员多为谋生而来，或者是代替服刑。她们缺乏同情心，言行粗鲁，使护理质量大大降低。护理事业受到人们的鄙视，护理进入了长达近200年的黑暗时期。

直到1663年，法国天主教徒圣·文森保罗（St. Vincent De Paul）在巴黎创办了慈善姊妹会，成员不一定是神职人员。她们经过一定的培训后，专职护理患者，为病弱者服务。此后，不少类似的组织相继成立，使护理的不利局面得以改善，护理工作开始做为一种职业走上独立发展的道路，但仍具有浓厚的宗教色彩。

（四）中国古代医药与护理

中医学有着悠久的历史，早在250万年前的原始社会，我们的祖先就已经创造了灿烂的古文化，同时也创造了一些原始的治疗疾病的方法。我国的护理实践在中医学中早已存在，只是一直保持着医、药、护三者不分的状态。

我们的祖先在与大自然和疾病的斗争中，除了学会渔猎、穴居等谋生手段外，还学会使用某些植物以减轻病痛，于是有了神农尝百草而著《本草》的传说。实际上，此书汉代才完成，其中记载了汉代以前用药的知识，是以《神农百草经》命名来纪念祖先的功绩。该书是中草药最早的著作。

扁鹊是春秋战国时期的杰出名医，《史记·扁鹊仓公列传》中记载了他如何指导学生对患者进行针刺、热敷等护理实践活动的情况。

《黄帝内经》大约成书于公元前1－2世纪，是我国古典医学名著，其中详细论述了疾病护理、饮食护理、服药护理、情志护理等方面的基本知识，以及推拿、针灸、导引、热熨、洗药等技术操作。如在情志护理方面，《内经》分析了喜怒哀乐等精神因素在病因病理中的作用，并提出了以情胜情的护理方法，即“悲胜怒，怒胜思，思胜恐，恐胜喜，喜胜忧”，为中医精神护理奠定了基础。

东汉末年，著名医学家张仲景所著的《伤寒杂病论》是一部集汉以前医学大成的临床医学百科全书。该书囊括了中医理、法、方、药的精髓。张仲景所创立的辨证论治法则是中医学宝库中的璀璨明珠，也为临床辨证施护开了先河。该书对服药的护理论述得非常详细，对煎药的方法、注意事项、药物反应的观察等都作了明确的注解。如服用桂枝汤方注明要“啜稀粥一升余，以助药力”，同时加盖被子，使患者微有汗出，“不可令如水流漓，病必不除”。《伤寒杂病论》还记述了各种与护理有关的操作技术，如熏洗法、含咽法、灌耳法等。张仲景还首创药物灌肠法、舌下给药法、胸外心脏按压术和人工呼吸法。

后汉名医华佗以发明“麻沸散”而闻名于世。他在手术中和手术后指导弟子和家属做了大量的护理工作，开始了我国最早的外科护理。同时，他倡导“五禽戏”保健法，即模仿虎、鹿、猿、熊、鸟5种动物的姿势动作进行锻炼，以助消化，疏通气血，增强体质。这可以说是中国最早的保健护理方法。

到了隋唐五代时期，医家人才辈出，中医学的发展取得了辉煌的成果，中医护理学也得到了进一步的充实与提高。隋朝巢元方的《诸病源候论》在阐述病源学的同时也充分论述了各种疾病的专科护理。唐代著名医学家孙思邈首创用细葱管导尿术、蜡疗和热熨法；王焘在《外台秘要》中较为详细地论述了伤寒、肺痨、天花、霍乱等传染病的观察要点和护理措施，以及消渴患者的饮食疗法与禁忌、儿科食入异物的治疗与护理方法等。

宋代之后，随着造纸业和印刷术的发展，大量医学书籍得以整理、研究和推广，医学界百家争鸣，百花齐放，各抒医理，出现了著名的“金元四大家”及许多著名的医学著作。这一时期，妊娠前后护理、口腔护理、小儿喂养及护理等专科护理知识日益丰富，为中医护理学充实了许多新的内容。

明清医学进一步总结和发展了前人关于护理方面的知识。吴有性的《瘟疫论》在“论饮”、“论食”、“调理法”三篇文章里，详细地论述了护理疫病的原则和方法。叶天士在《临证指南医案》中对老年人的护理进行了深入研究，在老年预防保健方面做出了具体的指导。

中医学是中国几千年历史文化的灿烂瑰宝，是我国人民赖以生存、繁衍的重要保障之一，也是我国人民对世界作出的伟大贡献。中医护理是中医学不可分割的部分，在长期的实践中逐步形成了自己的整体观与辨证施护的基本特点，以及“扶正祛邪”、“标本缓急”、“同病异护，异病同护”、“未病先防，既病防变”的护理原则。食疗、煎药、服药、压豆、刮痧、针灸、推拿等中医护理技术在民间广为运用。

二、南丁格尔与现代护理学

19世纪中叶，弗洛伦斯·南丁格尔发展了以改善环境卫生、促进舒适和健康为基础的护理理念，使护理学逐步走上了科学的发展轨道及正规的教育渠道。这是护理学发展的重要转折点，南丁格尔被尊为现代护理学的创始人。

1854－1856年，英、法等国与俄国爆发了克里米亚战争，当时战场上英国士兵由于得不到合理的救护而大量死亡，死亡率高达42%。这种现象经媒体披露后，在英国引起极大的震动和舆论的哗然。南丁格尔于1854年10月21日带领38名优秀护士离开伦敦，启程前往克里米亚战场，参与护理伤病员的工作。在克里米亚前线医院，南丁格尔充分展现了自己各方面的才能，她努力改善医院的治疗环境、卫生条件和士兵的营养状况，提高医院的管理水平。同时，南丁格尔非常重视伤员的心理支持，她亲切地安慰重伤者。夜深时，她经常手持油灯巡视病房，士兵们亲切地称她为“持灯女神”。她的精心护理挽救了许多士兵的生命，在短短半年的时间里，英军伤员的死亡率下降到2.2%。南丁格尔成为全国的传奇式人物。

【知识链接】 弗洛伦斯·南丁格尔（Florence Nightingale，1820－1910年），英国人，其家庭是英国的名门望族。1820年5月12日生于意大利弗洛伦斯城，她父母以此城名为她取名。她自幼受到良好的教育，精通英语、德语、意大利语、希腊文和拉丁文等多种语言，在数学、哲学、统计学、社会经济学等方面也有很深的造诣。南丁格尔从小就立志从事救死扶伤的护理工作，她曾在1837年的日记里写到“我听到上帝在召唤我为人类服务”。在随家人周游世界时，她特别留意考察各地的孤儿院、医院和慈善机构，乐于帮助别人，接济贫困者，关心伤病员。由于当时英国从事护理工作的除了修女外，就是一些为了生计的贫苦妇女，社会上有鄙视护理工作的现象，父母反对她从事护士工作，认为有损家庭荣誉，但她最终冲破了封建意识和家庭的阻挠，毅然决定去做护士。她于1850年只身去德国参加了一个为期4个月的护理短训班，并深入考察了英、德、法的护理工作与环境，从此开始了她的护理生涯。1853年，她又去法国学习护理组织工作，回国后被任命为英国伦敦妇女医院院长。她强调新鲜的空气、舒适的环境对患者恢复的重要意义，并在伦敦成立了第一个看护所，表现出非常优秀的管理才能。

战争结束后，南丁格尔完成的《影响英军健康、效率与医院管理诸因素摘要》被认为是当时医院管理最有价值的文章。1858年和1859年，她又完成了《医院札记》和被认为是护士必读的《护理札记》。书中精辟地分析了护理工作的生物性、社会性和精神对身体的影响。她的护理观点被后人称为“环境理论”。

1860年，南丁格尔在伦敦圣多马医院创办了第一所护士学校，将护理学提升到科学的高度，并采用新的教育体制和方法培养护士。从此护理完全脱离了宗教的色彩，成为一门独立的科学。

南丁格尔对护理事业作出的巨大贡献，突出表现在以下几个方面：

1. 明确了护理学的概念和护士的任务，为护理的发展奠定了科学基础。
2. 建立了医院管理标准和模式。
3. 致力于创办护士学校，开创了正规的护理教育。

4. 著书立说，阐述其基本的护理理念。
5. 为妇女创建了一个受人尊敬的职业。
6. 强调保持医疗护理活动记录的必要性，成为护理科研的开端。

南丁格尔是当之无愧的护理学家和预防医学家。她把一生献给了护理事业，英国人把她看做是国家的骄傲。她的大半身像印在英国 10 英镑纸币的背面（正面是英国女王伊丽莎白二世的半身像），并在伦敦树立了她的铜像。美国大诗人 Long fellow 为她做诗，赞美她是女界高贵的英雄。南丁格尔被列为世界伟人之一，为纪念她，国际护士会将她的生日 5 月 12 日定为国际护士节，并成立了南丁格尔国际基金会，用来奖励全世界各国的优秀护理人员。

【知识链接】 为奖励南丁格尔为世界护理事业作出的突出贡献，国际红十字会在 1907 年的伦敦大会上拟设立南丁格尔奖，作为鼓励各国护士的国际最高荣誉奖。1912 年，即在南丁格尔逝世后第 2 年，在华盛顿举行的第九届红十字会国际大会上正式颁发南丁格尔奖，基金由各国红十字会认捐。

南丁格尔奖自设立以来，至今已向各国护理人员颁发了 43 次奖。章程规定，南丁格尔奖每两年颁发 1 次，每次颁发最高人数 50 人，授予各国最优秀的护士、护理工作者（包括以身殉职的护理人员），奖励工作由设在日内瓦的红十字国际委员会主持。

按章程规定，获奖者名单公布后，要在当年举行隆重的授奖仪式，由国家领导人或该国红十字会会长亲自颁奖，并广泛宣传，以鼓励广大的护理人员。

三、西方现代护理学的发展与现状

19 世纪中叶以后，随着各国经济、文化、教育的发展以及妇女社会地位的提高，世界各地培养护士的学校纷纷成立，护理教育不断提高，护理事业得到迅速发展，护理学逐渐成为一门独立的学科。

（一）护理教育体制的建立与完善

自 1860 年以后，欧美许多国家先后创办了护士学校及护理学院，并制定了护理教育标准，相继开始了护理学学士学位、硕士学位和博士学位的教育，护理教育逐渐形成了多层次的完善的教育体制。

（二）临床护理的发展

从 1841 年开始，特别是第二次世界大战结束后，科学技术的迅猛发展使护理实践发生了巨大变革。护士开始以科学为依据、以研究为基础来界定护理理论知识体系。护理专科化的趋势越来越明显，对各专科护理的要求也越来越高。为了提高护理质量，护理人员开始对不同专科深入学习，积累经验，如肿瘤、烧伤、心脏直视手术、器官移植等各方面的护理。同时，护士开始参与医院的现代化管理，并应用先进仪器设备进行急、危、重症患者的监护工作。另外，护士还走出医院，进入社区，为妇女、儿童、老年人等特殊人群提供护理及预防保健服务。一些具有硕士及以上学位和较高专科护理水平、能够解决专科护理疑难问题的护士成为相应领域的护理专家。有些国家逐渐出现了独立进行护理工作的开业者。目前，护理专业分科越来越细，护理服务场所和范围不断拓宽，护士的专业角色不断扩展，护士不再只是床边护理服务的提供者，而成为教育者、咨询者、管理者、研究者和合作者等。

（三）护理管理制度的建立

19 世纪末，南丁格尔的管理模式被世界各国相继采纳与发展。管理学的原理与方法被越来越多地应用于护理管理中。各国逐步建立了严格的护理质量管理标准。1903 年，美国四个州通过了护士领取执照的法律，开始了护士注册考试，后推广至全国。1944 年大多数州联合起来制定考试标准，并相互承认考试成绩。以后世界各国相继建立护士执业注册制度。这标志着护理专业走上了自我管理的道路，并保证了护理实践的质量。

（四）护理专业学术团体的建立

1893 年，美国护理培训学校督导员协会在芝加哥成立，1952 年改名为全国护士联盟（National League for Nursing）。1896 年，美国与加拿大联合校友会成立，1911 年改名为美国护士会（American Nurses Association，简称 ANA），是由美国 50 个州的护理专业团体共同组成的联盟机构。其代表性出版刊物有《美国护理杂志》、《美国护理学专业杂志》、《护理展望》、《护理研究》、《国际护理索引》等。1899 年，国际护士会（International Council of Nurses，简称 ICN）在英国伦敦成立，它是由各国护理学会所组成的独立的非官方联合会。1966 年该会迁至日内瓦，现已拥有 122 个会员国，出版《国际护理评论杂志》。国际护士会对于世界各国护士进行国际间的学术交流和分享护理学术成果起到了积极的促进作用。其他国家也纷纷建立了自己的护理专业学术团体及专科学术组织。至 1992 年，美国已有 50 多个护理学术团体。1985 年，美国护理学会公布了《护理法典》，对护士提出了伦理方面的要求。

（五）护理理论的发展

南丁格尔被认为是最早的护理理论家，她虽然没有使用“理论”、“概念”、“模式”等词，但是她在论著中，对人、环境、健康与护理等护理学的基本概念及其相互间的关系进行了阐述。随着护理向专业化方向发展，20 世纪 60 年代后，美国的一些护理理论家开始检验与确立护理学的相关概念，并对护理专业的实质进行深入的探讨，逐步形成了独立的护理理论与模式。如罗伊（Roy）的适应模式；奥瑞姆（Orem）的自理理论；纽曼（Neuman）的系统模式；罗杰斯（Rogers）的整体人科学；培伯乐（Peplau）的人际间关系理论等等。从此，护理由单纯的操作型、经验型转变为以科学理论为指导的综合型学科。

（六）护理研究的发展

伴随着护理教育的发展，具有科研能力的护理工作者越来越多，人们逐步认识到科研的重要性。1955 年美国护士基金会成立，主要目的是支持护理科研项目的开发。20 世纪 60 年代，人们主要从文字上探讨护理科研是什么，实践上开展的项目不多。70 年代，随着护理理论的形成，一些护理人员借助统计学专家的指导，开始围绕临床问题独立进行科学研究。80 年代，大学护理学院的教师和医院护士联合开展科研工作，使护理科研的范围更加广泛，科研方法由单纯的质性研究转变为量性与质性相结合，科研质量大大提高。1985 年美国全国护理研究中心成立，以指导、支持和传播护理科研项目。1990 年以后，护理科研显现出越来越高的学术水平，有些项目开始得到各种科研资金的支持，多数护理学院增设了科研中心。

四、中国现代护理学的发展与现状

（一）西方护理的引入

中国现代护理事业是鸦片战争前后，随着西方列强的侵略和基督教的传入开始的。鸦片战争前后，中国被沦为半殖民地、半封建社会，外国的传教士为使基督教能在中国传播，便在全国各地兴建医院与学校，将西方的医疗和护理工作传入我国。1803 年英国借天花流行派医生来华。1820 年，英国医生在澳门开设医院。1835 年，美国传教士兼医生帕克在广州建立了第一所西医院，两年以后开始培训护士。此后，北京、南京、广州、苏州等地陆续开办了护校。1909 年中国护士会在江西牯岭成立。1912 年确立了护士学校的注册和护士的会考制度，1915 年由中华护士会举办的全国第一届护士会考，标志着护士的培养和从业走上了正规职业管理的道路。

（二）抗日战争和解放战争时期

1937 年 7 月 7 日，随着“卢沟桥事变”的发生，全民族的抗日战争爆发。抗日战争期间，被日军占领的地方，护校被迫关闭或被日本人接管，也有一些护校迁至后方继续培养护士，如北京协和医学院护士学校的教师在校长聂毓禅的带领下，冒着生命危险，长途跋涉迁至成都，继续培养护理人才。1938 年，中国红十字会在汉口成立了 3400 余人的救护总队，为军队服务。在中华护士会田粹励总干事的努力下，中华护士会在南京的会所得以完整地保存下来，并继续坚持进行护士会考和发证工作，保证了护理教育的质量。

许多护理前辈们奔赴延安，开办医院，并继续培养护士，坚持进行护士学校注册和护士会考工作，使我国的护理事业得以持续不断的发展。在延安，护理工作受到了党中央和毛泽东主席的高度重视，在 1941 和 1942 年的 5·12 护士节上，毛泽东主席曾连续两次为护士作出“护士工作有很大的政治重要性”和“尊重护士，爱护护士”的题词。党中央的重视与关怀推动了我国护理事业的发展，护士队伍逐渐扩大，护理质量不断提高。当时也有许多国际医学护理界的友人来华支援我国的抗日战争。

（三）新中国成立后

1949年新中国成立后，在党的“面向工农兵”、“预防为主”、“团结中西医及卫生工作与群众运动相结合”等卫生工作方针的指引下，我国的医疗卫生事业有了很大发展，护理事业也因受到党和政府的重视以及客观的需求而蓬勃发展。新中国成立以来的护理事业大致可以分为三个阶段：

1. 第一阶段（1949－1966年） 新中国成立后，国家对护理工作进行了系统的规划，护理事业出现了一片欣欣向荣的景象。1950年8月，卫生部在北京召开第一届全国卫生工作会议，明确了护理事业的发展方向。此次会议对护理工作的发展作出了统一的规划，将护理教育纳入了正规的教育体系。1954年5月创办了《护理杂志》，1958年护士学会成为中国科学技术协会成员，从此学会的工作进入了新阶段。50年代，“三级护理”和“查对制度”的建立，标志着护理工作逐步走向规范化。同时，各专科护理也得到了较快发展，我国第一例大面积烧伤患者邱财康的救治成活和王存柏的断肢再植成功代表了这一时期护理专业的水平。

2. 第二阶段（1966～1976年） 十年的“文化大革命”，医院规章制度被废除，护士学校停办，学会被迫停止工作，护理事业遭受了极大的灾难，造成了护理人员的缺编和护理质量的严重下降。

3. 第三阶段（1976年以后） 1976年党的第十一届三中全会迎来了护理事业的春天。护理工作进入了全面恢复、整顿、再发展的新阶段。1979年卫生部颁发了《关于加强护理操作的意见》和《关于加强护理教育工作的意见》，从宏观上加强了护理管理，促使护理工作在新形势下迅速发展，使护理教育、管理和科研等各个方面都取得了显著的成绩。

（1）*确立护理学是一门独立的学科*：1981年5月6日，卫生部、中国科学技术协会、中华护理学会在北京联合召开首都护理界座谈会，许多国家领导人出席会议并发表重要讲话。中国科协主席周培源对护理是一门独立的学科作了精辟的分析，确立了护理学在自然科学中的地位。

（2）*护理教育迅速发展，教育体制逐步完善*：为迅速恢复和改善护理教育状况，卫生部先后制定各项政策，加强和发展护理教育。尤其是恢复停办了30年的高等护理教育，使我国的护理教育水平得到快速提高。目前，我国的护理教育已形成了多层次、多渠道、较为完善的护理教育体系。

（3）*护理研究初步得到发展*：随着高等护理教育的开展，一批高级护理人才走上了护理教育、管理和临床岗位。她们在各个领域进行研究，并不断创新，促进了护理整体水平的提高。目前，护理研究正处于快速发展阶段，研究范围越来越广泛，涉及临床护理、心理护理、护理教育和护理管理等诸多方面。科研成果极大地推动了护理学的发展。从各种杂志和学术交流会上发表的论文来看，护理研究水平在逐年提高，许多论文被美国的IM医学索引及CD－ROM光盘数据库收录。

(4) 建立了技术职称序列和晋升考核制度：1979年卫生部颁发了《卫生技术人员职称及晋升条例（试行）》（以下简称《条例》），其中明确规定护士的技术职称为“主任护师、副主任护师、主管护师、护师和护士（正规护校毕业生）”，全国各地根据这一《条例》制定了护士晋升考核制度的具体方法和内容。

(5) 建立了执业考试和注册制度：1995年6月25日，首次举行了全国性的护士执业考试，这标志着我国护士执业管理走上了法制化的轨道。凡是在我国从事护理工作的人员必须经过严格考核，才能申请护士执业注册，取得护士资格。

(6) 护理专著、期刊、科普读物大量出版：出版的各级护理教材种类齐全，临床护理指导用书内容充实，各具特色。护理专业期刊、杂志不断创刊，如《实用护理杂志》、《护理学杂志》、《护理研究》、《国外医学·护理学分册》等。

《中华护理杂志》于2002年至2011年连续10年荣获“中国百种杰出学术期刊”，2008年和2011年连续两届被评为“中国精品科技期刊”。中国科学技术信息研究所发布的2011年版中国科技期刊引证报告指出，在1998种中国科技论文统计源期刊中，《中华护理杂志》的综合评价总分以满分100.0分的优异成绩排名第一。

(7) 开展了广泛的对外交流：国际护理学术交流日益扩大，护理人员不断出国参观、考察、进修。目前，美国、韩国、日本、加拿大、澳大利亚、泰国、新加坡等许多国家都与我国诸多省、市的护理分会或单位建立了友好合作关系，双方互派进修，互赠期刊与书籍等，促进了护理的国际交流与合作。

（四）现代中医护理学的发展

在党的中医政策的指引下，全国各地陆续成立了中医医院，医护有了明确的分工，中医专业护士有了专门的编制。其独立履行中医护理职责，根据中医学的特点进行整体护理和辨证施护。中医护理学逐步成为一门独立的学科。中医临床护理已经初步总结出一套从理论到实践具有中医特色的操作技术，显示出中医护理学的特点和优势。

近年来，各地中医院不再照搬西医病房护理管理要求，广泛开展中医整体护理，强调书写中医护理病历，开展中医护理查房和中医健康教育。中医护理病房管理已逐渐走向规范化、科学化和现代化。

为了培养中医护理人才，20世纪50年代以来，全国各地相继开办中医护士学校及中医护理班，培养了大批的中医护理专业人才。江苏省中医院于1958年创建中医护士学校，于60年代初出版了第一部系统的中医护理学专著——《中医护病学》，填补了现代中医护理学专著的空白。目前，中医护理教育正迅速发展，多形式、多渠道的专业教育和在职教育已经形成规模。中医护理学的各种专著相继问世，如《中医辨证护理学》、《中医护理学》、《中医基础护理学》、《中医护理手册》等等，标志着中医护理理论与实践水平正在逐步提高。

1986年，在中华护理学会指导下，“中医、中西医结合护理学术委员会”成立，旨在组织、指导中医护理的学术研究。1989年，四川省的中医护理科研项目在国家中医药管理局科研招标中首次中标。目前，中医护理科学研究正在全国蓬勃开展，学术氛围日益浓厚，科研水平不断提高。

【知识链接】 中华护理学会（Chinese Nursing Association），原名中国护士会，于1909年8月在江西牯岭成立，先后更名为中华护士会、中华护士学会、中国护士学会，1964年更名为中华护理学会。会址曾经在上海、汉口、北京、南京、重庆等多处设立，1952年定址于北京。1922年加入国际护士会，成为第11个会员国。1924年由中国护士伍哲英任理事长，从此学会开始由中国人担任主要领导。现设有7个工作委员会，13个专业委员会，3个专业学术团体。1920年创办《护士季报（中英文版）》，1954年开始出版学术期刊——《护理杂志》，1981年改名为《中华护理杂志》。

学会的宗旨是团结广大护理工作者，繁荣和发展中国护理科学事业，促进护理科学技术的普及、推广和进步，为保障人民的健康提供服务。学会的主要任务是：组织开展学术交流和科技项目论证及鉴定；推广护理科技知识与先进技术；出版专业书籍和刊物；协助搞好中高级护理教育；发挥卫生行政部门的咨询和助手作用；争取和维护护理人员的合法权益。

第二节 护理教育发展史

一、西方护理教育发展史

（一）西方护理教育的起源

在人类漫长的历史长河中，为了解除和减轻伤痛，人们产生了以“哺育、照顾”为主要内容的自发护理活动，其中经验的传授成为护理教育的起源。西方国家护理专业的起源虽然可以追溯到希腊和古罗马时代，但在当时及以后的很长时期内，护理工作一直属于慈善事业，由教会中的修女等人员承担，护理不是一个独立的专业，没有相应的培训制度。随着社会的进步和医学的发展，为了给患者更好的医疗照顾，1663年，法国天主教神父圣文森·保罗在巴黎成立了慈善姊妹会，开始对为患者提供护理服务的教徒进行一定的培训。此后，美国、英国也相继成立了类似组织。1836年，德国牧师西奥多·佛里德尔（P. T. Fliedner）夫妇为教会的女执事在凯塞威尔斯城创办了一个护士短期培训班。

（二）西方护理教育的发展

1. 护士学校的建立与发展 19世纪中叶，西方各国教会医院开始以师傅带徒弟的形式培训护士。学生以学徒的身份在医院里进行6个月不付报酬的护理工作，然后取得护士资格。她们几乎不接受任何理论教育，重点是进行止血、敷药、包扎等技能训练。

19世纪下半叶，欧美的现代医学得到迅速的发展，1860年南丁格尔建立了英国第一所护士学校，开始了正规的护理教育，开创了护理教育的新纪元，成为当时西方国家护理教育的样板。南丁格尔被称为近代护理教育的先驱者和奠基人。南丁格尔又于1862年在利物浦建立了第一所乡村护校，1881年建立了军队护校。南丁格尔总结了她自己接受护理教育以及在战场上的工作经验，提出护理教育必须有自主权，不能完全凭靠医院和医生的设想行事；护理应该是一个专业；护理教育必须理论联系实际，包括课堂讲授和实践训练。她主张护士学校不应由医生来主管，应由能独立行使职权的护士来担任校长。南丁格尔把护理从女佣提升到女绅士的地位，使护士教育成为英才教育。南丁格尔的护理教育制度成为西方国家护理教育的标准模式。欧洲各国和美国、日本也先后建立了院办的护士学校，开始正规的护理教育，直到20世纪50年代，这种院办护校一直是世界各国培养护士的主要途径。

2. 高等护理教育的形成与发展 进入20世纪以后，美国等发达国家的护理教育开始逐步由医院办护校转向由专科学院或综合型大学建立护理系，护理教育得到了迅速的发展。1901年，美国约翰霍普金斯大学开设了专门的护理课程，创立了护生预备班，以加强学生普通教育和基础医学教育的水平，同时也形成了专职的护理教师队伍，护士长不再充当教师，护理教师逐渐成为一个职业。1909年，美国明尼苏达大学开始设置护理课程。1913年，美国20个州联合通过了护理教育立法，1923年48个州制定了此项法律，依法对护士学校进行评估，以保证护理教育的质量。1924年，耶鲁大学首先成立护理学院，从此护理教育成为高等教育的一部分。1932年，美国的天主教大学开设了护理硕士研究生教育。1933年，美国哥伦比亚大学师范学院设立了第一个培养护理教师的博士项目。1964年，加州大学旧金山分校开设了护理博士学位。1977年，欧共体《护理指导法》公布，规定护理教育应以高中为起点，学制3年，由此欧共体各国的护理教育都从学制到课程进行了较大的改革。

目前，美国、加拿大、澳大利亚、新西兰、菲律宾、韩国、泰国等国家都已形成了从学士到博士的完整的护理教育体系。

二、中国护理教育发展史

中国的护理教育与护理专业的成熟和发展密切相关，大致可分为萌芽时期、初步形成与发展时期、抗日战争时期至新中国成立前和新中国成立后四个发展时期。

（一）萌芽时期（远古－1840年）

早期的医药护理没有明确分工，医护教育都是通过老一代人将生活中积累的知识和经验通过口授方式传给下一代，后来有了医书传播医学及护理知识。

（二）初步形成与发展时期（1840－1937年）

我国近代护理的形成和发展在很大程度上受到西方护理的影响，护理教育也带有浓厚的西方文化色彩。从鸦片战争前后开始，各国的传教士涌入中国兴办教堂，同时也建立了医院和学校。1835 年，在广东建立了第一所西医院，两年后该医院以短期培训的形式培养护士。1884 年，美国护士麦克奇尼在上海妇孺医院开办护士培训班，被认为是中国护理教育的开始。1888 年，美国人约翰逊在我国福州医院创办了第一所护士学校。1900 年，汉口普爱医院正式成立护士学校。1905 年，北京成立护士职业学校。1920 年，北京协和医学院与其他五所大学联合开办了高等护士学校，学生毕业后被授予学士学位。其为国家培养了大批高水平的护理骨干。1932 年，我国第一所公立的护士学校在南京成立，学制 3～4 年，招收高中毕业生。1934 年，教育部成立了医学教育委员会，下设护理教育专门委员会，将护理教育纳入国家正式的教育体系，将护士教育定位为高级护士职业教育，招收高中生，学制 3～4 年。

（三）抗日战争时期至新中国成立前（1937－1949 年）

抗日战争至全国解放，许多护士学校被关闭或被日本人接管。只有协和护士学校等几所学校坚持下来，直到抗战胜利，护理教育得以延续。

1949 年全国仅有 180 多所护士学校，护士 3 万人。由于受西方护理传入的影响，许多护校的校长和护理部主任都由外国人担任，护士学校的教科书都采用外国原著或翻译本，护理操作规程也多数沿袭西方习俗。可以说，这个时期的护理专业教育是全盘西化，中医护理理论和技术不占一席之地。

（四）新中国成立后（1949 年以后）

新中国成立后，护理教育事业受到党和政府的高度重视，得到迅速发展。1950 年，第一届全国卫生工作会议，确定了中等专业教育作为培养护士的唯一途径，高等护理教育于 1952 年取消。为了保证护理教育的质量，卫生部制定了护士学校的招生条件，并负责制定统一的护理教学计划，编写统一的护理教材。此后，我国培养了大批的中等专业护士。由于取消了高等护理教育，导致护理教学与科研人才青黄不接，影响了我国护理事业的发展。

1966－1976 年，全国几乎所有的护士学校都被停办或解散或迁往边远地区。护理教育受到严重打击，形成断层。

1976 年，为了迅速恢复和改善护理教育状况，卫生部颁发了“关于加强护理教育工作的意见”。1983 年卫生部和教育部联合召开会议，决定恢复高等护理教育。同年，天津医学院招收了首届本科护理学生，此后全国其他医学院校也相继成立了护理系或护理学院，我国的高等护理教育迅速发展起来。为了弥补我国高等教育恢复较晚而造成高等护理教育师资的不足，国内 8 所部属院校在美国中华医学基金会的帮助下，与泰国清迈大学护理学院联合举办了护理研究生班，学制两年，每年培养护理师资 16 名。

1990 年，经国务院学位委员会审定，批准北京医科大学护理系首先开设护理硕士教育。1992 年该校开始招收护理硕士研究生，学制为 3 年。这些举措促使护理教育向更高层次迈进。

2004 年，第二军医大学护理系开始招收护理博士研究生，结束了我国内陆没有护理学博士教育的历史。此后我国的高等护理教育迅速发展，逐步形成了多层次、多渠道、较为完善的护理教育体系。

从上世纪 80 年代至今，我国开展了多种形式的护理成人教育，如业余大学、函授、自学高考等，为广大的护士提供了继续教育的机会。

随着中医护理事业的发展，中医护理教育经历了近 30 年的中专教育后，逐步向更高层次发展。1985 年北京中医药大学（前身北京中医学院）成立护理系，正式招收中医护理专业的大专学生，学制 3 年，开创了中医护理教育进入高等医学教育的阶段。至 20 世纪末，全国大部分中医药院校陆续成立护理系，招收 3 年制的护理大专学生。1999 年广州中医药大学、黑龙江中医药大学、贵阳中医学院三所中医院校的护理系首先开设护理本科教育，次年大部分中医药院校开设了护理本科教育。据全国中医药高等教育学会护理教育研究会统计资料显示，截至 2010 年，全国独立建制的 23 所中医药院校，全部开展了护理学专业本科教育。2003 年南京中医药大学护理学院开始在中西医结合学科项下招收中西医结合护理硕士研究生。至 2011 年，全国有 14 所中医药院校开展了中医护理硕士研究生教育。

中医护理专业的大专、本科、研究生、夜大、函授、高等教育自学考试及短训班等各级各类中医护理教育大量涌现，多层次、多渠道、多形式的中医护理教育体系在全国范围内逐步形成。全国各地相继培养了一支中医护理专业队伍，承担了大量的中医临床护理、教学、科研和预防保健的工作。中医护理教材陆续问世，且日臻完善。有关中医护理的专著也相继出版，其中有的著作已获得部级科技成果奖。

第三节 护理学发展的展望

一、护理人员高学历化

随着护理专业国际化进程的加快，对高层次护理人才的需求逐渐增加。进入 21 世纪后，护理硕士教育快速发展，护理博士教育在国内一流护理院校也陆续开展起来，我国护理教育的学历层次已经与国际接轨，护理硕士、护理博士人数越来越多是护理人员高学历化的主要表现。

二、护理工作领域不断扩大

由于老年人和慢性患者的增加，以及占人口 2/3 的妇女和儿童的特殊健康需求的增加，人们对健康保健的需求更加多元化，对健康保健服务便捷化的要求日益强烈。这些变化要求护士要深入社区进行护理工作，开展健康教育，提供维护和恢复健康的技术支持。社区将成为护理工作服务最重要、最广阔的领域。

三、护理工作法制化

随着人们维权意识的不断增强，加之临床大量新技术和先进仪器的使用，使护理工作中面临的法律问题越来越多，对此护士必须熟知国家相关的法律法规，增强法律意识，依法从事护理实践。我国颁布的《护士条例》以立法的形式，明确了各级卫生行政部门、医疗机构在护理管理中的职责，完善了护士执业准入制度，规范了护士执业行为，以预防医疗事故发生，保障人民群众的健康和生命安全。

四、护理工作市场化

护理工作市场化是指随着社会主义市场经济的发展和市场竞争的日益激烈，护理工作将被推向市场。护理工作市场化的本质是通过提供相关的服务以满足患者的需求，主要表现为护理人员的流动和分布将由市场来调节，护理服务的内容和范畴也将根据市场需求的变化而变化。服务第一，质量至上，以尽可能低的医疗成本获取护理服务对象康复的最大化将成为护理人员在市场竞争中的立足点。随着医疗卫生体制改革的进一步深化，各级医院护理人员的聘用、结构工资制的执行、护理人员独立开业等都会越来越突出地体现护理工作市场化的特点。

五、护理工作国际化

护理工作国际化主要是指护理标准国际化、管理国际化和教育国际化。此外，还包括跨国护理援助和护理合作。多元化的护理、外语尤其是英语，以及计算机的普遍应用是护理工作国际化的主要特点。采用国际化的教育质量标准，建立与国际接轨的护理教育质量认证制度，培养具有国际交往能力的高素质护理人才，将成为护理教育的主要任务。

六、中医护理特色化

随着中医药国际交流与合作进程的不断加快，中医护理日益引起各国护理界的高度重视。中医护理应用“天人合一”理论指导基础护理，采用脏腑学说观察护理病患，应用经络学说指导护理技术，逐步确立了调和阴阳、扶正祛邪、攻补兼治的中医护理原则，并在护理中注重预防、康复和养生保健的和谐统一，将中医护理理论与现代护理理论有机结合成为目前我国护理界的一个重要课题和研究方向，具有中国特色的护理理论和技术方法将为全人类的健康作出重要贡献。

思考题

1. 哪些重要人物和事件对护理学科的发展产生重要影响？
2. 收集国外护理学科发展的最新资料，谈谈中医护理如何走向世界？

第三章　护理学相关理论

护理学的自然科学和社会科学交叉融合的学科属性，使指导护理实践的理论不仅有医学等自然科学理论，还包括人文社会科学理论。护理学自身理论的发展也需要借助这些与护理学相关的学科理论解释护理现象，阐明护理活动的本质，构建学科知识体系，并指导护理专业的发展方向。本章主要介绍这些理论中与护理学科关系密切的系统论、人类需要层次理论、成长与发展理论。

第一节　系统论

系统论有狭义和广义之分。狭义系统论是指贝塔朗菲的一般系统论，是研究系统的一般模式、结构、性质和规律的理论。广义系统论是指一切以系统为研究和实践对象的理论和方法，除一般系统论外，还包括控制论、自动化理论、信息论、集合论、网络理论、对策论、决策论等理论和方法。系统论的基本思想就是把一切事物作为一个整体即系统进行研究，注重整体与局部、局部与局部、系统本身与外部环境之间的相互联系，并用数学模型描述和确定系统的结构和行为。

系统作为一种思想，在古代已有萌芽。中医学的许多理论就包含了系统的观点，如《灵枢·邪客》中指出，“人与地相应”，即指人体作为一个系统要保证其完整性，就必须与外界的四时变化相对应。又如经络通过运行气血、沟通联络的功能，使人体内外、上下、脏腑、肢窍各部分相互联系沟通，成为一个完整的有机体等。但系统作为一种科学研究对象、一种理论，则源于系统论的创始人贝塔朗菲（Bertalanffy）。他在1926年提出了将生物当作一个整体或系统来考虑的观点，1937年首次提出“一般系统论”的概念，其理论框架被广泛用于工程、管理及护理等许多科学领域。

【知识链接】 贝塔朗菲（Bertalanffy，1901－1972年）美籍奥地利生物学家，一般系统论和理论生物学的创始人。其贡献是建立了关于生命组织的机体论，并由此发展成一般系统论。1937年，提出了一般系统论的初步框架，1945年在《德国哲学周刊》第18期上发表《关于一般系统论》的文章，但不久毁于战火，未被人们注意。1947年在美国讲学时再次提出系统论思想。1950年发表《物理学和生物学中的开放系统理论》。1955年的专著《一般系统论》成为该领域的奠基性著作。

1968 年发表了《一般系统论——基础、发展与应用》，全面总结了自己 41 年来研究一般系统的成果，为系统科学提供了纲领性的理论指导。1972 年发表“一般系统论的历史和现状”，把一般系统论扩展到系统科学范畴。1973 年修订版《一般系统论：基础、发展与应用》再次阐述了机体生物学的系统与整合概念，提出将开放系统论用于生物学研究。

一、系统论的基本概念

（一）系统

系统（system）是由若干相互联系、相互依赖、相互制约、相互作用的要素组成的具有一定结构和功能的整体。它具有双重含义：一是系统是要素的集合，由一些要素（子系统）组成，这些要素间相互影响，相互作用，相互制约；二是系统是各要素间相互关系的集合，系统中的每一个要素都有自己特有的结构和功能，但这些要素集合起来构成一个整体后，其整体功能远远大于各要素功能之和。系统广泛存在于自然界、人类社会和人类思维中，是物质世界存在的基本方式和根本属性。每个系统都具有边界，如细胞有细胞膜、国家有国界等，以便与其他系统和周围环境分开。

（二）系统的分类

由于构成系统的要素以及要素之间结合方式的不同，系统也就有了结构和功能的差异。根据系统的不同特征，可分为不同的类别。

1. 按人类对系统是否施加影响分类 系统可分为自然系统和人工系统。自然系统是由自然形成的、客观存在没有人介入的系统，如太阳系统、宇宙系统、动植物系统、人体中的呼吸系统、消化系统等。人工系统是由人介入为达到某种目的而建立的系统，如护理程序系统、护理质量控制系统、学校系统等。在实际生活中，大多数系统是自然系统和人工系统的综合，称为复合系统，如医院系统、教育系统。

2. 按系统与环境的关系分类 系统可分为闭合系统和开放系统。闭合系统是指不与周围环境发生物质、信息、能量交换的系统。但事实上绝对的闭合系统是不存在的，事物之间总是存在着千丝万缕的联系。开放系统是指不断地与其周围环境发生相互作用，进行物质、信息、能量交换的系统。开放系统与环境之间的作用是通过输入、输出、反馈过程完成的。输入是指物质、信息、能量由环境流入系统的过程，如摄取食物、大脑接收信息等。系统对输入的物质、信息、能量进行加工、处理、吸收，使之成为系统的有用部分，如人体消化系统对食物进行消化和吸收。输出是指系统处理后的物质、信息、能量流入环境的过程，如人体排泄粪便、尿液、汗液以及发出各种信息。反馈是指系统的输出反过来又进入系统并影响系统的功能的过程。反馈实际上就是对开放系统和环境间进行协调，开放系统正是通过输入、输出和反馈三个环节与周围环境保持协调和平衡，而维持自身稳定状态。

3. 按系统的运动状态分类　系统可分为动态系统和静态系统。动态系统是指系统的状态随着时间的变化而变化的系统，如生态系统。静态系统是指系统的状态不随时间变化，具有相对稳定性的系统，如建筑系统。静态系统是动态系统的一种暂时状态，绝对静止不变的系统是不存在的。

4. 按组成系统的内容分类　系统可分为物质系统和概念系统。物质系统是指以物质实体构成的系统，如动物、仪器等。概念系统是指由非物质实体构成的系统，如理论系统。很多情况下物质系统与概念系统是相结合的，物质系统是概念系统的基础，概念系统为物质系统提供指导性服务。

5. 按系统的层次性分类　系统可分为次系统和超系统。次系统是指结构比较简单、层次较低的系统。超系统是指结构比较复杂、处于较高层次的系统。一个系统是次系统还是超系统是相对而言的，取决于选择哪一级的系统作为对象系统（或称目标系统），如家庭可以是一个超系统，也可以是一个次系统。若将人看作是对象系统，则家庭是人的超系统，而消化系统、循环系统、呼吸系统等均为一个人的次系统；若以社会系统作为对象系统，则家庭就是社会系统的次系统（图 3－1）。

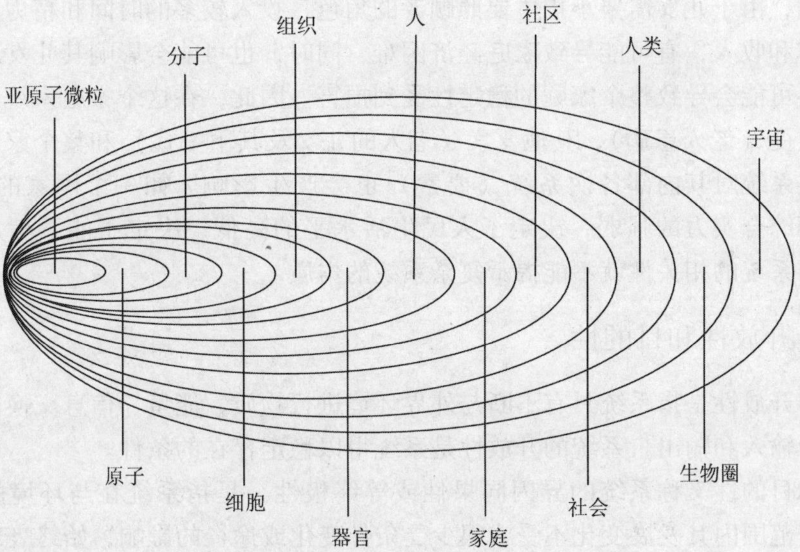

图 3－1　一般系统理论示意图

二、系统论的基本观点

系统尽管形式多样、类型各异，但基本属性是相同的，包括整体性、相关性、开放性、目的性、动态性和层次性，系统的这些基本属性构成了系统论的基本观点。

（一）整体性

系统的整体性是指系统是由若干要素按照一定方式组成的具有一定新结构和新功能

的有机整体。贝塔朗菲认为，所谓“系统”就是指“整体”或“统一体”。

由于构成系统的各要素必须在局部服从整体原则的支配下相互作用、有机融合才能构成系统整体，从而使系统具备独立要素所不具有的新功能，因此，系统的功能绝不是各要素功能的简单相加，系统的整体功能一定大于系统各要素功能之和。系统的整体功能首先是建立在系统要素功能基础之上的，只有提高每个要素的素质，充分发挥每个要素的作用，才能增强系统的整体功效。其次，系统的整体功能还通过协调系统中各要素及其整体和环境之间的相互联系来达到。如组成人体的各组织器官，每一个单独的部分均不能代表和体现整体人的特性，只有当各部分相互作用、协调一致时，才能形成一个完整的、独特的人。因此，整体性是系统最鲜明、最基本的属性之一。一个系统之所以成为系统，首先必须具备整体性。

（二）相关性

系统的相关性体现在两个方面：一是组成整体的各要素是互相作用、互相影响的，任何一个要素发生变化，都会引起其他各要素乃至整体系统功能的相应变化。换言之，系统中任何一个次系统的变化都会影响到其他次系统及整个系统。如在家庭系统中，一位老人生病，由于儿女需要承担主要照顾者的角色，投入较多的时间和精力，从而影响他们的工作和收入，有可能导致家庭经济困难，同时，也可能会影响其儿女对下一代的照顾，最终可能会导致整个家庭的稳定性受到损害。因此，在这个家庭系统中，一个要素发生了改变（老人患病），其他要素（老人的儿女及其下一代）和整个家庭均会受到影响。二是系统对其内部各次系统（要素）也会产生影响。如一个国家的国民经济、科学技术等综合实力的强弱，决定了人民生活水平的高低，决定了能否满足人们的需要。离开了系统的相关性就不能揭示复杂系统的本质。

（三）开放性和目的性

系统的开放性是指系统具有不断与外界环境进行物质、能量、信息交换的性质和功能，表现为输入和输出。系统的开放性是系统得以稳定存在的条件。

系统的目的性又称系统的异因同果性或等终极性，是指系统在与环境的相互作用中，在一定范围内其发展变化不受或很少受条件变化或途径的影响，始终表现出一种趋向预先确定的状态运行的特性。虽然各个系统的组成千差万别，但每个系统的目标都是相同的，即维持系统内部的平衡和稳定，或走向最稳定的系统结构。系统的这种目的性是通过系统的活动来实现的，系统为了达到预期的目标，需要通过各次系统之间的相互作用和协调，发挥整体效能以适应环境，或发挥主观能动性来改善外界环境，以便于系统更好地适应环境。

由于系统的目的性是在与环境的相互作用过程中表现出来的一个特性，因此，系统的目的性是以系统的开放性为前提的。系统只有开放，才能通过系统与环境的物质、信息和能量的交换，使系统受到环境的影响，并得以影响环境，从而在一定的意义上能够识别环境，针对环境的实际情况作出反应、调整和选择，使系统的发展潜能得以表现出来，而系统的这种潜在的发展能力是系统内部复杂的反馈机制作用的结果（图3-2）。

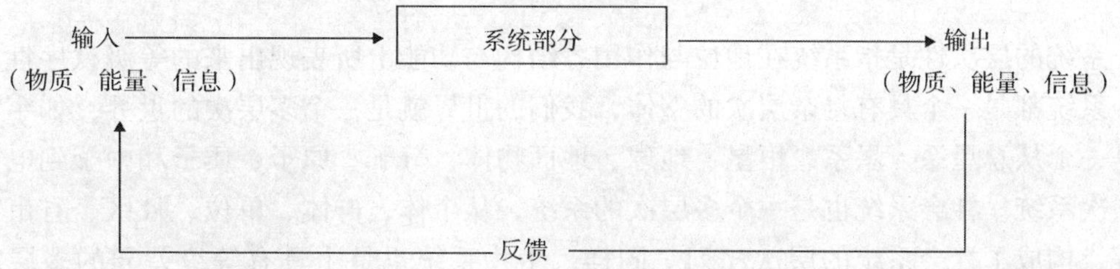

图3-2　开放性系统示意图

图3-2形象地说明了开放性系统的运行模式和活动规律。图中输入是指进入系统的物质、信息或能量等。例如，人吸进的氧气、吃进的食物、学习到的新知识、得到的新信息等。输入可以是有意义、有帮助的，也有可能是无意义、无帮助的。

作用过程是系统将输入的物质、信息或能量进行加工和处理，以生成对系统有用的产品的过程。例如人吸入氧气后，通过弥散作用与血红蛋白结合，使细胞利用氧气进行物质代谢；吃的食物经过消化、吸收和新陈代谢产生能量的过程；学生进入学校后经过学习、训练和实习后成长为合格毕业生的过程等。

输出是指系统所产生的产品，即从系统释放出的改变后的物质、信息或能量。例如人吸入的氧气被组织利用，获得个体的生存，并呼出二氧化碳；吃进的食物经消化吸收产生的效应（使人体维持相应的正常功能）；学生通过学习成为合格的毕业生，为社会服务。

由于系统具有非常明确的目的性，因此，系统的活动是一种有目的、需要反馈的行为。所谓反馈就是系统将自己的反应输出给环境，并与预期的目标进行比较，必要时再作为输入事物进入系统以引起下一步的作用。也就是说，系统的输出部分与预期目标做比较后，能够反馈给输入，从而影响和修正以后的输出结果，对系统进行调节。如人体有维持体温恒定和水、电解质平衡等内环境稳定的调节机制。

输入、输出和反馈的质量和数量影响着开放系统的功能。例如，学生作为开放系统接受来自老师给予的信息，对这些信息进行加工处理后导致了思想的改变、知识和能力的增长，并将自己在课堂上的表现（如回答问题）和考试结果输出给环境（教师），通过与预期目标的比较进行反馈，影响教师以后的教学行为和学生本人以后的学习行为，如改变学习方法等。如此周而复始地通过输入、作用过程、输出和反馈，最终达到目标。

（四）动态性

动态性是指系统随时间的变化而变化的一种特性。贝塔朗菲认为，一切生命现象本身都处于积极的活动状态，总在不断地调整自己的各要素以达到最佳功能状态。同时，系统又存在于一定的环境中，并不断与周围环境进行物质、信息和能量的交换，以保证系统的生存与发展。系统的运动、发展与变化过程都是其动态性的具体反映。

（五）层次性

系统的层次性是指系统在地位与作用、结构与功能上所表现出来的等级秩序性。每一个系统都是一个具有复杂层次的整体，我们的世界就是一个多层次的世界，如宇宙系统是一个从总星系、星系、恒星、地球、地面物体、分子、原子、质子和中子到电子的多层次系统。社会系统也是一个多层次的系统，从个体、群体、单位、社区、省市到国家等，构成了社会系统的层次序列。同样，生物系统也是个具有等级差异的多层次系统，从分子到细胞，再到组织、器官、系统、个体，最后到超个体的聚合体，可谓层次分明，等级森严。由于高层次系统（超系统）是由低层次系统（次系统）组成的，因此，高层次与低层次之间是一种整体与部分、系统与要素的关系，高层次（整体）内部的各要素（低层次）除了具有自身的作用和功能外，要素与要素之间还要发生相互作用，并受高层次（整体）的制约，如细胞中每一种酶都有自己一定的独立功能，但酶与酶之间又相互作用，并受制于细胞。因此，由要素组成的高一层次（如细胞）的功能应该包含要素的独立作用和要素间相互作用的综合作用。因此，如果只研究各个要素，而不研究这种相互作用，就不能完整地描述系统的整体现象。系统的层次间存在着支配与服从的关系，高层次系统支配低层次系统，并决定低层次系统的性质，起着主导作用；低层次系统服从高层次系统，往往是系统的基础。

三、系统论在护理学中的应用

系统论为护理学对人的全面认识并指导实践提供了理论依据，促进了整体护理的形成和发展。同时也为其他护理理论或护理模式的发展提供了框架，并广泛应用于护理管理、护理教育、护理研究等领域。

（一）促进整体护理的发展

整体性原则是系统理论最基本的原则，也是系统论的核心。因此，系统论要求护士将护理服务对象看作是一个统一的整体，一个开放系统。人由躯体、生理、心理、精神和社会五个方面组成，这五个方面不能相互割裂地独立存在，而是相互联系、相互依赖、相互作用，形成一个完整和独特的有机整体。任何一个组成部分的障碍或失调都会影响其他部分的结构和功能，导致整体功能的不良或失调。例如，躯体的疾病除了引起身体的不适和生理功能的障碍外，还会影响人的情绪和社会活动。同样，心理问题如心理应激和精神抑郁也能造成身体的不适和功能失调。因此，从系统论的观点出发，护理的对象应该是整体的人，而不是“疾病”。

整体护理的思想也与我国传统医学的观点——整体观和辨证论治相吻合。中医学认为，人体是一个以脏腑经络为核心的有机整体，其各部分是有机联系的。人与自然界的一切事物和现象都是阴阳对立统一的两个方面，人与自然界息息相关。人生活于自然界之中，所以自然界的运动和变化也必然直接或间接地影响人体，而人体对这些影响也一定会产生相应的生理或病理反应。如局部肢体骨折的病人，可因疼痛和肢体功能的障碍而产生忧虑情绪，从而影响心、脾的正常功能，出现夜卧不安、饮食无味、腹胀便秘等。脏腑的疾病亦可通过经络、气血的联系反映到体表，如脾胃功能失调，可见舌苔厚腻、口唇无华等。因此，护士在护理患者时，不但要注意患者局部的病变，同时也要注意相关脏腑的变化，重视良好的生活环境和稳定舒畅的情绪在疾病康复过程中的重要作用，以达到扶助正气、祛除病邪的目的。也就是说，在护理患者时，应从患者的某一次系统问题想到可能产生的其他次系统问题；从生理疾患想到可能导致的心理问题。同时，人还与周围的物理、化学和社会环境相互作用，受家庭、所在群体、社区、社会等超系统的影响和控制，因而要维持人的健康，不能只局限于调节机体内各系统或各器官功能的协调平衡，还要关注外在环境对机体的影响，这样才能使系统的整体功能得到很好的运转。

（二）指导健康教育工作

护士对患者进行健康教育的过程也是一个开放系统。在健康教育前，患者的健康知识和行为作为输入进入健康教育系统，护士与患者一起共同制定预期目标，即患者应学习的知识和行为，并根据患者情况采取不同的教学方式，如讲解、演示、视听资料、自学健康宣教材料等，促使患者对所学知识的理解、记忆、认可、接纳，并采取有效的维护健康的行动。然后，护士和患者可将健康教育后患者对健康知识的记忆和理解以及行为的改变（输出）与目标进行比较，来判断健康教育目标是否达到。若未达到或部分达到，则需修改或补充教学计划，以最终实现目标（反馈）。

（三）作为护理程序发展的理论依据

从宏观的角度，护理过程本身就是一个开放系统。护理程序包括评估、诊断、计划、实施和评价五个步骤。病人因出现健康问题、需要获得护理帮助而进入护理系统（输入）。护士为了解决患者的健康问题，需要收集详细的健康资料，判断患者的问题所在和原因，并采取相应的护理措施（护理的加工和处理）。患者经过护理后得到健康状态的改变（输出）。最后，还需了解患者对改变后的健康状况是否认可和满意程度（反馈）。因此，在系统论的指导下，一种为护理服务对象系统地解决健康问题的工作方法——护理程序应运而生，当护理服务对象由于存在健康问题进入护理系统后，护士就可以应用护理程序对护理服务对象进行评估，确定护理诊断，制定护理计划，实施护理措施，输出护理后其健康状况，通过与预期目标比较作出评价，并将评价结果作为输入反馈给护理系统，以决定护理活动终止或修订后继续执行（图3-3）。在这一过程中，护理活动是有计划、有顺序、有目的地进行的，直至病人达到预定健康目标。

（四）作为护理理论或护理模式发展的框架

许多护理理论学者以系统论为理论依据或基本框架创建了自己的护理理论或护理模式，如罗伊的适应模式、纽曼的健康照顾系统模式等。这些理论或模式为护理实践提供了科学的理论指导。

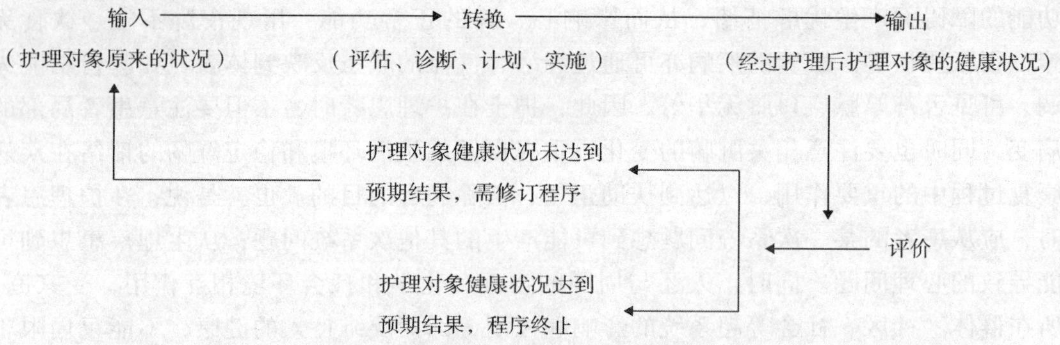

图3－3　护理过程系统模式示意图

（五）指导护理管理实践

系统论在管理学中的应用非常广泛，现代管理科学的各学派都或多或少地运用着系统理论。护理管理作为管理学的一个分支，可以应用系统论的理论和方法，分析和研究护理管理系统中的诸要素及其相互作用、护理组织的管理活动和管理过程，以便护理管理者在护理管理实践中着眼于整体协调，保持护理组织与外部环境的平衡，以促进整体目标的实现。医院护理管理系统是医院整体系统的一个子系统，与医院的其他子系统如医疗、医技、后勤、行政等部门相互联系，相互作用。因此，护理管理者在实施管理过程中应运用系统方法，调整与各部门的关系，争取得到医院行政领导、医疗和后勤的支持与配合，并不断优化自身的内部结构，使护理系统有效、合理地运行，从而提高护理质量和患者满意度。

【案例】 张某，女，19岁，高三学生，因近几次模拟考试成绩不理想，加之父母的埋怨、升学的压力，导致情绪持续低落，沉默寡言，食欲减退，茶饭不思。一日在学校中突然晕倒，经检查是由于血糖过低导致。

此案例体现了系统论基本观点中的整体性和相关性。因为人是由生理、心理、社会、精神、文化等诸多因素组成的一个统一体，这些要素相互联系，相互依赖，相互作用，任何一个组成部分的障碍或失调都会影响其他部分的结构和功能，导致整体功能的不良或失调。本案例中学生张某因心理问题即消极情绪而导致躯体疾病晕厥，而心理问题又是由社会问题如高考升学的压力、父母的期待所引起。所以护士对患者不仅要提供疾病护理，还应提供包括心理、社会、精神等多方面的整体护理。因此，从系统论的观点出发，护理的对象应该是整体的人，而不是“疾病”。

第二节　马斯洛人类需要层次理论

美国著名心理学家马斯洛（Maslow）在进行人类动机和人格研究时，对人类需要的结构和规律进行了系统和独到的研究。他在1943年发表的“人类动机理论”（a theory of human motivation psychological review）一文中提出了人类需要层次理论，带来了心理学研究的第三次思潮。马斯洛的人类需要层次理论以他的高度实用性被广泛应用于心理学、管理学、社会学和护理学等许多科学领域。

【知识链接】 马斯洛(Maslow，1908－1970 年）美国著名心理学家，第三代心理学的开创者，提出了融合精神分析心理学和行为主义心理学的人本主义心理学，被誉为“人本主义之父”。其主要成就为：提出了人本主义心理学、马斯洛人类需要层次理论。代表著作为1954 年出版的《动机与人格》。本书是马斯洛学说的奠基之作，主要是围绕需要层次论和自我实现论来阐述其基本观点的。动机理论是马斯洛学说的精髓。该著作中，马斯洛提出了许多精彩的理论，包括人本心理学科学观的理论、需要层次理论、自我实现理论、元动机理论、心理治疗理论、高峰体验理论等。

一、人类需要层次理论的基本概念与基本观点

需要是指当必要的或想要的事物缺乏时所产生的一种内在紧张力。人的基本需要是指人类为了维持身心平衡及求得生存、成长与发展，在生理上和精神上最低限度的需要。需要是有机体为了维持生命、延续种族、提高物质生活和精神生活水平而表现出来的对一定客观事物的愿望、意向和兴趣，并成为一切行为的动因。人皆有需要，不管处于什么时代、什么地区，也不管每个人的生活方式有多大差别，当人有需要存在时都会设法去满足。护理的服务对象是人，护理的功能是帮助服务对象满足和维持他们的需要。

（一）人类需要层次理论的主要内容

马斯洛认为，需要是人类内在的、天生的和下意识存在的本能，并且按优势或力量的强弱排列成等级，优势的需要一旦得到满足，原来相对弱势的需要就变成优势需要而主宰机体。人类有许多需要，但归纳起来有两大类（即基本需要和发展需要）和五个层次，可用“金字塔”形状来加以描述（图3－4）。

基本需要具有“缺乏它引起疾病；有了它免于疾病；恢复它治于疾病；在一个健康人身上，它处于静止的、低潮的或不起作用的状态中”等特征，马斯洛的需要层次“金字塔”中处于下面四个层次的需要属于基本需要，包括生理需要、安全需要、爱与归属的需要和尊重的需要。马斯洛认为，基本需要的层次性非常明确，只有当低层次的需要满足后，才会追求高层次的需要，而且在一般情况下，只有当基本需要满足后，个体才会追求发展需要的满足。在马斯洛的早期论著中，发展需要只有一个层次的需要，即自我实现的需要。后来，马斯洛把自我实现这一发展需要进一步分解为认识的需要(cognitive needs)、美的需要（aesthetic needs)、自我实现的需要和自我超越的需要(needs for self－transcendence)。马斯洛认为，目前还不能证明这些是人类的基本需要。

而且当患者生病时，未满足的低层次需要通常占据主导地位，护理的主要目的在于协助患者满足其基本需要，使患者能够最大限度地发挥自己的潜能。本节重点介绍五个层次的需要。

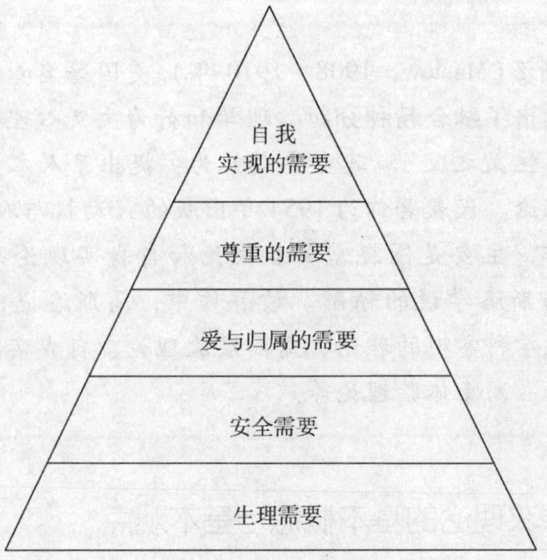

图 3-4　人类需要系统图

1. 生理需要（physiological needs）　生理需要是指人类生存必需的一切物质方面的需要，包括对空气、水、食物、排泄、温度、活动和休息、睡眠以及性的需要。它是人类最原始、最底层、最基本的需要，是推动人们行为的最强大的动力。如果生理需要得不到满足，人便无法生存。因此，只有在生理需要基本满足之后，个体才会采取行动来满足更高层次的需要。如一个极度饥饿的人，除了食物外，不会对其他任何东西感兴趣，这时获得食物便成为其行动的唯一动力。当他获得了足够的食物后，才可能考虑其他需要的满足。在有些情况下，某些群体往往不能满足自身的生理需要，如婴幼儿、老年人、残疾人、患者，这些人群便是护理工作的重点。

2. 安全需要（safety needs）　生理需要一旦得到满足，安全需要便凸显出来。安全需要是指个体希望得到保护、避免伤害的需要。安全含有生理上的安全和心理上的安全两层意思。前者指个体需要减轻或消除生理和生活的威胁，如希望避免冷、热、灾难等物理条件下的伤害，避免工作、学习失败的威胁；如行动不便者以拐杖扶行，视力欠佳者配戴眼镜以矫正视力等。后者指避免发生恐惧、焦虑及忧虑等心理上的不安全感，如需要稳定的职业、一定的积蓄、社会的安全和生活中有良好的人际关系等。如安全需要得不到满足人就会产生威胁感、焦虑感和恐惧感，从而影响人的正常工作、学习和生活。

3. 爱与归属的需要（love and belonging needs）　爱与归属的需要是指个人需要去爱和接纳别人，同时也需要被别人爱，被集体接纳，建立良好的人际关系。马斯洛认为，当人的生理需要和安全需要基本得到满足时，便开始追求与他人建立感情联系，希望得到信任、友情、爱情，同时渴望自己能属于某个群体，并寻求在团体中的一席之地。一个没有知心朋友的人会有强烈的孤独、空虚感，甚至恐惧感。

4. 尊重的需要（esteem needs） 尊重有双层含义，其一是拥有自尊，视自己为一个有价值的人；其二是被他人尊重，得到他人的认同与重视。这一需要的满足会使个体产生自信、有价值、有控制能力及独立自主的感受而产生更大的动力。反之则会让人失去信心，产生自卑及无助感。

5. 自我实现的需要（self－actualization needs） 自我实现的需要是指个体具有最大限度地发挥自己的天资、能力和潜力，完成与自己的能力和天赋相称的一切事情的需要。满足自我实现的需要可使人感到最大的快乐。马斯洛认为，满足自我实现的需要所采取的途径是因人而异的，有人表现在体育竞技上，有人表现在文学创作上，还有人表现在绘画或发明创造上等。简而言之，自我实现的需要是指最大限度地发挥一个人的潜能的需要，实现自己的理想和抱负。它是人类最高层次的需要，只有当较低层次的需要均基本满足后，才出现此需要，并逐渐变得强烈起来。

人在不同时期的需要是具有差异性的。人总是通过各种方法和途径来满足当前阶段的需要，以维持相对平衡、健康的状态。马斯洛认为，人的一生是一个从生到死不断发展、不断完善的过程。在这个过程中有些需要可能得以满足，也可能获得部分满足或根本未得到满足。

（二）人类需要层次理论的基本观点

1. 一般情况下，人的需要依次要求，依次满足，逐级递升。当生理需要满足后，第二层次的安全需要才会出现并要求满足。但是这种次序不是固定不变的。在某些特殊情况下，不同层次的需要会出现重叠，甚至颠倒。例如，有些运动员为夺冠军、为祖国争光（自我实现），不考虑自己可能会受伤，甚至致残（生理和安全的需要）也要勇往直前。

2. 维持生存所必需的低层次需要是要求立即和持续予以满足的，如对氧气的需要；高层次的需要则可以延后满足，如归属的需要和自我实现的需要等。但是这些可被暂时延缓或在不同时期有所变化的需要是始终存在的，也同样需要得到满足，不能忽视。

3. 低层次需要和高层次需要满足的方式和程度存在差异。人们满足较低层次需要的活动基本相同，如对氧气的需要，都是通过呼吸运动来满足。而较高层次的需要的满足方式则具有很大的个体特异性，如满足自我实现的需要时，作家通过写作、科学家通过研究、运动员通过参加比赛等。同时，低层次的需要比高层次的需要更易确认、观测，而且是有限度的，如人只吃有限的食物，而友爱、尊重和自我实现的需要则是无限的。越是高层次的需要，由于受个人的愿望、社会文化背景和身心发展水平的影响很大，其满足的意义也就越具个体差异性。如有的人有一个稳定的职业、受他人尊敬的职务就很满意了；而有的人还要继续学习，获得更高的学位，不断改革和创新。

4. 各需要层次之间可以相互影响。如有些较高层次的需要并非生存所必需，但获得满足后却能促进生理机能，增进健康，提高生活质量。相反，如果高层次的需要不被满足就会引起焦虑、恐惧、抑郁等情绪，导致疾病的发生，甚至危及生命。

5. 人类需要被满足的程度与健康状况呈正相关。当所有的需要被满足后，个体就可达到最佳的健康状态。反之，基本需要不能很好地获得满足时，便会产生负性影响，破坏机体的健康，导致疾病。

6. 由于受社会条件的限制，五个层次需要全部得到满足的可能性极小，往往是层次越高的需要越不容易满足。

二、人类需要层次理论在护理实践中的应用

马斯洛认为，人的需要是否得到满足及其满足的程度与个体的健康水平密切相关。当一个人的需要大部分被满足时，机体就能处于一种平衡状态，使个体的健康得以维持。反之，当人不能最低限度满足自己的需要时，机体就会出现失衡状态而导致疾病。护理的目的就是要帮助人们满足其未满足的需要，使失衡的机体重新处于平衡状态，从而恢复健康。由此可见，需要理论对护理实践有着重要的指导作用。

（一）了解护理对象未满足的需要

疾病通常是导致生理需要无法满足的最主要原因，人患病时会有许多需要不能自行满足。护士的职责就是评估患者未满足的需要及其对患者造成的影响，及时确立护理问题，以制定和实施相应的护理措施，帮助患者满足其需要，使机体恢复平衡和稳定。患病时可能出现的未满足的需要有：

1. 生理需要

（1）氧气：缺氧、呼吸道阻塞、呼吸困难等。

（2）水：脱水、水肿、电解质紊乱、酸碱平衡紊乱等。

（3）营养：肥胖、消瘦、各种营养缺乏，以及不同疾病（如糖尿病、肾脏疾病）的特殊饮食需要等。

（4）温度：冻伤、发热、寒战等。

（5）排泄：便秘、腹泻、大小便失禁、胃肠手术后的调整等。

（6）休息和睡眠：疲劳、睡眠形态紊乱等。

（7）舒适：疼痛、躯体活动障碍等。

2. 安全需要 患者生病时安全感会降低，包括担心自己以后的健康状态、患病和住院造成的寂寞和无助感、害怕被人遗忘和得不到良好的治疗与护理、对各种检查和治疗的恐惧与疑虑、对医护人员的技术不信任，以及担心增加经济负担等问题。具体护理内容包括：

（1）避免身体伤害：应注意消除环境中的不安全因素，防止发生意外。如防止地板过滑，床位不宜过高，使用床档，降低病室内噪音，夜间开床头灯，严格遵守无菌原则，避免院内交叉感染，提高护理技术。

（2）避免心理威胁：应做好入院指导和健康教育，介绍医院环境、制度及责任医生与护士，讲解疾病的发生发展、治疗、护理、预后、康复和预防的知识，以减少因环境的陌生、对疾病和治疗的不了解和疑虑所造成的恐惧、焦虑和无助感等情绪反应，同时也能增加患者对医护人员的信任感，促进康复。

3. 爱与归属的需要 人在患病时，由于躯体不适和功能障碍，患者的情绪常常变得非常脆弱、敏感。因此，对爱与归属的需要显得比较明显，希望得到家属、朋友和周围人的亲切关怀、理解和支持。此时护士要悉心观察患者的情绪变化，改善其不良情绪。建立良好的护患关系，鼓励家属参与护理活动，帮助患者建立与病友之间的友谊，以助于满足患者对爱与归属的需要。

4. 尊重的需要 尊重的需要包括自尊和受尊重两个方面。患者生病住院后，可因不能在家庭和工作中发挥原有的作用、需要他人的照顾成为他人的负担、隐私得不到保护、某些疾病引起形象改变而感到失去自身价值，造成自尊的需要不能满足。此时，患者对获得他人尊重的需要会变得非常强烈。因此，护士一方面应注意帮助患者重新建立其自身的价值感，让病人做力所能及的事；另一方面应重视和听取患者的意见，处处让患者感受到自己是受尊重和被接纳的，并礼貌地称呼患者的名字，避免用床号来替代患者的姓名，尊重患者的生活习惯和宗教信仰。

5. 自我实现的需要 由于疾病造成的生理功能障碍和心理上的反应，患者常常会存在许多未满足的低层次需要，如生理需要和安全需要等。但是不能否认患者在生病和住院期间也会有一定自我实现的需要。因此，护理的功能是切实保证低层次需要的满足，为自我实现需要的满足提供基本条件。护士应鼓励患者表达自己的追求，与患者共同建立人生目标，使其意识到自己有能力和潜力满足自我实现的需要。

【案例】 梁某，女，16岁，体操运动员，因交通事故导致下肢开放性骨折而急诊入院。查体：血压70/40mmHg，心率120次/分，脉搏细弱，表情淡漠，四肢厥冷，躁动不安，立即抗休克治疗。经治疗，病情稳定后，得知因病不能参加比赛而情绪低落，不配合治疗。

该病例中，患者急诊入院，病情危急，应立即优先满足患者的生理需要和安全需要。例如：迅速建立静脉通路、吸氧、心电监护，以及配合医生积极采取其他抢救和治疗措施。在抢救的同时，护士应做到言行规范，动作灵敏，训练有素，积极做好患者及家属的安抚工作，消除其紧张焦虑的情绪。

患者治疗后病情稳定，护士应注意满足其自尊的需要和自我实现的需要，应与患者建立起良好的护患关系，在日常的护理操作中，尊重患者的意见，尊重患者的习惯，给患者讲康复成功的病例，鼓励患者树立战胜疾病的信心，积极配合治疗，争取早日重返赛场，取得好成绩。

（二）领悟护理对象的言行

患者在某些特殊检查前、治疗前、手术前会表现出忧虑和恐惧，此时应满足安全需要；因烧伤、截肢、化疗后引起形象改变的患者会表现出沉默寡言，用其他方式来遮掩自己身体的不足，此时应满足尊重的需要；长期住院的患者会流露出想家的情绪，此时应满足爱与归属的需要。

（三）预测护理对象尚未表达的需要

需要理论有助于护士预测护理对象尚未表达的需要，或可能出现的问题，以便及时采取措施加以预防。如对新入院的患者应及时、热情介绍病区环境、责任医生与护士，防止患者因环境陌生而产生紧张、焦虑等情绪。

（四）制定和实施护理计划

根据人的需要具有层次性的特点，护士在实施护理的过程中应注意患者需要的轻、重、缓、急，按其优先次序制定及实施护理计划。如生理需要不能获得满足时，可能在短时间内威胁到患者的生命。因此，越是排在“金字塔”底部的需要越重要，越需及早给予满足。同时，在护理实践中，护士必须把服务对象看作整体的人，在满足低层次需要的同时应考虑更高层次的需要，而不要把各层次需要机械地割裂开，要因人施护。

（五）用于确定满足患者需要的途径

护士可以根据患者能够自行满足其需要的程度，采取以下 3 种方式来帮助患者满足需要和解决护理问题。

1. 对于完全无法自行满足基本需要的患者，护士应帮助他们满足生理和心理的需要，如帮助不能自理的患者翻身、清洁身体、喂食和排泄；通过呼吸机维持氧气的供给；不能进水者通过静脉输液维持体液平衡；安慰鼓励患者，帮助其重新建立生活的信心等，即直接满足患者需要。

2. 对于只能部分自行满足基本需要的患者，护士应鼓励患者自己完成力所能及的活动，帮助他们发挥最大潜能以满足需要，最终达到最佳的独立状态，如协助患者翻身等，即协助患者满足需要。

3. 对于能够自行满足需要但缺乏相关医疗卫生保健知识技术的患者，护士可以通过健康教育、咨询、指导等方法，减少和消除可能影响满足基本需要的障碍因素，预防潜在健康问题的发生和现存健康问题的恶化。

第三节　成长与发展理论

成长（growth）是指身体或器官体积的增大或细胞体积的增大。发展是指个体通过成长、成熟和学习过程出现的功能和复杂性的增加，即能力的增长。成长、发展过程是按阶段进行的，具有相对固定的顺序，是可以预测的。因此，护士可以根据成长、发展的规律对个体进行评估，制定出各个年龄段的健康教育和预防保健指南。但是每个人的成长、发展又受到个体的遗传特征、身心状况、经济状态、生活经历和社会文化等因素的影响，因而会表现出一定的变异。成长与发展理论从生理、心理、智力、道德和社会等方面剖析人的成长、发展规律，可以指导护士对个体进行评估，更好地确定个体在成长、发展过程中出现的问题，制定出各个年龄段的健康教育和预防保健指南，提供与护理服务对象所处成长、发展阶段相适应的护理和预防保健措施，促进其正常的成长、发展。护理中常用的成长、发展理论包括弗洛伊德的性心理学说、艾瑞克森的心理社会发展学说和皮亚杰的认知发展理论。

一、弗洛伊德的性心理理论

（一）理论概述

弗洛伊德（Freud）是奥地利著名的精神病学家，被称为“现代心理学之父”。他通过大量的临床观察创建了性心理理论（the theory of psychosexual development）和精神分析技术。弗洛伊德最杰出的贡献是创立了“潜意识”的概念。他认为，儿童早期的经历形成了日后生活中各种行为的潜意识动机。他指出，人类具有追求个体生存和种族延续的本能，称为生的本能，包括饥、渴和性的本能。这里所说的“性”不是我们平时理解的狭义的性，弗洛伊德把性界定为任何可以令人感觉愉快的身体刺激。在现代文明社会中，饥和渴的本能很容易得到满足，而性的本能由于受到社会伦理道德的影响而常常不能得到满足，不得不压抑到潜意识中，因此性本能成为影响人格的主要原因。

【知识链接】 弗洛伊德（Freud，1856－1939年），奥地利精神病医生，精神分析学家，精神分析学派的创始人，著有《性学三论》、《梦的释义》、《图腾与禁忌》、《日常生活的心理病理学》、《精神分析引论》、《精神分析引论新编》等。他认为，被压抑的欲望绝大部分是属于性的，性的扰乱是精神病的根本原因。其性心理学说的观点认为，人的一切活动的根本动力是生物性的本能冲动，而本能冲动中最核心的冲动为生殖本能（即性本能或性欲本能）的冲动，而在社会法律、道德、文明、舆论的压制下，人被迫将性本能压抑到潜意识中，使之无法进入到人的意识层面上，而以社会允许的形式发泄出来，如进行文学、艺术的创作。

---

1. 意识层次 弗洛伊德认为，人的心理活动分为意识、潜意识和前意识三个层次。

（1）意识（conscious）：意识即自觉，是自己能察觉的心理活动。它属于人的心理结构的表层。它感知着外界现实环境和刺激，用语言来反映和概括事物的理性内容。

（2）潜意识（unconscious）：潜意识又称无意识，是在意识和前意识之下受到压抑没有被意识到的心理活动，代表着人类更深层、更隐秘、更原始、更根本的心理能量。潜意识是人类一切行为的内驱力，它包括人的原始冲动和各种本能（主要是性本能）以及与本能有关的各种欲望。由于潜意识具有原始性、动物性和野蛮性，所以被压抑在意识下，但并未被消灭。它无时不在暗中活动，要求直接或间接的满足。正是深层的心理活动支配着人的整个心理和行为，而成为人的一切动机和意图的源泉。

（3）前意识（preconscious）：前意识又称下意识，是调节意识和潜意识的中介机制。前意识是一种可以被回忆起来的、能被召唤到清醒意识中的潜意识。因此，它既联系着意识，又联系着潜意识，使潜意识向意识转化成为可能。但是它的作用更体现在阻止潜意识进入意识，起着“检查”作用，绝大部分充满本能冲动的潜意识被它控制，不可能变成前意识，更不可能进入意识。

潜意识中的心理矛盾和心理冲突常常是导致个体产生焦虑乃至引起心理障碍的主要原因。

2. 人格结构 弗洛伊德认为，个体在经历发展的每一个阶段都会面临相同的基本冲突，即如何以个人及社会能接受的方式来表达个人“性”与“攻击”的本能需要。这种冲突体现了人格结构中三个组成部分之间的冲突，即本我（id）、自我（ego）和超我（superego）。

（1）本我：本我即人格中最原始的部分，出生时就已存在，是动机和欲望的潜意识来源，也是个体追求立即满足的本能，遵循“享乐原则”（pleasure principle）。目的在于争取最大的快乐和最小的痛苦。

（2）自我：自我是意识部分，是人格中较具理性及策略的部分，介于本我与超我之间。其功能是维持本我的冲动和超我的控制之间的平衡，是个体为了切合实际、适应社会所形成的人格部分，受“现实原则”（reality principle）所支配。在本我的冲动得到控制后，自我在应付世事时也就得到了保护，即按社会所能接受的方式，指导自己的行为。

（3）超我：超我是人格结构中组成良知、道德观与价值观的部分，是最高的监督和惩罚系统，依据“理想原则”（ideal principle）行事，是建立在社会道德规范基础上即按照尽善尽美的原则指导自我、限制本我，以达到自我完美的高度。

人格动力（personal dynamics）是人类活动的内在动力，是本我、自我和超我相互作用的结果。弗洛伊德认为，这三者之间的互动形成个体独特的人格特质。三者如果能彼此相互调节和协调动作，就能形成健康的人格。反之，就会导致各种人格障碍。

3. 人格的发展阶段 弗洛伊德认为，人格发展的阶段受性本能影响。根据弗洛伊德的理论，躯体的某些部位作为性能量的焦点而呈现出心理学上的重要性。这种性能量称为“原欲”（libido），又称本能冲动，它驱使人们去寻求快感。在儿童成长过程中，原欲会集中投射到身体的不同部位，刺激该部位时，儿童就会出现愉悦感而获得满足。根据原欲投射的部位，弗洛伊德将性人格发展分为以下五个阶段：

（1）口欲期（oral stage 0～1 岁）：此期的原欲焦点是口腔与嘴唇。婴儿在吸吮、吞咽、咀嚼等过程中获得快感而得到满足。婴儿在口欲期获得的口部经验成为以后人格发展的基础。如果口部的欲望得到满足，可感到舒适和安全感，有利于情绪及人格的正常发展；如果此期的口腔活动受到限制或未得到满足或过于满足，则会造成人格的“固结现象”（fixation），从而出现日后的自恋、过分依赖、退缩、猜疑、过于乐观或悲观、吮手指、咬指甲、吸烟、酗酒，甚至吸毒等与口腔有关的偏激人格特征和不良行为。

【知识链接】 固结现象（fixation）是指心理发展滞留在某个特定阶段，即个体的一部分心理能量投入该阶段，使得个体以后的行为活动总表现有这个特定阶段的冲突特征。

（2）肛欲期（anal stage 1～3 岁）：此期的原欲焦点由口腔转移至肛门。此时支配儿童肛门括约肌的神经系统已经成熟到一定程度，儿童的性满足主要来自于排泄所带来的快感及自己对排泄和身体功能的自主控制。这段时期也正是父母对儿童进行大小便训练的时期。恰当的训练可使儿童养成讲卫生、遵守秩序的习惯，并且能够控制自己；如果控制过严，日后个体会出现洁癖、吝啬、冷酷无情，甚至顽固；如果控制过松则会形成自我意识缺乏、暴躁、自以为是等所谓的肛门人格。

（3）性蕾期（phallic stage 3～6 岁）：原欲的焦点转移到性器官。儿童开始对男女生殖器的不同感到好奇，并在探索和玩弄的行为中得到快感。在这一时期，男孩和女孩开始经历不同的问题，男孩通过恋母情结（oedipus complex）而偏爱母亲，女孩则通过恋父情结（electra complex）而偏爱父亲。如果儿童在此期能够与同性别的父母建立性别认同感，就会发展健康的人格。固结则会造成性别认同困难或难以建立正确的道德观念，成年后出现性偏离行为。

（4）潜伏期（latent stage 6～12 岁）：这一时期的儿童将对异性父母的性冲动转移到环境中的其他事物上，对其他异性和玩弄性器官也失去了兴趣，注意力主要集中于智力及身体活动上。愉快感主要来自于对外界环境的体验，是一个平静的时期，喜欢与同性别的伙伴游戏或一起活动。此期顺利发展能获得人际交往经验，促进自我发展，反之则会造成压迫和强迫性人格。

（5）生殖期（genital stage 12 岁以上）：这个阶段开始于青春期（puberty）。由于激素水平的改变和第二性征的出现，青春期少年开始对异性产生真正的兴趣，原欲又重新回到生殖器，注意力开始转向自己所喜爱的性伴侣。此时，青少年的性心理发展已趋于成熟，希望拥有成人的待遇。但是由于青春期少年的认知能力尚未发育完全，因此常常会出现判断失误，并对自己的行为和情感产生疑虑或感到担心。这一时期如果不能很好地解决冲突，就会导致严重的功能不全或病态人格，难以建立融洽的两性关系。

（二）弗洛伊德的理论在护理中的应用

弗洛伊德的性心理理论可以帮助护士了解正常性心理发展的规律，以及性在形成和发展健康人格过程中的重要性，以帮助儿童及父母形成健康的性观念，确保儿童在成长、发展过程中能够很好地解决冲突，形成健康的人格。

（1）口欲期：满足婴幼儿的口部欲望，给予及时、得当的喂养，经常爱抚婴幼儿，使其感到舒适和安全。

（2）肛欲期：对幼儿进行适当的大小便训练，并对其鼓励和表扬，避免训练过早、过严或过松，培养自我控制的能力。

（3）性蕾期：解决恋父和恋母情结问题，正确引导儿童对性别的认同，帮助其日后树立正确的道德观和建立良好的两性关系。

（4）潜伏期：护士应多鼓励住院儿童学习、锻炼、活动，多与同龄人交往，并提供各种活动的机会。

（5）生殖期：鼓励青少年要自立、自强，培养自我决策的能力，对青少年之间的异性交往给予正确指导。

二、艾瑞克森的心理社会发展理论

（一）理论概述

艾瑞克森（Erikson，1902－1994 年）是美国哈佛大学的一位心理分析学家，他强调人格发展与影响人格发展的社会动力之间的关系，认为人的发展包括生物的、心理的和社会的三个方面的变化过程。

艾瑞克森是弗洛伊德的学生。他在弗洛伊德的性心理理论的基础上创建了心理社会发展理论（theory of psychosocial development）。他的心理社会发展理论与性心理理论两者最大的区别在于：

①影响人格发展的主要因素：艾瑞克森认为，影响个体发展的主要因素来自于社会文化因素，而不是性心理因素。因此，个体为了适应社会的要求，必然会面临一系列的危机，艾瑞克森称之为"心理社会危机"（psychosocial crisis）。

②人格形成与发展的年龄：弗洛伊德认为，人格的发展到青少年期结束时已基本完成，青少年期以后不会再有重大的突破或改变。艾瑞克森则认为，人格的发展贯穿于整个生命过程，他将其分成八个期，即婴儿期（口感期）、幼儿期（肛肌期）、学龄前期（生殖运动期）、学龄期（潜伏期）、青春期、青年期（成年早期）、成年期（中年期）和老年期。每个时期都有特定的冲突或中心任务需要解决或完成，能否圆满的处理和解决各阶段的冲突、完成成长和发展的中心任务决定了个体能否形成健康的人格。艾瑞克森的心理社会发展过程见表3－1。

表 3－1 艾瑞克森的心理社会发展过程

阶段	年龄	主要联系人	主要冲突	正性解决指标	负性解决指标
婴儿期（口感期）	出生至18个月	母亲、照顾者	信任对不信任	学会相信别人	不信任、退缩或疏远别人
幼儿期（肛肌期）	18个月～3岁	父母	自主对羞愧	学会自控而不失自尊，能与人共处	时常出现过度自我约束或依从别人的行为
学龄前期（生殖运动期）	3～6岁	家庭成员	主动对内疚	敢于有目的地去影响与改变环境，并能评价自己的行为	缺乏自信，态度消极，怕出错，过于限制自己的活动
学龄期（潜伏期）	6～12岁	同学、老师、父母	勤奋对自卑	求得创造与自我发展，并能控制自己的世界	对自己失望，并从学校的学习及同学的交往中退缩下来
青春期	12～18岁	同龄伙伴、崇拜偶像	自我认同对角色混乱	有自我认同感及发展自身潜能的计划	角色模糊不清，难以进入角色要求

续表

阶段	年龄	主要联系人	主要冲突	正性解决指标	负性解决指标
青年期（成年早期）	18～35 岁	朋友、同龄异性	亲密对孤独	与异性建立亲密关系，对工作与家庭尽职尽责	缺乏人际交往，逃避工作或家庭中的责任
成年期（中年期）	35～65 岁	配偶、同事	繁殖对停滞	富有创造性，生活充实，关心他人	纵容自己，自私，缺乏责任心与兴趣
老年期	65 岁以上	配偶、子女、亲朋好友	完善对失望	感到一生值得，能乐观对待死亡	失望感，鄙视他人

（二）艾瑞克森的理论在护理中的应用

艾瑞克森的心理社会发展学说有助于我们了解整个生命过程的心理社会的发展规律，从而更好地理解不同年龄阶段护理服务对象的心理和行为特点。运用此理论，护士可根据冲突的积极和消极解决指标，评估患者的表现，分析患者在相应的发展阶段心理社会危机的解决情况，然后给予正确指导，从而更好地促进儿童的健康成长，帮助成人和老年人顺利解决各发展阶段的矛盾冲突，以形成良好的人格和心态，同时指导护士针对不同服务对象制定和实施护理计划。

1. 婴儿期（口感期）　信任感是发展健全人格最重要的因素，而母亲是婴儿期发展阶段重要的影响人，所以应鼓励母婴之间多互动，除满足其生理需要外，还应经常抱起和抚摸婴儿，多与其交流。婴儿患病期间要减轻父母的焦虑感，鼓励和指导家长参与到护理活动中。

2. 幼儿期（肛肌期）　此期幼儿开始学习穿衣、吃饭，控制自己的大小便，并对周围的事物感兴趣，表现出自主感。应鼓励其做一些力所能及的自理活动，一方面要恰当地控制和限制幼儿的行为；另一方面又要给予一定的自由空间，适时对其赞扬和鼓励。如果因护理和治疗要约束患儿应向其解释，但时间不宜过长。

3. 学龄前期（生殖运动期）　这时儿童的活动能力和语言能力有了提高，喜欢各种智力活动，爱问问题，对于身边的事物都充满了好奇心，游戏是他们最主要的活动。父母应对儿童的好奇和探索给予理解和支持，同时对他们的问题要正确引导，而不能回避或随意地回答。要重视游戏对儿童的智力、感官、处理问题能力的影响。在住院期间为患儿提供活动的机会，可以使用无伤害性的玩具或医疗用具，如用听诊器给布娃娃检查身体，跟患儿一起做手工、画画等。

4. 学龄期（潜伏期）　这是个体成长过程中的一个重要阶段。这个时期的重点是学习各种文化知识和技能，学习与他人合作和竞争，懂得遵守规章制度。老师和家长应对儿童取得的成绩多给予表扬，鼓励其克服困难，进行良性竞争。在住院期间应帮助患儿坚持学习，治疗和护理前后允许患儿帮助准备和整理用物，让其体会到成就感。

5. 青春期　青少年主要发展任务是建立自我认同（ego identity）感。自我认同是能够理智地看待并且接受自己，热爱生活，有明确的人生目标，并且在追求目标的过程中体验到自我价值；既从这种认同感中巩固自信与自尊，又不会一味地屈从于社会与他人的舆论。对于青少年的想法要理解和尊重，提供让其表达看法的机会，并给予鼓励和赞赏。患病时应尽可能安排在同龄人的病室，护理时尊重其隐私，针对此期易出现的问题做好健康教育和心理疏导。

【知识链接】 青春期一般会出现四种类型的认同状态：①达到认同状态：指危机和冲突已经解决，能够正确认识自己并知道自己要努力奋斗的目标；②认同延期状态：指危机和冲突尚未解决，仍在不断寻找答案；③认同迷失状态：指危机和冲突无法解决，陷入角色紊乱的困境中，对未来的一切都感到茫然；④认同早闭状态：指自己一切都听从父母和他人的意见，缺乏对生活和发展的主见。

6. 青年期（成年早期） 这时个体的心理和生理都比较成熟，开始学着承担责任和义务，适应周围环境，发展事业，结交朋友，选择伴侣。在患病期间，应帮助患者与亲人保持联系，避免因住院带来的孤独感，帮助患者确立现实的生活目标，鼓励其积极配合治疗。

7. 成年期（中年期） 此期事业顺利发展，而且积累了丰富的社会经验，培养下一代为此时期的主要任务。中年人是家庭的支柱，一旦因疾病住院就会增加整个家庭的负担，这时患者会表现出情绪低落、焦虑。此时护士应给予更多的安慰和支持，使其尽快适应患者角色，帮助其解决实际困难。

8. 老年期 老年人因生理机能的减退，丧失了体力和健康，不能独立工作，甚至失去了配偶，故容易出现抑郁、悲观等情绪，喜欢经常回忆过去，评价自己的一生是否有价值。这时，护士应耐心倾听他们对往事的叙述，对其取得的成就给予肯定，鼓励其参加社会活动，如老年大学等。对于老年患者，护士要注意观察其心理反应，及时采取适当措施，以防意外发生。

三、皮亚杰的认知发展理论

（一）理论概述

皮亚杰（Piaget，1896－1980年）是瑞士杰出的心理学家和哲学家，发生认识论的创始人。他通过对儿童长期的观察和研究，最先系统地提出了从婴儿期到青春期的认知发展规律，创立了著名的认知发展理论（the theory of cognitive development）。他认为，儿童的智力起源于他们的动作或行为，儿童通过与经常变化着的、要求其不断作出新反应的外部环境相互作用，不断重新构建他们的知识，提高解决问题和评判思维的能力，发展其智力。因此他认为，儿童智力的发展不是由教师和父母传授的，而是一个靠自身的活动主动发现的过程，这种主动发现的过程是通过适应（adaptation）来完成的。适应是个体应付环境的能力，包括同化（assimilation）和顺应（acclimation）两个基本类型。前者是指将事物的改变合并到个人已知的认知体系内，后者是指改变个体目前已知的认知功能去适应新的情况。

皮亚杰认为，儿童的认知发展具有严格的阶段性，因此认知发展理论又被称为阶段理论。他把智力的发展分为相互关联、相互影响的四个阶段，且每个阶段都是对前一阶段的完善，并为后一阶段打下基础。各个阶段的发育与年龄有一定的关系，但由于受到其他因素的影响，每个人的发展又有一定的变异。

1. 感觉运动期（sensorimotor period 0～2 岁）　此期思维的特点是婴幼儿通过身体的动作来感觉和认识周围世界，这是认知发展的第一阶段。其思考方式为手触为真（hands－on），即只有能直接用手接触到及眼睛能够看得见的物体才是存在的。这是因为当物体不在视线范围内时，婴儿无法用符号或影像来取代此物体，因此婴儿只能局限在其所能接触感应到的经验范围之内。他们所具有的仅仅是对刺激的认识。婴儿看到一个刺激，如一个奶瓶，就开始作出吮吸的反应。此期发展的最后阶段是能区分自我和周围的环境，并以正错尝试方法来解决问题，能将事物具体化，对空间有一定的概念。具有简单的思考能力，知道动作与效果之间的关系，并开始协调躯体动作，是思维的萌芽阶段。皮亚杰又将此期分为六个小段，即运动反射期、初级循环反应期、二级循环反应期、二级图式协调期、三级循环反应期和思维开始期。

2. 前运思期（preoperational period 2～7 岁）　此期儿童开始运用语言、文字、图像等符号从事思考活动，其思维方式的特点是：①以自我为中心：即儿童在考虑问题时只是从自己的角度出发。也就是说，他们不会从别人的角度去考虑问题，并且相信别人感知到的情景与自己所感知到的完全相同。②魔力思维：即儿童相信事件之所以发生是因为愿望的关系。③泛灵论式思维：即儿童认为所有的物体都是有生命和有感觉的。④缺乏逻辑推理能力和守恒性、可逆性的概念：处于这一期的儿童通过直觉感知对事物作出判断，如有两个高度相同而直径不同的玻璃杯子，先在直径大的杯子里倒上水，然后再将这个杯子中的水倒到直径小的杯子里，这时，儿童就认为水增加了。同时儿童认为，所有的物体，一旦改变了形状就不会复原，如将球形的橡皮泥变成是正方形，儿童就认为不能再恢复成球形了。⑤不具备成人式的时间概念：他们只能以每天固定时间表中一些可预测的具体活动来了解时间。另外，处于这一时期的儿童已经开始有幻想能力，玩一些角色扮演（let's pretend）的游戏，即所谓的象征性游戏（symbolic play）。且观察事物时只能集中于问题的一个方面，不能对事物进行分类。此期又可分为概念形成前期和直觉思维期。

（1）概念形成前期（preconceptual phase 2～4 岁）：此期儿童出现了象征功能，即应用一种事物去替代或代表其他事物，并引发相应的心理表征的能力。例如儿童游戏时，用竹竿当马、用板凳当车。

（2）直觉思维期（intuitive thought phase 4～7 岁）：此期是儿童向运算思维的过渡时期。儿童会进行分类、排序、确定数量等，但不知道这样做根据什么原则。

3. 具体运思期（concrete operational period 7～11 岁）　此期的儿童摆脱了自我为中心的思维方式，能从他人的角度来看周围的事物；能同时考虑问题的两个方面或更多的方面，如能接受物体数目、长度、面积、体积和重量的改变；想法较具体，不再只凭直觉，看世界也较客观和实际；开始具备逻辑思维能力和事物转换能力。例如我们把一个足球放在一些篮球中间，然后当着儿童的面把足球放到一些排球中间，儿童能够推理出这是同一个足球，但还没有处理抽象事物的能力，其逻辑思维只限于具体的事物。

4. 形式运思期（formal operational period 12 岁以上） 此期，青少年的思维迅速发展，并能运用概念的、抽象的、纯属形式逻辑的方式去推理。此阶段的青少年不仅能对具体的事物有推理及思考能力，对于一些非具体存在的事物也有能力去思索，这就使青春期儿童能够在解决问题之前预先制定计划，运用不同的论据来思考不同的解决方法，并推断预期的结果。在此阶段，青少年还能以社会可接受的方式与他人建立相互关系，并能理解各种抽象的原理和理想，如自由、正义、平等和博爱等。

皮亚杰认为，各阶段出现的先后顺序不会因个体的智力程度或社会环境的差异而改变，而且各个阶段作为一个整体它们之间不能交换。

（二）皮亚杰的理论在护理中的应用

皮亚杰的认知理论在许多方面得到证实、发展和补充。它在护理实践中的应用比较广泛。护士在皮亚杰理论的指导下，可以正确了解儿童的认知、思维和沟通等方式，有助于针对不同年龄阶段的儿童采用不同的语言和方法进行沟通和护理，如通过治疗性游戏、玩具、图书、画片等方法进行沟通，可以让儿童正确地表达出他们的情感和愿望，有效地向他们解释治疗和护理过程。同时，可以根据儿童在不同时期的认知和思维特点，设计出刺激和促进儿童发展的各种活动和适当、有意义的教育计划，使儿童的智力得到充分的发展。

1. 感觉运动期 经常抚摸婴幼儿提供触觉刺激，播放儿歌或者音乐提供听觉刺激，变换玩具的形状、颜色、大小以提供视觉刺激。但是要注意安全，避免药片、过小的玩具、零件误吸，在治疗或护理过程中防止患儿的抓、握、哭闹等行为引起伤害。

2. 前运思期 对其提出的问题要给予恰当的回答，不可敷衍，护士可以通过与患儿做游戏、画画、做手工转移注意力，使其暂时忘记因治疗和护理所带来的痛苦。但是要适当约束儿童，以便更好地配合治疗。

3. 具体运思期 可以向患儿简单地解释护理操作的目的和过程，让其有一定的自主选择权，比如静脉输液时可让其选择哪侧肢体。

4. 形式运思期 对青少年的解释宜详尽，鼓励其做出合理的选择，在进行特殊治疗和护理时应注意保护其隐私。

【案例】 患儿5岁，男，因肺炎住院。在住院期间表现出对其母亲极其的依赖，喜欢各种智力游戏，爱问问题，但经常以自我为中心，在治疗过程中易哭闹，不愿意和同病室的小朋友玩，经常一个人蹲在角落里。

根据弗洛伊德的性心理学说该患儿属于性蕾期；根据艾瑞克森的心理社会发展学说该患儿处于学龄前期。此阶段的冲突是主动对内疚，顺利发展的结果是有生活目标，主动进取，有创造力，形成有目的的品质。如果发展障碍，会表现为缺乏自信、悲观、退缩、害怕做错以及无自我价值感等人格特征；根据皮亚杰的认知发展理论，该患儿的问题在于此时患儿处于前运思期，其典型的思维特点是以自我为中心，即儿童在考虑问题时只是从自己的角度出发。也就是说，此期的儿童不会从别人的角度去考虑问题，并且相信别人感知到的情景与自己所感知到的完全相同。

这时儿童的活动能力和语言能力有了提高，喜欢各种智力活动，爱问问题，对于身边的事物都充满了好奇心，游戏是他们最主要的活动。护士应重视游戏对儿童的智力、感官、处理问题能力的影响。在住院期间为患儿提供创造和活动的机会，可以使用无伤害性的玩具或医疗用具，如用听诊器给布娃娃检查身体，和患儿一起做手工、画画等。

思考题

1. 举例说明系统的开放性和目的性。
2. 用系统论的观点解释整体护理思想，你如何为患者实施整体护理？
3. 根据人类需要层次理论，你应该从哪几个方面评估患者的健康问题？
4. 如何根据人类需要层次理论排列护理问题的优先顺序？
5. 如何应用认知发展学说与儿童进行沟通？

第四章 护理理念与护理工作模式

第一节 概 述

护理理念是有关护理工作的价值观和专业信念，不仅影响着护士对护理现象与本质的认识，同时也影响着其护理行为。护理工作模式是根据护士的工作能力和数量，设计出各种结构的工作分配方式，直接体现了护士的护理行为。因此，随着时代的发展，护理理念的不断更新和护理工作模式的转变对满足患者的护理要求，提高护理工作质量和效率具有十分重要的意义，影响着护理专业的发展。

一、理念的概念及意义

Philosophy 一词起源于拉丁文“philia（爱）”和“sophia（智慧）”，意为“爱智慧”之意，字面上可解释为寻找真理，原译为哲学。在汉语中，“哲”是智慧、知识和贤明的意思，故哲学乃智慧之学。但在教育学等应用领域，则被译作理念或哲理，如教育理念、办学理念、服务理念等。所谓理念或哲理，是指引导个人思维及行为的价值观与信念，是个体在社会化过程中通过知识的学习、与他人交往、与周围环境互动逐渐形成的，常常成为一个人行动的原始动力，决定着一个人对事、对物的本质和价值的观点、态度和准则，从而体现其对现实的取向和选择。

理念作为人的价值和信念系统，在现实生活和工作中，引导着人们的思维方向，左右着人们的行为表现，鞭策着人们为崇高的理想而奋斗。理念可以提高个体对自身生命存在价值和意义的认识，对人类社会的存在与发展具有重要的现实意义。

二、护理理念及其意义

任何行业和专业都有其特有的理念，以指引和规范从业人员的思想和行为，成为其不断发展和完善的原动力，护理专业也不例外。护理理念是有关护理工作的价值观和专业信念，对护理理念的探讨与专业知识的发展同样重要。它可以使我们更清楚地认识护理专业特有的本质和目的，进而思考自己的护理理念，为今后选择最适宜的护理行为和态度提供依据。对有关护理本质、护理专业的科学基础及护理的价值体系等问题的思考将有助于护理理念的形成。而每个护士的护理理念又深受其个人经历和所受的专业教育等因素的影响。

护理理念作为护士的一个信念系统（belief system），决定着护士在护理情境下的思考方式，进而成为影响其行为抉择的重要因素。换言之，护理理念反映了护士对护理学的认识和态度，并影响其护理行为、对护理对象的态度以及与护理对象的互动关系，进而影响护理服务的质量。例如，若护士认为生理上的疾病会影响到心理健康，就会在护理过程中注意观察患者的心理情绪反应，并给予相应的护理。若护士相信每个人都应参与到与自己有关的诊疗及护理活动中，对自己的健康负责，就会向患者传授必要的知识和提供相应的机会。

三、护理理念的演进

护理理念的形成和发展深受时代政治、社会、文化以及哲学思潮等因素的影响。护理学者贝维斯（Em Olivia Bevis）在其著作《护理学课程建设的进程》（《curriculum building nursing; a process》）一书中提出，护理理念的发展可分为逐渐演进的四个阶段，即苦行僧主义阶段、浪漫主义阶段、实用主义阶段和具有人文色彩的存在主义阶段。它们在各自阶段不同程度地影响着护理学的发展，对现代护理学产生了深远的影响。

（一）苦行僧主义阶段（1850－1920年）

苦行僧主义（Asceticism）也叫禁欲主义，源于早期印度理想主义和柏拉图式的信念，试图通过指出低级欲望是自私的、片面的和有害的证明自我节制、自我磨练、拒绝物质和愿意自我牺牲的合理性，从而达到高尚的道德情操。他们不断地追求这种生活，以达到更高的精神层次。苦行僧主义深受西方中世纪基督教的影响，将禁欲主义推向了极端。

当时的护士受到这种思想的影响，认为照顾患者的工作是需要自我否定的，不该为自己谋福利，争权益，而是应该自我牺牲，全心全意投入工作。很多人远离家庭和幸福，为了提升其个人在这个世界上生活的意义而抱着独身主义，每周只有半天的休息时间，甚至工作起来不休不眠，对患者是完全的奉献和自我牺牲。南丁格尔女士正是生长在这个时代。在她的传记中可以看到，她“听到了上帝的召唤，要做有益于人类的事”，为了投身护理事业，她最终放弃了婚姻。在南丁格尔誓言中亦可见这种理念的写照，“余谨以至诚，在上帝和公众面前宣誓：终身纯洁，忠贞职守……”护士将“燃烧自己，照亮别人”视为天职。

这种受宗教影响的护理理念所造成的结果是，医生和卫生机构，甚至患者都认为护士不该为自己争取足够的薪水、福利及要求改善工作环境，因为这些都不在苦行僧主义的价值体系内。因此，护士做了很多非专业性，甚至是打杂的工作，工作繁琐却未能获得合理的待遇。

（二）浪漫主义阶段（1921－1940年）

浪漫主义（romanticism）始于19世纪，繁荣于20世纪早期，深受文艺复兴的影响，提倡人性，反对神性，主张人生的目的是追求现实生活中的幸福，倡导个性解放，并透过艺术、文学、音乐、建筑等把浪漫主义色彩渗透到人们的生活之中。护理工作理念也不例外地发生了顺应时代发展的转变。此阶段的护理理念认为，护士应具有女性的本质，即温柔、美丽，有依赖性。护士是柔韧与美丽的化身，手持明灯的南丁格尔形象就是护士美丽的化身，护士是“白衣天使”。同时认为护理应从属于医疗，护士是医生的助手，不具有自主权和决策权。为此，护理专业教育的课程设置和医学专业大同小异，却不能顾及到这些工作是否属于护理专业范畴和是否符合护理功能。在此护理理念的引导下，虽然护理工作行为具有艺术性，但护士专业价值认识严重缺乏，护理专业化发展的进程严重受限。

（三）实用主义阶段（1941－1960年）

实用主义（pragmatism）产生于19世纪70年代的现代哲学派别，创始人皮尔士（Peirce）。实用主义认为，人是对所有事物的评价与衡量者；真理是指能行得通的办法。其特点是关心行动、观念和理论是否能经过实际应用而获得效果，其价值判断是以实际应用及应用后的结果为指标。

第二次世界大战之后，由于大批伤员需要救治，护士严重不足成为现实问题。深受实用主义哲学思潮的影响，护理工作重心是工作的分派和效率，从而产生了实用主义的护理理念。在此理念的影响下，护士先后推出了很多实用性的护理举措：包括创立“功能制护理”和“小组护理”的护理分工方式，以提高工作效率；建立了以“疾病”而不是“人”为中心的工作内容；实施了短期护士培训，支援临床一线护理工作。这些以解决问题为中心的实用措施，在当时护士短缺的情况下，由于其工作效率颇高起到了很好的效果。

（四）具有人文色彩的存在主义阶段（1961年－至今）

存在主义（existentialism）是现代西方哲学中影响极大、流行极广、风行一时的哲学流派。黑格尔（Hegel）被公认为是存在主义的先驱，法国20世纪最重要的哲学家之一的让·保罗·萨特（Jean·Paul·Sartre）是其主要代表人物，《存在主义是一种人道主义》是其主要代表作。存在主义自称是一种以人为中心、尊重人的个性和自由的哲学，并将这种思想广泛渗透于各种意识形态和生活方式之中。

人文主义一词来源于拉丁文中的humanitas，起源于中世纪的希腊和拉丁文化。人文主义（humanism）是指社会价值取向倾向于对人的个性的关怀，注重强调维护人性尊严，提倡宽容，反对暴力，主张自由平等和自我价值体现的一种哲学思潮与世界观。

受具有人文色彩的存在主义（humanistic existentialism）哲学思潮的影响，随着护理相关理论的建立，作为服务于人的护理工作理念也由“以疾病为中心”向“以病人为中心”的模式转变，使护理工作范围不仅包括人的疾病状况，也包括人的健康状况；不仅包括患者，也包括患者的家属；不仅包括人的生理问题，也包括人的心理、社会等一系列问题。护理从真正意义上开始注重人的完整性和自主性，以及对患者权益的尊重。同时认为，护士也同样是一个独立的个体，在服务于患者过程中应具备独特的知识和技能，并自主进行思考、分析、解决护理问题；逐步萌发了维护自身权益的意识。在此理念的长期引导下，护理的专业性更为明显；护理理论逐步完善；护士的价值不断体现，其地位日益提高。

护理学发展至今，护理科学有着深刻的内涵和广泛的外延，单纯关注患者的健康问题已不能满足护理工作的需要。为降低医疗纠纷的发生、和谐护患关系，护士需培养新的护理思路。如增强抗风险能力，加强护士的法律法规教育，从法律的角度认识护理工作的特殊社会性，以法律的条文制约护理行为；不断提高为患者服务的技能，实现由标准化、规范化向符合患者需要的家庭化、宾馆化、一体化、多元化、人性化转变；逐步形成“以人为本，关爱生命，呵护健康，奉献社会”的人性化服务理念。护理理念正进行着全新的提升。

四、我国护理理念的发展

19 世纪中叶，随着西方医学的传入，我国进入了现代护理学的形成与发展阶段。承袭西方护理理念，我国的护理理念同样经历了苦行僧主义、浪漫主义、实用主义和具有人文色彩的存在主义四个发展阶段。同时，我国的中医学理论也深刻影响着中医护理理念与实践。

中医在漫长的发展过程中一直保持着医、药、护不分的状态，因而中医的基本理论同样是护理工作的指导思想，我国的传统护理理念也都融合在传统医学思想之中。中医非常重视护理，强调“三分治，七分养”，这里的“养”指的就是护理。从《黄帝内经》到《伤寒杂病论》，从《千金要方》到《本草纲目》向来都重视“七分养”。

远古时代，由于恶劣的生产、生活条件，各种内病外伤频繁发生，在以儒家思想为主的历史背景下产生了最早的医学理念，如神农尝百草的自我牺牲精神，孙思邈倡导的“人命至重，贵于千金”思想。古代医家把“济世救人”、“普济众生”看作医学的最终目的，把“仁爱为怀”作为行医的基本原则，把患者作为一个“人”来全面考虑，这也恰恰成为中国传统护理理念的核心内容。

中医在数千年的临床实践中，积累了丰富的诊治疾病和护理患者的经验，并形成了独特的理论体系，其基本特点是整体观和辨证论治。整体观认为，人体是一个有机的整体，人与外界环境密切相关。人体的整体性是指人体的形态结构与功能是统一的整体，在观察病情、护理疾病时，应注意把人体的局部病变与整体病理变化统一起来。人与外界环境的整体性是指人是自然的一部分，人体健康和疾病与天文、地理、季节、气候及人类社会（心理）环境之间都有一定的关系，即“人与天地相应”。因此，在诊治疾病和护理患者时，要因人、因地、因时制宜，既要重视疾病护理，也要重视患者的心理护理。

辨证论治是中医预防、诊治与护理疾病的原则。辨证论治并非单纯的对症治疗与护理，而是在中医理论体系的指导下，运用“望、闻、问、切”等方法获取信息，采用多途径、多靶点、多因素、多方位的整体调节，使人的内外环境之间达到协调平衡。辨证论治既包含对疾病本质的分析，又强调治疗与护理疾病时要根据疾病的证候定性，确立相应的原则和方法。因此，中医防治和护理疾病不仅体现了中医学的整体观念，而且具备辨证论治的原则性和灵活性。

中医学历来重视疾病的预防，《素问·四气调神大论》中提出：“圣人不治已病治未病，不治已乱治未乱，此之谓也。夫病已成而后药之，乱已成而后治之譬犹渴而穿井，斗而铸锥，不亦晚乎”，生动地指出了“治未病”的重要意义。所谓“治未病”，即预防为主，就是采取积极的措施，防止疾病的发生与发展，包括未病养生，防病于先；欲病施治，防微杜渐；已病早治，防止传变三个方面。

中医学理论是几千年来我国历代医家对养生防病和医疗实践经验的总结，内涵丰富，源远流长。但中医护理相对处于零散、经验式的状态，如何整理、充实和发展中医护理理念，形成中医护理理论，使中医护理理论系统化、标准化是摆在中医护理学界的重要任务。

进入21世纪，人们对护理的需求发生了巨大的变化，中医护理技术的便捷、安全、有效、低价等特点，被百姓广泛接受。尤其在社区护理、老年护理、临终关怀、家庭护理等领域，中医护理有着不可替代的作用。在我国护理科学发展迅猛的今天，把中医护理的整体观、“天人合一”的自然观和现代护理“以病人为中心”的整体护理理念有机结合，形成具有中国特色的现代护理的新理念，对指导临床护理实践有着非常重要的意义。

第二节　护理学的基本概念

人、健康、环境和护理构成了护理理念的主要要素，被大多数护理界学者认为是护理学的四个最基本概念，是影响和决定护理实践的四个核心环节。不同护理理论家通过对这些概念进行研究和描述，形成了各自不同的理论体系，对护理实践起到重要的指导作用。因此，护士如何认识和理解这些概念，直接影响了其对护理理念的理解和护理实践工作的认识。

一、人

人作为护理的服务对象，是护理实践的核心和基础。对人的正确认识和理解直接决定着护理工作的实质和内涵。因此，对人的研究是护理专业永恒不变的主题。护理中的人可以是健康人，也可以是患病的人；不仅涉及个体，也包括由个体组成的家庭、社区、团体或整个社会。现阶段对人的认识主要包括：

（一）人是一个统一整体

整体的概念即系统的概念。人不仅从生物角度看是一个由各种器官、系统组成的生物有机体，具有生物意义的完整功能，更重要的是，人是有意识、有情感的，具有社会属性。因此，人是一个整体的概念，是由生理、心理、社会、精神和文化等要素组成的统一整体，各要素相互作用，相互影响，任何一个要素的障碍或失调，都会影响到其他部分乃至整体。例如，身体的不适会影响情绪和工作；人际关系的紧张也会通过心理因素引起身体的疾病。所以护士在为服务对象提供护理服务时，应具备整体观，不仅要关注疾病，更应关注患病的人；不仅要满足患者生理的需要，还应注意满足其心理、社会的需要。

（二）人是一个开放系统

人作为自然系统中的一个子系统，总是不断地与周围环境进行着物质、能量和信息的交换。人作为开放系统的基本目标是维持机体内环境的平衡，以适应外环境的变化，从而保持健康状态。我们在护理实践中强调人是一个开放系统，不仅要关心机体各器官、系统功能的协调平衡，同时还应注意环境中其他人、家庭、社区等对机体的影响。护士有责任为护理对象创造一个良好的环境，以促进和维护其健康。

（三）人具有基本需要

人的基本需要是指个体生存、成长与发展，维持其身心平衡的最基本需要。它是人类所共有的，必须满足的，否则机体将失去平衡而无法保持最佳健康状态。人的基本需要可大体分为物质和精神两个方面：如空气、食物、水、休息、活动等是生理性需要；尊重、沟通、爱与被爱、愉快、信仰等是精神性需要。这些基本需要维持人体的动态平衡，对一个人的健康状态起着决定性作用。作为护士明确患者存在哪些尚未满足的基本需要，并尽可能地加以满足，是护理的基本要求。

（四）人的生命是一个逐渐演进的过程

人从胚胎、生长、成熟、衰老直至死亡是一个连续不断、逐渐演进的生命运动过程，如组织、器官功能的成熟，精神运动技能的增强，行为的改变等。在整个生命过程的每个发展阶段都有不同的特点和任务，并且有不同的需要。如果不能适时给予满足，则会阻碍其正常的成长、发展过程，进而影响其今后的健康状况。一个人的成长、发展过程实际上可以说是一个不断需要、不断得到满足的过程。因此，在提供护理服务时，应根据人的不同年龄和发展特点，运用不同的方法，满足其不同的需要。

（五）人对自身的健康负有责任

人都有自我保健意识，对自己的生命负有责任，都希望自己能有健康的体魄和健全的人格，并能很好地适应社会。一个追求健康的人会主动寻求有关的健康知识，积极参与维护健康的过程，而不是被动的接受治疗和护理。护士应充分调动人的主观能动性，通过健康教育丰富人们的健康知识，改变其不良生活习惯，提高全社会的健康水平。在临床护理工作中，应尊重患者追求健康的权利，耐心地解答患者的疑虑，与患者充分讨论护理计划，调动自我护理的积极性，提供高质量的护理服务。

随着护理模式的转变和护理学科的发展，护士在护理实践中应充分认识人共有的特点，同时也要意识到个体受其家庭和社会文化背景的影响所具有的独特情绪和情感、习惯、信仰和观点，以便更好地为其提供个体化的护理服务，满足其个体需求。

二、健康

健康是人类共同的目标，而护理的宗旨是帮助人们预防疾病、恢复健康、维持和促进健康，从而实现使每个人达到最大程度健康的护理目标。因此，护士如何深刻认识和理解健康、疾病与保健的有关问题，事关护理实践活动的决策与行为。

（一）健康的概念和特点

1．健康是一个发展的、多层面的整体概念 健康的概念是随着科学和社会的发展而不断变化的。不同的历史条件、不同的文化背景和不同的价值观影响着人们对健康的认知。20 世纪中期以前，受生物医学模式影响，人们普遍认为“健康就是没有疾病”。1947 年世界卫生组织（WHO）指出“健康不仅仅是没有疾病和身体缺陷，还要有完整的生理、心理状况与良好的社会适应能力”。1989 年世界卫生组织（WHO）又进一步提出“四维”健康新概念，即“健康不仅是没有疾病，而且包括躯体健康、心理健康、社会适应良好和道德健康”。躯体健康指躯体组织器官没有缺陷，生理功能良好；心理健康指有完整的人格，正确的社会认知，良好的自控力，有明确的生活目标，不断进取；社会适应良好指能适应复杂的环境变化，行为和心理活动为他人所理解，为大家所接受；道德健康指能按社会认为规范的准则约束支配自己的行为，能为人类的幸福作贡献，表现为思想高尚，有理想，有道德，守纪律。

可见，健康的概念随着人们对健康认识的深入经历着一个不断发展、完善的过程。健康涉及生理、心理、社会和道德等多层面，因此，应将人的健康作为整体看待，即机体内部各系统间的稳定、协调，以及机体与外环境之间的平衡、和谐、适应的良好状态。人的任何一方面出现健康问题均会影响到整体的健康状态。

2．健康是一个动态的、连续变化的过程 健康有不同的水平，从健康到疾病是一个从量变到质变的连续动态过程（图 4－1）。

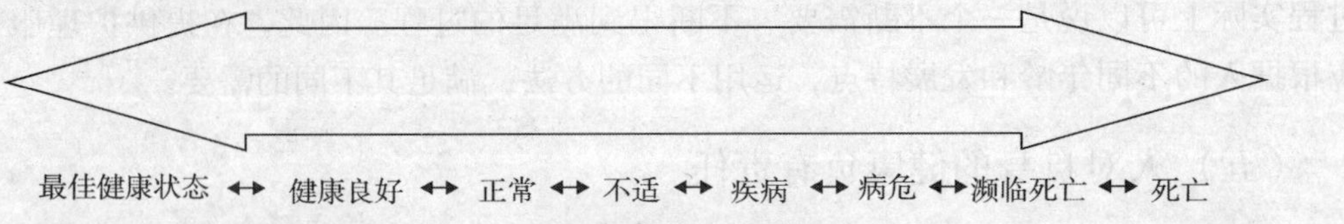

图 4－1 健康与疾病的连续性模式图

在这个连续过程中，每个个体总会占有一个位置体现其目前的健康状态，如健康者、患者、虚弱者等，并随时间推移和环境变化不断发生变化，或趋向最佳健康状态，或趋向疾病乃至死亡。亚健康是 20 世纪 80 年代提出的新概念。亚健康状态是介于健康与疾病之间的一种身体状态，临床检查无明显异常症状，但个体自身感觉有疲乏无力、精神不振、易怒、烦躁、失眠、注意力不集中、记忆力减退、社交障碍等不适症状。若这种失调持续发展，最终可导致疾病。

3. 健康受多种因素的影响 有研究显示，影响个人健康的因素有生物、心理、环境、生活方式和获得保健设施的可能性等因素。

（1）生物因素：包括种族、遗传、性别、年龄等因素，这些因素决定着个体的生理结构和功能状态，是个体生长和发展过程中趋向健康或疾病的内在决定因素。遗传性疾病如白化病、血友病等与遗传基因有关。此外，遗传因素还可增加患某些疾病的易感性，如心脏病、高血压、糖尿病和精神疾病等。不同性别患某些疾病的倾向性不同，如消化性溃疡、痛风好发于男性，而癔症则女性多见。年龄与生长发育及衰老有关，从而影响健康，如小儿免疫力差，较成人易罹患肺炎、麻疹等感染性和传染性疾病，成年人心理较儿童复杂，更易患心身疾病。

（2）心理因素：中医认为，“喜伤心，怒伤肝，思伤脾，忧伤肺，恐伤肾”，说明人的心理活动是通过情绪的中介作用对机体的生理活动产生影响的。积极的情绪会使人心态平衡，增强机体免疫力，保持机体各脏器功能正常，从而促进健康。反之，消极情绪可造成机体功能的紊乱，免疫力下降，增加机体患多种疾病的几率，如胃肠疾病、心血管疾病、精神心理疾病等都与心理、情绪因素有关。

（3）环境因素：主要指人类赖以生存的自然环境和社会环境。研究表明，污染、人口和贫困是当今世界面临的严重威胁人类健康的三大社会问题。自然环境涉及地理位置、生态环境、住房条件、基础卫生设施等；社会环境涉及政治制度、经济水平、文化教育、人口状况、科技发展等，这些都不同程度地影响着人类的健康，故良好的生存环境是身体健康的根本保证。

（4）生活方式：生活方式是指在一定环境条件下所形成的生活意识和生活行为习惯的统称。随着疾病谱的改变，慢性病的发病率逐年上升。研究证明，许多慢性病与不良生活方式有关，例如，不良饮食习惯（高脂、高糖、高盐、低纤维素饮食）、运动不足、吸烟、酗酒、药物依赖、人际关系紧张等均可不同程度地导致疾病的发生。

（5）获得保健设施的可能性：包括医疗保障体系是否完善、是否容易获得及时有效的卫生保健和医护方面的照顾等。我国 2009 ~ 2011 年的医改方案明确提出了推进“五个基本”，即基本医疗保障制度建设、基本药物制度建设、基层医疗卫生服务体系建设、基本公共卫生服务逐步均等化、建设和探索出一条公立医院改革的基本路径。这些举措就是从保障好每一位社会成员的健康作为根本目标实施的。

（二）健康水平评价指标

随着人均寿命的不断延长，老年人口比例不断增大，加之疾病谱的变化，使得人们的健康意识在不断深化，对健康的本质有了更进一步的认识，以往用来反映健康状况的指标已不能适应这种新的变化。为此，生存质量（quality of life，QOL）作为新的评价健康水平的生存质量体系应运而生。

1. 生存质量的概念 生存质量由美国经济学家坎伯瑞斯（Calbraith）首先提出。WHO 将与健康有关的生存质量定义为：不同文化和价值体系中的个体对于他们的目标、期望、标准以及所关心的事情和有关的生存状况的体验。其内容包括身体机能、心理状况、独立能力、社会关系、生活环境、个人信仰和周围环境的关系。

2. 生存质量测量方法 是一种新的健康测量和评价技术，主要指个体主观的评价，这种对自我的评价是植根于所处的文化和社会环境之中的。WHO 研制了 WHOQOL－100 量表（世界卫生组织生存质量测定量表），在英文版的基础上，结合中国国情，遵照 WHO 推荐程序，我国制定了该量表的中文版。该中文版量表已被我国政府列为卫生行业标准（编号 WS/T119－1999）。

【知识链接】 WHOQOL－100（世界卫生组织生存质量测定量表）量表覆盖了与生存质量有关的生理领域、心理领域、社会关系领域、环境领域和总的健康状况、生存质量6个领域；共24个方面。每个方面有4个问题条目：①关于两周来您经历某些事情的感觉；②关于两周来您做某些事情的能力；③关于两周来您对自己日常生活各个方面的满意程度；④关于两周来您经历某些事情的频繁程度。共计100个问题。中文版又附加了3个问题：①家庭摩擦问题；②食欲问题；③生存质量总评价。目前，WHOQOL－100 量表已经成为标准的 QOL 评估工具。它的国际化和多文化层面使它的可靠性和有效性极佳，已被全世界各国广泛使用。

（三）健康与疾病的关系

由健康概念可知疾病是健康由量变到质变的连续动态过程，其范围从最佳健康状态到死亡之间，各状态时期不是“绝对对立的非此即彼”的关系；健康与疾病可在个体身上同时并存，每个人的健康状况可能都处在这种健康与疾病所构成的线谱的某一点上，而且处在不断的动态变化之中，很难找到明显的界限。任何时期都包含着健康和疾病的成分，如一个人可能身体有疾病，而心理是健康的。哪一方面占主导，就表现哪方面的现象与特征。所以两者是相对的、动态变化的，在某些条件下是可以相互转化的。

（四）健康与保健

世界卫生组织《宪章》提出：享受最高标准的健康是每个人最基本的权利，政府对人们的健康负有责任。1978 年，世界卫生组织和联合国儿童基金会在哈萨克斯坦的阿拉木图召开了国际初级卫生保健会议（简称阿拉木图会议）。会议发表的《阿拉木图宣言》明确指出：推行初级卫生保健（primary health care，简称 PHC）是实现“2000年人人享有卫生保健”的战略目标的关键和基本途径。所以“2000 年人人享有卫生保健”和“初级卫生保健”两者之间有内在关系，前者是全球卫生战略目标，后者是实现此战略目标的基本途径和基本策略。

【知识链接】 1978年9月6～12日国际初级卫生保健大会在哈萨克斯坦的阿拉木图市召开，大会确立了《阿拉木图宣言》。宣言按照条约形式分为10项条款，号召国家及国际间以迅速而有效的行动，在世界范围内特别是在发展中国家，按国际新经济秩序，并本着技术合作精神开展和贯彻执行初级卫生保健。《阿拉木图宣言》被称为是一份标志着国际卫生发展史上里程碑的文件。

21世纪以来，初级卫生保健从健康促进、预防保健、合理治疗和康复服务等四个方面开展工作，在贯彻2000年提出的与卫生有关的千年发展目标方面发挥了重要作用。为更好地贯彻国际护士协会（International Council of Nurses，ICN）在护理规范中指出的“促进健康、预防疾病、恢复健康和减轻痛苦的基本职责”，为实现人人享有最高标准的健康目标，各国政府和卫生部门均高度关注并积极引导和支持保健工作的开展。

三、环境

环境是护理学基本概念之一，护理学家们赋予了它深刻的含义。护理学创始人南丁格尔认为，环境是“影响生命和有机体发展的所有外界因素的总和，这些因素能缓解或加重疾病和死亡的过程”。护理学家罗伊认为，环境“是指来自人内部和外部的所有刺激，是围绕和影响人发展和行为的所有情况、事件和影响因素”。可见，护理学中的环境是影响人类生命和生长的所有机体内部和外部因素的总和，能对人产生积极和消极的作用。反之，人也作用于环境。

环境是人类生存或生活的空间，可分为内环境和外环境。

1. 内环境 内环境是指人的生理环境和心理状态等因素。维持机体内部环境的动态稳定是机体保持健康、维持正常生命活动的前提条件。当机体某一系统的稳定状态被破坏时，可能影响到其他系统的正常稳定，因此，机体内部环境各因素之间也是相互作用、相互影响的。

2. 外环境 外环境主要包括自然环境和社会环境，其中自然环境包括生物、化学、物理等因素，如人生存的气候条件、辐射程度、空气条件等；社会环境包括经济条件、劳动条件、生活方式、人际关系、社会安全、宗教、文化、健康保健条件等因素。此外，医疗环境作为一种治疗性环境，对患者的康复是很重要的。良好的治疗性环境主要考虑的因素是安全和舒适。安全包括防止院内交叉感染、用药安全、杜绝差错事故等。舒适包括合适的温度、湿度、光线等物理因素和良好的护患关系。

总之，人们通过不断调整内部环境因素，以适应不断变化着的外部环境因素，从而达到最佳的健康状态。

四、护理

（一）护理的概念

护理（nursing）的最早含意为抚育、扶助、保护、照顾病残者和幼小等。现代护理的创始人南丁格尔于1859年提出："护理是通过改变环境，将病人置于最佳环境状态下，待其自然康复。"美国学者奥利维亚（Olivia S）1943年提出："护理是一种艺术和科学的结合，包括照顾患者的一切，增进其智力、精神和身体的健康。"美国护理学家韩德森（Henderson V）1966年提出："护理是帮助健康人或患者进行保持健康或恢复健康（或在临死前得到安宁）的活动，直到患者或健康人能独立照顾自己"，并具体提出了14项护理基本要素。美国护理学家罗杰斯（Rogers ME）1970年提出："护理是帮助人们达到最佳的健康潜能。护理所关心的是人——无论健康或生病、贫穷或富有、年轻或年老，只要是有人的地方，就有护理服务。"国际护士学会（International Council of Nurses，ICN）1973年提出："护理是帮助健康的人或患病的人保持或恢复健康（或平静地死去）。"

随着护理理论研究的深入和护理程序在护理实践中的广泛应用，1980年，美国护士学会（American Nursing Association，ANA）提出："护理是诊断和处理人类对现存的和潜在的健康问题的反应。"这个概念指出，护理是研究人类对健康问题的反应，可以包括身体、生理、心理、精神和社会等各个方面，表明护理注重的不仅仅是疾病本身，更注重整体的人。从患者个体扩展到社会人群，从注重疾病、患者护理扩展到关注健康、提供生命健康全程护理。护理的工作场所从医院扩展到社区、家庭和社会，护士成为向社会提供初级卫生保健服务的主要力量。护理工作的要求是运用自然科学、社会科学以及护理学科等相关理论和知识评估人的健康状况，确认其对健康状况的各种反应，制定合理的护理目标，落实护理计划。这个概念揭示了护理的内涵是照顾、人道和帮助性关系，护理的最终目标是提高整个人类的健康水平。这是目前应用最为广泛的概念。

（二）护理专业的特点

从护理的发展史中可以看出，护理是由一般性的家庭照顾、宗教上的自我牺牲逐渐发展成为一种职业，并进而成为一种专业的。那么何谓专业？作为一种专业应具有哪些特征？许多学者对此进行了研究，并提出了各自的看法。例如霍尔（Houle，1980年）认为，专业应具有以下特性：①专业任务符合社会的需要；②善于运用理论知识，有解决问题的能力；③有正式的教育和训练制度，专业人员之间能互相切磋；④有发展亚专业的能力和适当的"专业能力"认定制度；⑤已建立合法的专业标准；⑥对不合格和不合法的从业人员有合理的处罚制度；⑦具有专业自主性，可自由发展专业知识和技能。

概括而言，作为一种专业应该具有系统的知识和特殊功能，具有社会价值，从业人员应具有批判性思维、创造性思维和独立执业的能力，有特定的教育制度及相应的管理制度等。由此，护理已具备作为一种专业的特点。

1. 具有重要的社会价值 护理是为人类的健康服务的，是卫生保健系统中的重要组成部分。护理的目标就是预防疾病，恢复和促进人类的健康。因此，护理具有重要的社会价值。

2. 具有独特的专业知识体系和理论框架 自20世纪六七十年代以来，随着护理学者对护理实践、护理理论等研究的不断深入，护理逐渐形成了自己独特的专业知识体系，护理学已成为一门综合运用自然科学、人文及社会科学知识，以提高人类健康水平为目的的实践性学科。在运用相关学科理论的基础上，逐渐形成和发展了独特的护理理论，如奥瑞姆（Orem）的自理理论、罗伊（Roy）的适应模式等，为护理实践提供了理论上的指导。由于社会的发展、时代的变迁，影响人类健康的因素以及人们卫生保健观的改变等，为了满足时代的要求，护理的服务对象、工作范围、工作模式等也在不断地进行调整和扩充。

3. 具有完善的教育与培训制度及专业标准　接受正规的专业教育是护理专业人员从业的基本要求。护理人员必须接受相应的护理教育，获得相应的专业知识和能力，并通过相应的专业标准认定，才能参加护理专业活动。如《护士条例》明确规定，凡在我国从事护理工作的人员必须通过执业注册，才能取得护士资格。护士资格的获得以及职称评定是受社会认可和尊重的，并受到法律的保护。在从业过程中，还必须参加各种形式的继续教育和培训项目，以不断更新专业知识和提高专业能力。

4. 具有相应的专业组织和团体，并拥有专业发展的自主性　随着护理学的发展，各种专业组织和团体不断发展壮大，自主性也不断增强，在促进专业发展及保障提供高质量的护理实践等方面发挥着重要作用。如美国的护士协会、我国的中华护理学会等，它们参与制定有关的政策、法规和专业标准，对护理专业活动和实践质量进行指导和监控，积极主办国内外的学术交流活动，为护理人员提供各种接受教育和培训的机会，谋求福利，争取应有的权力和地位等。

5. 具有相应的伦理道德准则和规范　护理人员的职责是“促进健康、预防疾病、恢复健康和减轻病痛”。而护理的对象是有着独特的家庭和社会文化背景、有情绪和情感的社会人。在护理实践过程中，护士必须本着尊重人的生命、尊严和权力的基本准则，对不同种族、年龄、性别、文化程度、经济水平及社会地位的护理对象做到一视同仁，为其提供令人满意的护理服务。

6. 护士愿将护理作为自己终生的事业　尽管在过去相当一段时间内，由于各种原因影响了一部分护士的专业认同感，缺乏对工作的积极性、主动性以及探索精神等。然而随着护理事业的发展，以及护理人员社会地位的提高等，越来越多的护士能够以饱满的热情，积极主动地投入到护理实践和研究等专业活动中，并努力通过各种进修和学习不断提高自己的专业知识和能力，将护理作为终身为之奋斗的事业。

总而言之，护理已发展成为一门具有独立知识体系、以服务于人类健康为主要任务的专业。但作为一个古老而又年轻的专业，还有许多值得我们深入研究和探讨的问题。

人、环境、健康和护理，这四个基本概念的核心是人，人是护理的服务对象，人的健康是护理实践的核心；人生存于环境中，并与环境相互作用，相互影响；健康是机体处于内外环境平衡、多层次需要得到满足的状态，当机体这一状态被破坏时，人就会出现健康问题；护理作用于人和环境之间，其任务是努力创造良好的环境并帮助护理对象适应环境，从而达到最佳健康状态。可见，这四个概念是相互联系、相辅相成的。

第三节 护理的工作模式

护理工作的完成实际上是由一定数量的护理人员组成的工作团队，利用所提供的物质资源按照一定的分配原则和工作程序实现的。其中合理的工作分配和组织原则是影响护理质量的重要因素之一。即使护理人员具有很高的业务水平及足够的人员配备，若工作分配不合理，势必影响工作的协调性，最终影响护理质量，甚至影响护理人员的成就感从而失去对工作的兴趣。护理工作模式是一种为了满足护理对象的护理要求，提高护理工作质量和效率，根据护理人员的工作能力和数量设计出来的不同结构的工作分配方式。不同的历史时期，不同的社会文化背景，受不同护理理念的影响以及工作环境、工作条件等的限制，相继出现了不同的护理工作模式。

一、个案护理

个案护理（case nursing）是一种护士与患者一对一的护理工作方式，是由专人负责实施的个性化的护理。此种工作模式适用于需特殊护理的患者，如大手术后、监护病房的患者等，一般由经验较为丰富的高年资护士承担，每个人专门护理1~2名患者，负责当班时患者的全部护理工作。

个案护理的优点：①能够对患者实施持续、细致、全面的观察和护理，满足其不同的护理需求；②有助于护患之间的沟通和良好护患关系的建立；③护士的职责和任务明确，有助于增强护士的责任心。

个案护理的缺点：①要求护士具有一定的临床工作经验、较高的专业知识和较熟练的专业技能；②需要护士很多，效率较低，人员费用较高。

二、功能制护理

功能制护理（functional nursing）最早受工业流水线生产的启发，以及以疾病为中心的医疗模式的影响，形成于20世纪30年代。功能制护理是以工作任务为中心进行岗位分工的流水作业式护理方式。护士长按照护理工作的内容分配护士，每1~2名护士负责其中一个特定任务，如处理医嘱、生活护理、给药、治疗、外勤等，各班护士相互配合，共同完成患者所需的全部护理，护士长负责监督所有工作。

功能制护理的指导思想是以疾病为中心。其优点：①在护士少、任务重的情况下，能有效、经济地完成工作任务；②分工明确，护士对负责的专项护理工作熟悉程度较高；③便于组织和管理。

功能制护理的缺点：①护士各自负责其特定工作，缺乏与患者的交流机会，对患者的病情不了解，很难对患者的护理需求有整体把握，难以建立良好的护患关系；②由于工作内容相对固定，容易使工作机械化，从而对工作产生疲劳和厌倦情绪，降低工作热情。

三、小组护理

为了更好地满足患者的服务需要，激发护士工作的积极性，提高护理服务的质量，20世纪50年代小组护理模式开始在西方国家实行。

小组护理（team nursing）是将护士分成小组，每组由一位有经验的护士任组长，小组一般由3~5名不同级别的护士负责10~15位患者的护理，即由小组长负责，小组成员间分工合作，通过共同参与制定护理计划和实施护理措施完成护理任务。

小组护理的中心思想是责任到组，其优点：①患者在小组护士共同护理下能得到连续性的、有计划的护理，有助于对患者整体病情的把握；②小组成员间通过共同合作，可维持良好的工作气氛，有助于成员的业务水平和护理质量的提高；③小组拥有较大的自主权，有助于小组成员的积极性和创造性的发挥，进而激发其工作热情。

小组护理的缺点：①要求小组长有较强的业务水平，以及沟通、组织和领导能力，其水平的高低直接影响其小组护士的工作状态，进而影响小组的护理质量；②护士配置要求充足、合理，否则，难以发挥小组护理的优势；③对患者的护理由小组负责，患者接受的仅是片断的整体护理。

四、责任制护理

随着专业护理人员的增加，受教育层次的不断提高，以及“以患者为中心”的整体护理理念的提出等，护士希望能更多地接触患者，为患者提供更直接的护理。正是在这种背景下，1968年美国明尼苏达大学医院，在Marie Manthey的指导下提出了全责护理的概念。1973年圣路克医学中心等在相关研究的基础上提出了责任制护理工作模式。该模式的主要目的是使护理人员能够有更多的时间和精力直接接触和照顾患者，使患者的护理具有连续性和整体性。

责任制护理（primary nursing）是受生物-心理-社会医学模式影响，在整体护理理念的指导下所产生的一种临床护理工作模式。责任制护理是由具有一定临床经验的护理人员作为责任护士，每个患者从入院到出院都由责任护士负责，要求责任护士对其所负责的患者做到8小时在班，24小时负责。责任护士不在班时，其他护士按护理计划和责任护士的护嘱为患者实施护理。根据能力和水平的不同，责任护士一般负责3~6位患者。这种工作模式与每个患者都有自己的主管医生的形式类似。责任制护理强调“以患者为中心”，以护理程序为手段，对患者的身心实施全面的、有计划的整体护理。

责任制护理的优点：①有助于“以患者为中心”的整体护理理念的贯彻和实施；②保证了患者护理的连续性；③患者的护理责任到人，能激发责任护士的积极性、主动性和创造性，提高对工作的兴趣；④能够更直接、有效地满足患者的各种需要，提高患者对护理的满意度。

责任制护理的缺点：①对责任护士的专业知识和能力要求较高；②对人力的需要量较大，增加了人力资源成本。

责任制护理可以说是一种较为理想的护理工作模式，但由于对护理人员的水平要求较高，加之需要有足够的人员配置，医院的护理人力资源存在一定的困难，长期以来未能在我国全面推广。

针对目前我国大多数医院实施的是功能制护理工作模式的状况，为进一步加强我国的临床护理工作，改善护理服务质量，卫生部于2010年1月在南京召开的全国护理工作会议上发布了《2010年“优质护理服务示范工程”活动方案》，提出了对护理工作模式的改革意见。《方案》指出，优质护理服务就是在“以患者为中心”的前提下，强化基础护理，全面落实护理责任制，深化护理专业内涵，为患者提供无缝接护理，从整体上提升护理服务水平，达到患者满意、社会满意、政府满意的目标。

2010年2月优质护理服务工程活动在全国各省选出的试点医院试点病房中全面开展，以改革护士分工排班模式，落实责任制护理。

【案例】 某试点医院骨科病区改革传统的护理排班模式，按护士职称高低、力量强弱搭配合理排班，实行责任制整体护理。具体实施如下：

该骨科病区有52张病床，护士19人，除护士长、主班护士、总务护士3人外，其余16人参与负责“包干”患者。病房床位分成4组，每组4人（由1名护理组长和3名责任护士组成），每组13张病床。每名护理组长负责2张病床，其余每名责任护士负责3～4张病床。护理组长固定1～2月轮换1次，实行8小时在班、24小时负责制，由主管护师和高年资护师轮流担任，每组护士长期为一组患者服务。护士长、护理组长、责任护士和小组成员的姓名和照片张贴于病室公示墙，以便于患者知晓负责其护理工作的护士姓名。当责任护士不在岗时，由所在组的护理组长或其他责任护士代管。责任护士在工作中落实整体护理，把生活护理、病情观察、对患者的治疗、康复以及健康指导融为一体，为患者提供全面、全程的护理服务。护理组长除担负责任护士工作外，还负责所在组的护理质量监督、检查和对年轻护士的指导。

责任制整体护理的工作模式确定了护理组长、责任护士、主班护士、总务护士的职责分工。从患者入院开始，由主班护士5分钟内作为首次接诊护士迎接患者入住本科室，然后将患者送至病房，由责任护士带患者熟悉病区环境、介绍住院制度、介绍管床医生和护士等，并在5分钟内通知管床医生。待医生作出诊疗计划后，责任护士在5分钟内执行医嘱。对于饮食、检查、用药、术前、术后、出院指导，以及制定健康教育计划，均由责任护士完成，患者的任何疑问责任护士均需在第一时间内予以解答。患者住院期间由责任护士认真落实基础护理，出院时责任护士告知患者回家注意事项，给每位患者赠送一张“出院患者联系卡”，便于患者出院后随时咨询。可见，责任制护理为患者提供了全程、连续、无缝隙的满意护理，可大大提高患者的满意度。

思考题

1. 试述护理理念的重要意义及其发展的四个阶段。
2. 结合对人、健康、环境和护理四个要素的理解，阐述你的护理理念。
3. 试述如何运用中医理论，发展适合我国国情的护理理念。
4. 试述不同护理工作模式的优缺点。

第五章　医药卫生体系

医药卫生体系是由不同层次的医药卫生机构所组成的以实现国民预防、医疗、保健功能而建立起来的有机整体。它是一个国家国民经济体系的重要分支。世界各国基于不同的政治体制、经济体制、国民经济发展水平以及人民健康状况而建立了不同的医药卫生体系。完善的医药卫生体系是提高人民健康水平和生活质量、提高人口素质的有力保障。

第一节　我国医药卫生体系

我国的医药卫生体系是在计划经济体制下建立和发展起来的一个比较完整的组织体系，随着社会经济的发展、政治体制的改革和市场经济体制的逐步完善，卫生体制改革也在逐步深入，并趋于不断完善，卫生组织建设更加合理，工作效率不断提高。在建设具有中国特色社会主义卫生事业中，我国的医药卫生体系建设必将达到一个全新的水平。

一、我国的卫生工作方针

卫生工作方针是党和政府领导卫生工作的基本指导思想，是党和政府根据自己的路线、方针、政策，针对不同时期的背景和特点而制定的。它对卫生事业的管理、改革与发展起着指导作用。

新中国成立后，我国的卫生工作方针进行过多次修改，以适应不同历史时期卫生事业发展的需要。

1996 年末，中共中央、国务院召开了全国卫生工作会议，会后，于 1997 年 1 月颁发了《中共中央、国务院关于卫生改革与发展的决定》，确立了新时期的卫生工作方针是“以农村为重点，预防为主，中西医并重，依靠科技和教育，动员全社会参与，为人民健康服务，为社会主义现代化建设服务”。

新时期卫生工作方针是新中国成立以来卫生工作历史经验的总结，是建设有中国特色社会主义事业的指南，将指引我国卫生事业在 21 世纪取得更大的发展。

二、我国医药卫生体系的组织结构和功能

根据我国卫生组织系统的性质和任务，我国医药卫生体系的组织设置主要分三类：卫生行政组织、卫生业务组织及宣传、出版和群众性卫生组织。

（一）卫生行政组织

卫生行政组织是各级政府或部门执行卫生管理职能的机构。我国的卫生行政组织包括卫生部、国家中医药管理局、国家人口和计划生育指导委员会、国家食品药品监督管理局，分别主管全国卫生工作、国家中医药事业、全国计划生育工作和全国药品监督管理工作。各级地方政府设立相应的卫生厅（局、科）、计划生育指导委员会（所）和地方食品药品监督管理局等。

卫生行政组织的主要任务是贯彻实施国家对卫生工作的方针、政策，领导全国和地方的卫生工作，提出卫生事业发展的战略目标、规划，制定和落实具体政策法规和监督检查。

（二）卫生业务组织

卫生业务组织是具体开展医药卫生业务工作的专业机构。按工作性质可分为：

1. 医疗机构　医疗机构包括基层卫生组织和医院。基层卫生组织包括农村乡、村的二级医疗卫生机构和城市工矿、机关、学校的医务室、街道医院、门诊部和红十字卫生站等。医院包括各级综合医院、专科医院、康复医院、疗养院等。医疗机构主要承担疾病的治疗、康复和预防等任务，是目前我国分布最广、任务最重、卫生人员最集中的卫生事业组织。

2. 疾病预防控制（卫生防疫）机构　疾病预防控制（卫生防疫）机构包括各级疾病预防控制中心、卫生防疫站和专科疾病防治机构。疾病预防控制中心于2002年正式成立，承担研究疾病预防控制策略与措施、开展疾病监测和公共卫生信息管理等任务。专科疾病防治机构，如职业病防治院（所）、结核病防治院（所）、寄生虫病防治所（站）等主要承担预防相应疾病的任务。各级卫生防疫机构的主要任务包括：①对危害人体健康的因素进行监测和监督，如劳动卫生、环境卫生、食品卫生和学校卫生等；②指导爱国卫生运动；③根据防病灭病的工作方针开展科学研究和卫生标准的研究和制定；④开展卫生防疫的宣传教育工作，普及卫生、除害和防病的科学知识；⑤在职卫生防疫人员的培训提高和卫生专业学生的生产实习指导。

3. 妇幼保健机构　妇幼保健机构包括各级妇幼保健院（所、站）、妇产医院、儿童医院及计划生育专业机构，以及各级综合性医院的妇产科和儿科，主要承担妇女、儿童预防保健任务，如妇女、儿童卫生保健规划的制定，计划生育技术质量标准的监督、检查和新技术的开发研究，以及优生优育工作。

4. 药品检验机构　药品检验机构包括药品检验所、生物制品研究所等，主要承担发展我国医药学和保证安全用药的任务。

5. 医学教育机构 医学教育机构包括各类医学院校、卫生学校等，主要承担发展医学教育和培养医药卫生人才的任务，并对在职人员进行继续教育。

6. 医学研究机构 我国医学研究机构按管理隶属关系分为独立和附属性研究机构两类，按专业设置分为综合的和专业的两类，按规模分为研究院、研究所和研究室三类，包括医学科学院、中医研究院、预防医学中心、各种医学专科研究所等，主要承担医药卫生科学研究的任务，推动医学科学和人民卫生事业的发展，为我国医学科学的发展奠定基础。

（三）宣传、出版和群众性卫生组织

《健康报》负责宣传党和政府有关卫生工作的方针、政策和法规；报道卫生工作的动态、成就；开展卫生科普宣传；进行卫生工作领域的舆论监督。

人民卫生出版社、中国中医药出版社专门出版医学教材、医学专著、医学科普等著作。近几年，还负责医学教材研究会及医学教材评审委员会的日常工作。

群众性卫生组织旨在发动群众，开展卫生工作和学术交流，提高学术水平和业务技术水平，促进卫生工作的发展。按其组织的性质和作用可分为三种类型：

1. 爱国卫生运动委员会 爱国卫生运动委员会是国务院和各级人民政府及企事业单位特设机构，负责组织贯彻国家爱国卫生和防治疾病的方针、政策和措施。

2. 群众性学术团体 由卫生专业人员组成的学术性社会团体，包括中华医学会、中华预防医学会、中华护理学会、中华中医药学会、中国中西医结合学会等。各学会下设不同的专科学会，各省市设相应的二级学会，主要任务是开展学术交流，编辑出版学术刊物，普及医学卫生知识。

3. 群众卫生组织 群众卫生组织是由群众卫生积极分子组成的基层群众卫生组织，包括中国红十字会、中国农村卫生协会、中国卫生工作者学会等，主要任务是协助各级政府的相关部门开展群众卫生和社会福利工作。

三、医疗保险制度

医疗保险就是当人们生病或受到伤害后，由国家或社会给予的一种物质帮助，即提供医疗服务或经济补偿的一种社会保障制度。长期以来，我国的医疗保险制度被称为医疗保健制度，始于20世纪50年代初期，包括公费医疗制度、劳保医疗制度和合作医疗制度。

公费医疗制度是国家为保障国家机关和国家事业单位工作人员以及高等院校学生而实行的、通过医疗卫生部门向享受人员提供制度规定范围内免费医疗预防服务的一项保障制度。劳保医疗制度是为保障全民和集体所有制企业工人和职工的健康对其因病或非因工伤残按规定享受医疗费用补助的一项保障制度。

公费医疗制度和劳保医疗制度在我国实施40多年来，对保障职工身体健康、促进经济发展、维护社会稳定发挥了重要作用。但是其弊端也日益显现：一是国家和单位对职工的医疗费用包揽过多，由于职工不负担或负担很少的一部分医疗费用，缺乏节约意

识，导致国家财政和企业财务不堪重负。二是对医患双方缺乏有效的制约机制，造成医疗和药品费用增长过快，浪费严重。三是公费医疗制度和劳保医疗制度覆盖面窄，难以提供更广泛的医疗保障。

针对公费医疗制度和劳保医疗制度存在的问题，1988 年由卫生部牵头，对公费医疗制度和劳保医疗制度的改革进行了探讨，建立了由国家、单位、个人合理负担费用，社会化程度较高的医疗保险制度，并取得了一些成效。随后，国务院又分别于 1994 年和 1996 年进行了医疗保险制度改革试点，加快了医疗保险改革的步伐，并于 1998 年提出了《关于建立职工基本医疗保险制度的新方案》。到 1999 年底，我国已初步建立起全国城镇职工基本医疗保险制度。新的城镇职工医疗保险制度实行社会统筹和个人账户相结合。

所谓社会统筹就是对基本医疗保险基金实行统一筹集，统一管理，统一调剂，统一使用。个人账户的资金则包括职工本人缴纳的基本医疗保险费和用人单位缴纳医疗保险费中的 30% 左右的部分。新的城镇职工医疗保险制度是对原公费、劳保医疗制度的根本性变革。改革后，职工的医疗保障不再是一种企业行为，而是一种社会强制行为。企事业单位及职工缴纳医疗保险费，由社会保险经办机构实行医疗保险基金的统一筹集、使用和调剂，每一位职工只要参保，都将得到有力的社会医疗保障。基本医疗保险制度建立健全后，职工医疗保障不再因某一家企业效益的好坏而受到影响，实际医疗保障水平比以前有所提高，并维护了参保人在就医时的自主权和选择权，即参保人员可以选择自己满意的医院或社区医疗机构就医。同时，医疗保险制度改革带来了医院之间的竞争，促进了医疗和服务水平的提高，为广大职工看病就医带来种种便利。与此同时，医疗改革还将对医疗机构的药品价格和医疗设备使用费用等进行调整，以满足广大职工的基本医疗需求，职工反映比较突出的医药费过高问题也得到了有效改善。

合作医疗制度是继我国公费医疗、劳保医疗之后形成的一种为广大农民提供最初级的医疗卫生保障的医疗保健制度。它是我国农民在与疾病作斗争过程中依靠集体力量、发扬互助精神、在自愿互利的基础上逐步形成和发展起来的一种集体医疗保健制度。它形成于农业互助合作化运动兴起之初，曾在为农民解决医疗保健、防治疾病问题上起过很大作用，在国际上也得到好评。20 世纪 80 年代初期，农村开始实行家庭联产承包责任制，集体经济在许多地方削弱甚至解体，合作医疗失去了主要的经济来源。再加上合作医疗在运行过程中也存在着管理不善、监督不力等问题，农村的合作医疗自 1982 年开始大规模解体，农民再度陷入“看病难”和看不起病的状态。

面对传统合作医疗中遇到的问题，卫生部组织专家与地方卫生机构进行了一系列的专题研究，大量的理论研究和实践经验表明，在农村建立新型合作医疗制度势在必行。2002 年 10 月，《中共中央、国务院关于进一步加强农村卫生工作的决定》明确指出：要“逐步建立以大病统筹为主的新型农村合作医疗制度”，“到 2010 年，新型农村合作医疗制度要基本覆盖农村居民”。新型农村合作医疗制度是在政府的组织引导下，由农民自愿参加，个人、集体和政府多方筹资，以大病统筹为主的新型医疗互助制度。合作医疗基金主要用于补助农民的大额医疗费用或住院医疗费用。这项制度的建立，在帮助农民抵御重大疾病风险，减轻农民医疗负担，防止农民因病致贫、因病返贫等方面发挥了越来越重要的作用。中国新型农村合作医疗制度与旧合作医疗制度相比，统筹层次高，管理体制健全，各级财政补贴到位，并逐渐形成了一体化的管理和服务体系。

四、医疗体制改革

医疗体制是社会保障体系中的一个重要组成部分，指的是组织国家、集体和个人资金，抵御各种风险，促进健康水平的一整套医疗保健服务体制。

为了适应经济发展需要，解决“看病难”、“看病贵”的问题，我们国家一直在探索适合中国国情的医疗体制。1985 年国务院批转卫生部《关于卫生工作改革若干政策问题的报告》提出：“必须进行改革，放宽政策，减政放权，多方集资，开阔发展卫生事业的路子，把卫生工作搞好”，正式拉开了医疗体制改革的序幕。

1989 年国务院批转了卫生部、财政部、人事部、国家物价局、国家税务局《关于扩大医疗卫生服务有关问题的意见》。文件提出五点：第一，积极推行各种形式的承包责任制；第二，开展有偿业余服务；第三，进一步调整医疗卫生服务收费标准；第四，卫生预防保健单位开展有偿服务；第五，卫生事业单位实行“以副补主”、“以工助医”。其中特别强调“给予卫生产业企业三年免税政策，积极发展卫生产业”。这个文件进一步提出通过市场化来调动企业和相关人员积极性，从而拓宽了卫生事业发展的道路。

1989 年 11 月，卫生部正式颁发实行医院分级管理的通知和办法。医院按照任务和功能的不同被划分为三级十等。这一办法能更客观地反映医院的实际水平，同时也有利于医院在政府的控制下展开有序的合作和竞争。

1991 年，全国人大第七次会议提出了新时期卫生工作的方针：“预防为主，依靠科技进步，动员全社会参与，中西医并重，为人民健康服务，同时把医疗卫生工作重点放到农村。”这可以看作是对这一阶段卫生政策的高度总结。

1992 年 9 月，国务院下发《关于深化卫生医疗体制改革的几点意见》。卫生部贯彻文件提出的“建设靠国家，吃饭靠自己”的精神，要求医院要在“以工助医、以副补主”等方面取得新成绩。这项卫生政策刺激了医院创收，弥补了医疗收入的不足，但是也影响了医疗机构公益性的发挥，酿成“看病问题”突出、群众反映强烈的后患。

1993 年 9 月卫生部发出了《关于加强医疗质量管理的通知》，要求医务人员提高医疗质量意识。

1994 年 2 月国务院发布《医疗机构管理条例》（国务院 179 号令），对医疗机构的规划布局和设置审批、登记、执业、监督管理以及相关法律责任进行了规定，将医疗机构执业管理工作纳入法制化轨道。

1997 年 1 月，中共中央、国务院出台《关于卫生改革与发展的决定》，明确提出了卫生工作的奋斗目标和指导思想，提出了推进卫生改革的总要求，在医疗领域主要有改革城镇职工医疗保险制度、改革卫生管理体制、积极发展社区卫生服务、改革卫生机构运行机制等。这些指导思想成为这一轮改革的基调和依据。

2003年SARS事件暴露出了公共卫生领域的问题，促使人们反思现行卫生政策，客观上影响和推动了卫生体制的改革。

虽然20年的医疗体制改革取得了一定的成绩，在城镇中成功地建立起统筹医疗保险的基本框架，在农村中试行合作医疗模式，但2005年6月来自国务院发展研究中心和世界卫生组织的一份合作研究报告表明，中国的医疗卫生体制改革“从总体上讲是不成功的。”正是因为这份报告让2005年成为新一轮医疗体制改革的起点。

为了深化城市医疗卫生体制改革，推进城市社区卫生服务工作，缓解群众“看病难”、“看病贵”的问题，2006年2月，国务院印发了《关于发展城市社区卫生服务的指导意见》，进一步明确了发展城市社区卫生服务的指导思想、基本原则和工作目标，提出了一系列行之有效的政策措施。

按照党的十七大精神，为了建立中国特色的医药卫生体制，逐步实现人人享有基本医疗卫生服务的目标，提高全民健康水平，中共中央、国务院2009年4月6日正式发布了《关于深化医药卫生体制改革的意见》（以下简称《意见》）。这意味着医疗体制改革将进入新时代。《意见》提出了医药卫生体制改革的方向、目标、基本原则和主要措施，提出2009~2011年要重点抓好五项改革：一是加快推进基本医疗保障制度建设；二是初步建立国家基本药物制度；三是健全基层医疗卫生服务体系；四是促进基本公共卫生服务逐步均等化；五是推进公立医院改革试点。通过医疗改革实践，一定会找出一条具有中国特色的医疗卫生工作健康发展的道路。

第二节 医 院

医院是对患者或特定人群进行防病治病的场所，拥有一定数量的病床设施、必要的医疗设备和医务人员等，是通过医务人员的集体协作，运用医学科学理论和技术对住院或门诊患者实施诊治和护理的医疗事业机构。

一、医院的性质和任务

（一）医院的性质

卫生部颁发的《全国医院工作条例》中明确了我国医院的基本性质，指出：“医院是治病防病、保障人民健康的社会主义卫生事业单位，必须贯彻国家的卫生工作方针、政策，遵守政府法令，为社会主义现代化建设服务。”

新中国成立以后，我国医院的性质一直定位在社会主义的福利性事业单位。改革开放以后，随着医疗卫生事业的改革，医院的性质从单纯的福利型转变为“政府实行一定福利政策的社会公益事业”单位。医院所有制结构从过去几乎清一色的全民所有制和集体所有制转变为多种所有制共存。

（二）医院的任务

《全国医院工作条例》指出：医院的任务是“以医疗为中心，在提高医疗质量基础上保证教学和科研任务的完成，并不断提高教学质量和科研水平。同时做好扩大预防、指导基层和计划生育的技术工作。”由此可见，医院的任务包括医疗、预防和社区卫生服务、教学和科学研究四个方面。

1. 医疗 医疗工作是医院的主要任务，是医院工作的中心，也是医院存在的必要条件。医院的其他任务如教学、科研和预防工作都必须围绕着医疗工作这个中心展开。医院的医疗工作以诊治和护理两大业务为主体，并与医院医技部门密切配合，形成一个医疗整体，达到救死扶伤、医治疾病的目的。医院医疗分为门诊医疗、住院医疗、急救医疗和康复医疗，其中门诊医疗和急诊医疗是第一线，住院医疗是医院医疗工作的中心。

2. 预防和社区卫生服务 预防为主是我国卫生工作的重要方针，它规定了我国卫生事业必须重视疾病的预防。医院作为我国卫生事业的主体，必然要将预防工作作为医院工作的一个重要方面。因此，各级医院都有预防保健和社区卫生服务的任务。如开展社区医疗护理服务；进行健康教育、健康咨询及疾病普查工作；指导基层做好计划生育工作等。

3. 教学 教学是医院的普遍功能。学生在经过学校教育后，必须进行临床实践和临床实习阶段。毕业后的在职人员也需不断接受在职教育。医院是医学临床教育的重要基地。医院教学任务包括3个方面：①承担医学院校学生的临床教学和临床实习的带教工作；②承担基层医院卫生技术人员的进修培训任务；③做好在职医务人员的继续教育工作。

4. 科学研究 医院是医疗实践的场所，也是临床医学研究的基地。在进行临床实践中有许多问题是科学研究的课题。通过科学研究可以解决医疗中的难点，促进医学发展，提高医疗质量。因此，医院的科研开展情况，往往是衡量一个医院医疗水平和学术水平高低的重要标志。科研工作并非只在设有专业科研机构的医院进行，普通医院，甚至是社区医院或医疗站都会在医疗实践中遇到各种各样的问题，需要通过科学研究发现问题的本质和规律，找到解决问题的方法，进而提高医疗质量。

二、医院的种类

从不同的角度医院可以划分为不同的类型。

（一）按收治范围划分

按收治范围可分为综合性医院和专科医院。

1. 综合性医院 在各类医院中占有较大的比例，内设内科、外科、妇产科、儿科、眼科、耳鼻喉科、皮肤科、中医科等各专科及药剂、检验、影像等医技部门和后勤供给部门。综合性医院对患者具有综合整体治疗和护理的能力。

2. 专科医院 专科医院是为诊治专科疾病而设置的医院，如传染病医院、精神病防治医院、结核病医院、肿瘤医院、妇产医院、口腔医院、眼科医院等。设置专科医院有利于集中人力、物力，发挥技术与设备优势，开展专科疾病的预防、治疗和护理。

（二）按特定任务划分

按特定任务可分为军队医院、企业医院和医学院校的附属医院等，其有特定的任务和特定的服务对象。

（三）按所有制划分

按所有制的不同可分为全民所有制医院、集体所有制医院、个体所有制医院和中外合资医院。

（四）按卫生部分级管理制度划分

1989 年，我国医院开始实行分级管理制度。根据医院不同的功能、任务、设施条件、技术建设、医疗服务质量和科学管理的综合水平将医院分为三级（一、二、三级）十等（一、二级医院分别分为甲、乙、丙三等，三级医院分为特、甲、乙、丙四等）。

一级医院：一级医院是直接向具有一定人口（≤10 万）的社区提供医疗、预防、康复、保健综合服务的基层医院，是初级卫生保健的主要机构。其主要功能是直接对特定人群提供初级卫生保健，在社区管理多发病、常见病的患者，对疑难重症做好正确转诊，合理分流患者，并协助高层次医院做好住院前后的服务，确保患者获得连续性的医疗服务，如农村乡镇卫生院、城市街道医院、地市级的区医院和某些企事业单位的职工医院。

二级医院：二级医院是向多个社区（其半径人口在 10 万以上）提供医疗卫生服务的医院，是地区性医疗预防的技术中心。其主要功能是参与对高危人群的监测，接受一级医院转诊，对一级医院进行业务技术指导，并能进行一定程度的教学和科研，如一般市、县级医院及直辖市的区级医院和相当规模的厂矿、企事业单位的职工医院。

三级医院：三级医院是跨地区、省、直辖市以及向全国范围提供医疗卫生服务的医院，是具有全面医疗、教学、科研能力的医疗预防技术中心。其主要功能是提供专科（包括特殊专科）的医疗服务，救治危重疑难病症，接受二级医院转诊；对下级医院进行业务技术指导和人才培训；参与和指导一、二级预防工作；承担教学和科研任务。如省、直辖市级大医院和医学院校的附属医院。

三、医院的组织结构

当前医院的组织结构模式大致可分为四大系统，即门诊部、住院部、医技辅助部门和行政管理部门（图 5－1）。

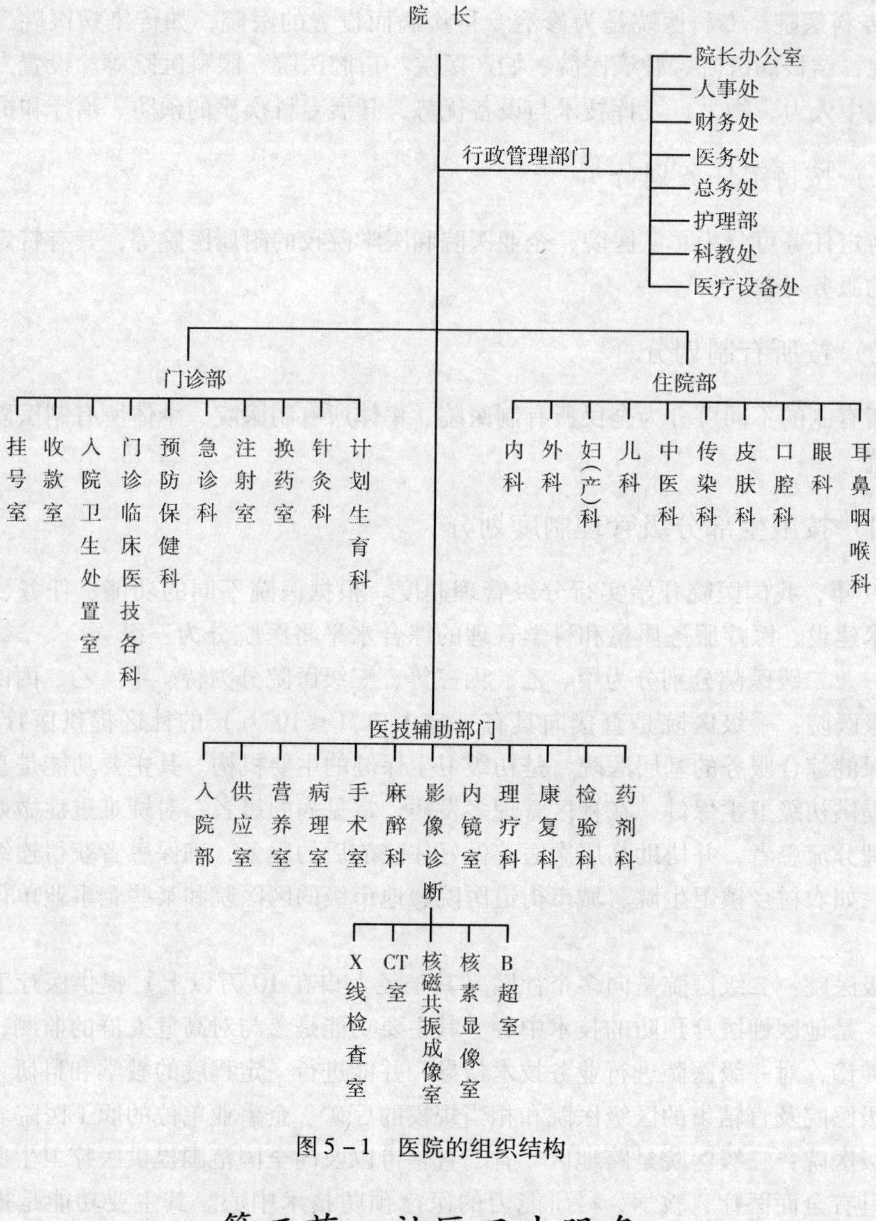

图 5-1 医院的组织结构

第三节 社区卫生服务

一、社区的概念

“社区”(community)一词源于拉丁语，意思是共同的东西和亲密伙伴的关系。最早将社区一词作为一个专有名词是由德国社会学家滕尼斯提出的。社区一词从滕尼斯提出到现在，其含义发生了很大的变化。世界各国学者根据本国的具体应用，从不同的角度来定义社区。美国学者戈派格(Goeppinger)认为，社区是以地域为基础的实体，由正式和非正式的组织、机构或群体等社会系统组成，彼此依赖，行使社会功能。世界卫生组织（WHO）曾提出：社区是一个有代表性的区域，其人口数在 10～30 万之间，面积为 5000～50000 平方米。

中文的社区概念是从英文的 community 翻译过来的。1933 年，费孝通等燕京大学的一批青年学生，在翻译美国著名社会学家帕克的社会学论文时，第一次将 community 一词翻译成社区，后来成了中国社会学的通用术语。我国目前多采用费孝通先生为社区拟订的定义，即社区是若干社会群体（家庭、氏族）或社会组织（机关、团体）聚集在某一地域里所形成的一个生活上互相关联的大集体。

从以上的社区定义可以看出，社区的组成有几个基本要素：人群、地域、生活服务设施、文化背景、生活方式、生活制度和管理机构。即：①社区是由人组成的：这些人居住在一起，有相似的风俗习惯和生活方式；②社区位于一定的地理位置：社区范围大小不等，可以按行政区域划分，也可以按地理位置来划分；③社区有其特有的组织结构：我国城市社区的基层组织是居民委员会，农村社区的基层组织是村民委员会；④有一整套相对完备的生活服务设施；⑤社区中的居民具有某些共同的需要和问题：由于居住在同一区域内，本区域内的居民在治安、交通、医疗设施等方面常有共同的呼声。在这些要素中，人群和地域是构成社区的最基本要素。

二、社区的分类

目前，对社区的分类方法很多，一般按照人群的共同特性分类。

（一）地理性社区

很多社区是按地理界限划分的，由居住在相同或相邻地区的居民组成一个社区。例如，我国的社区一般分为城市社区、城镇社区和农村社区。在城市，一般将相邻的几个街道或居委会合称一个社区；城乡结合部的小城镇组成城镇社区；在农村，则将几个相邻的村或镇合称一个社区。

（二）共同目标（或兴趣）的社区

有些社区由有共同目标或兴趣的人组成。这些社区的人可以居住在不同的地区，但他们为了某些共同兴趣或目标，在特定的时间聚集在一起。因此，任何一个具有一定数量人群的社会团体、机构均可构成一个社区。例如一所规模较大的学校、一个大型工厂都可以构成一个社区。

（三）具有某些共同问题的社区

还有一些社区由具有某些共同问题的人群组成。这些社区的面积大小、人口多少各异，常由于某项严重危害人民生活或健康的问题出现而组成。组成这种社区的人群既不是居住在同一地区，也不是为了共同的目标聚集在一起工作或学习，例如河水污染的问题可影响到几个县或乡，为了彻底根治，必须设置相应机构，并有一定人员共同工作，以控制上游水源的污染。这些受污水影响的县、乡可视为一个社区。

近年国内也有学者将社区分为生活社区（即居民居住区域）和功能社区（即社会团体、工矿企事业单位等所在区域）。

三、社区卫生服务的特点

（一）社区卫生服务的概念

社区卫生服务是社区建设的重要组成部分，是在政府领导、社会参与、上级卫生机构指导下，以基层卫生机构为主体、全科医师为骨干、合理使用社区资源和技术，以人的健康为中心、家庭为单位、社区为范围、需求为导向，以妇女、儿童、老年人、慢性病患者、残疾人等为重点，以解决社区主要卫生问题，满足基本医疗卫生服务需求为目的，融预防、医疗、保健、康复、健康教育、计划生育技术服务等为一体的、有效的、经济的、方便的、综合的、连续的基层卫生服务。

（二）社区卫生服务的特点

1. 广泛性 社区卫生服务的对象是社区全体居民，包括各类人群，如健康人群、高危人群、患者、老年人、妇女及儿童等。

2. 综合性 针对各类不同的人群，社区卫生服务的内容由预防、医疗、保健、康复、健康教育、计划生育技术服务等综合而成，并涉及健康的生理、心理、社会的各个层面，故具有综合性。

3. 连续性 社区卫生服务始于生命的准备阶段（妇女围婚期预防保健），直至生命结束，覆盖生命的各个周期，以及疾病发生、发展的全过程。社区卫生服务不因某一健康问题的解决而结束，而是根据生命各个周期及疾病各个阶段的特点及需求提供针对性的服务，故具有连续性。

4. 可及性 社区卫生服务必须从各方面满足服务对象的各种需求，如时间、地点、内容及价格等，从而真正达到促进和维护社区居民健康的目的。

（三）社区卫生服务体系

目前，我国的社区卫生服务体系主要依托于现有的基层卫生机构，形成以社区卫生服务中心、社区卫生服务站为主体，其他医药卫生机构为补充，以上级卫生机构为指导，与上级医疗机构实行双向转诊，条块结合，以块为主，使各项基本卫生服务逐步得到有机融合的基层卫生服务网络。由于我国地域辽阔，各省市经济水平及人民健康需求的不同，社区卫生服务体系可以多形式、多渠道展开，不拘于一种形式。有些城市逐步建立起以社区卫生服务中心为主体，以定点二、三级医院及各专业防治机构为技术依托的新型社区卫生服务体系。

四、社区护理

（一）社区护理的概念

社区护理（community health nursing）的概念目前尚无统一的定义，但较多的学者引用美国护士会（American Nurses Association，ANA）1980 年的定义，即社区护理是综合护理学和公共卫生学理论和技能，并应用于促进与维持整个人群最佳健康的护理实践领域。社区护理的服务对象不限于一个特定的年龄群或被诊断为患有某种疾病的人群，而是对整个人群提供连续性的服务。其主要职责是视人口群体为一整体，直接向个体、家庭或团体提供护理，从而达到全民健康的目的。

（二）社区护理的工作范畴

社区护理工作内容比较广泛，概括起来有以下几个方面：

1. 社区保健服务 社区保健服务是指向社区各类不同年龄阶段的人群提供身心保健服务，其重点人群为妇女、儿童和老年人。

2. 社区慢性疾病和传染病患者的管理 包括为所有慢性疾病患者、传染病患者和精神疾病患者提供所需要的护理和管理服务。

3. 社区急、重症患者的转诊服务 社区急、重症患者的转诊服务是指帮助那些在社区无法进行适当的诊疗、护理或管理的急、重症患者转入适当的医疗机构，使其得到及时、必要的救治。

4. 社区康复服务 社区康复服务是指向社区残疾者和有各种功能障碍而影响正常生活、工作的慢性病和老年病患者提供康复护理服务，以帮助他们改善健康状况，最大限度地恢复功能，提高生命的质量。

5. 社区临终服务 社区临终服务是指向临终患者及其家属提供各类身心服务，以帮助患者安宁、舒适地走完人生的最后旅程，同时尽量减少对家属的影响。

6. 社区健康教育 社区健康教育是指以促进和维护居民健康为目标，向社区各类人群提供有计划、有组织、有评价的健康教育活动，以提高居民对健康的认识，养成健康的生活方式和行为，最终提高其健康水平。

（三）社区护理的特点

社区护理与医院的临床护理有许多不同点，社区护理的特点主要有以下几个方面：

1. 健康为中心 社区护理的主要目标是维护和促进人的健康，所以预防性服务是社区护理的工作重点。

2. 全方位性、立体性和综合性 服务的对象是社区全体人群，包括健康人群和患者人群；服务的内容是集预防、保健、治疗、康复为一体；服务的范围是以个人为中心、家庭为单位、社区为范畴。

3. 连续性服务 社区护理是为人群提供由生到死（整个生命过程）、从健康到疾病全过程的连续性服务。

4. 高度的自主性和独立性 在社区护理过程中，社区护士往往需要独自深入家庭进行访视和护理，故要求社区护士具备较强的分析问题、解决问题和独立工作的能力。

5. 合作性 社区护理的内容及对象决定社区护士在工作中不仅要与其他医务人员密切合作，还要与当地行政、社区居民、社区管理人员等相关人员联系，通力合作，这样才能做好社区卫生服务工作。因此，社区护士还要具有一定的沟通交流能力。

思考题

1. 医院的任务是什么？
2. 医院的种类有哪些？试举例说明。
3. 简述社区护理的特点。

第六章　护士的角色功能与要求

社会学中所定义的“角色”是指个人在团体中依其地位所负担的责任或所表现的行为。角色功能是指个人担任某一职位执行其角色时所应有的特殊活动。护士是社会所认可的一种角色，自有其特殊的功能，而且其功能会随社会的发展而有所改变。护士为能达成社会所赋予的角色与功能，就应具备一定的资格与条件。

第一节　护士的专业角色与功能

一、角色的含义

角色（role）原为戏剧、电影中的术语，指剧本中的人物。美国学者米德首先将其借用到社会心理学中。如今角色已成为社会心理学中的专门术语，其含义为：处于一定社会地位的个体或群体，在实现与这种地位相联系的权利与义务中所表现出的符合社会期望的模式化的行为。因此，角色为理解人们的行为和态度提供了一种模式，而这一模式相对地说是可以预测的，即每个人在社会中的一切行为都与特定的角色相联系。如教师代表一种特定的社会地位，“传道、授业、解惑”是这一角色的角色行为。一个人在社会的大舞台上可以担任多种角色，而每一种角色就是他的一个方面，如一个人是她父母的女儿，丈夫的妻子，还是她儿女的母亲等。

二、护士角色

护士角色是指护士应具有的与护理职业相适应的社会行为模式。这种行为模式随着社会的变迁而变化。护士角色的发展经历了漫长的时期，不同时期护士角色的形象、职责都有所不同。

（一）历史上的护士形象

1. 民间形象　护士最初的形象是“母亲”。护士像母亲哺育儿女一样去照料患病者和老人，其照料的方法是代代相传的经验，是简单的一个人照顾另一个人。护士最初的这种“母亲”形象，反映了护士当时帮助、照顾患者时的温柔、慈祥的社会形象。

2. 宗教形象　西方社会在宗教的影响下，基督教徒把照顾患者、帮助弱者视为自己的责任，认为照顾患者与拯救患者的灵魂一样重要，他们强调爱心、仁慈。这就是中世纪欧洲不少教会设置医院以及修道士和修女从事医疗护理工作的原因。于是护士被赋予了宗教形象。这种宗教形象强化和丰富了护士的民间形象，表明了护理是爱的体现。为了把更多的时间和精力放在患者身上，表达自己虔诚的爱心，一些护士选择独身或进修道院。

3. 仆人形象 这种形象源于护理历史上的“黑暗时期”。当时，疾病被认为是对罪恶的一种惩罚。对患者的照顾不再是仁慈和奉献。护士大多是由那些出身低微、道德不好的妇女甚至酒鬼、罪犯来担任。他们缺乏对人的爱心和必要的专业知识和护理技术，只能做一些仆役的工作，护士被看作仆人。

历史上这三种护士形象的痕迹仍依稀可见，或多或少地影响着护理专业的发展。

（二）现代护士的角色与功能

自19世纪中叶南丁格尔首创护理专业以来，护士的形象发生了根本的变化，护士作为一个受过正规护理教育、有专门知识的独立实践者，被赋予了多元化的角色功能。

1. 健康照顾者 护士最重要的角色是运用护理程序为患者提供健康照顾。护士在各种健康保健机构和场所直接为患者提供护理服务，以满足其生理、心理、社会各层次的需要，如食物的摄取、呼吸的维持、感染的预防和控制、药物的给予、心理的疏导、健康的宣教等，直到不需要帮助为止，以达到帮助患者减轻痛苦和恢复健康的目的。

2. 计划者 在临床工作中，护士根据患者的病情，运用自己的知识和技能为其提供系统的、准确的、动态的个性化护理计划，科学地解决患者的健康问题。

3. 管理者和协调者 护士需对日常护理工作进行合理的组织、协调和控制，以保证护理工作的连续性，合理利用各种资源，提高工作效率，使护理对象得到优质服务。同时护士需联系并协调与有关人员及机构的相互关系，维持一个有效的沟通网，以使诊断、治疗、护理和康复工作得以协调、配合。

4. 咨询者 护士应运用自己的知识和能力为患者及家属提供咨询，满足他们对健康知识的需求，以达到预防疾病、促进健康的目的。

5. 保护者和代言人 护士应为患者创造一个安全的环境，采取各种措施保护患者免受威胁和伤害。当发现患者的安全和利益受到伤害时，护士有责任挺身而出以捍卫患者的安全和利益。

6. 教育者 护士的教育者角色具有两方面含义：一方面护士有义务、有责任依据护理对象的不同特点进行健康教育，以改变人们的健康态度和健康行为，达到预防疾病和促进健康的目的。另一方面护士还要参与专业护理教学工作，比如临床带教和护理毕业生的培训工作。临床带教是护理教育的重要组成部分，护士的教育者角色要求护士具有较强的教学意识，应用教与学的理论和技巧指导护生顺利完成实习任务。护理毕业生的培训工作是一项新护士规范化培训项目，一般由具有护师及以上职称的护士承担，以培养合格的护理人才。

7. 研究者 护理学科的发展需要不断开拓新的护理理论，发展新技术及技能，以指导、改进护理工作，提高护理质量。这就需要护士，特别是受过高等教育的护士在工作中积极进行护理研究，通过研究来验证、扩展护理理论和知识，发展护理新技能，并推广研究成果。同时，护士还需探讨隐藏在患者症状及表面行为下的真正问题，以便更实际、更深入地帮助患者。

三、临床护士新角色

目前中国护士大多为通科护士，专科护士及其他护士角色正在进一步探索及完善中。

（一）专科护士

专科护士（specialty nurse，SN）是指在护理的某一专科领域有较高的理论水平和实践能力、专门从事该专业护理的护士完成专科护士所需要的课程，考试合格者被认定为专科护士。专科护士最早在美国提出并实施。1900 年美国护理杂志中一篇题为“Specialties in Nursing”的论文，首次提出了专科护理的概念。从 1954 年开始，美国专科护士的培养逐渐定位于硕士以上水平的教育，并扩展到临床的许多专业，包括 ICU 护理、急救护理、糖尿病护理、癌症护理、临终护理等。护理的专科化已成为许多国家临床实践发展的策略和方向。我国专科护士的发展处在起步阶段。专科护士的缺乏在一定程度上限制了我国护理事业的发展，为此卫生部在 2005 年 7 月份出台的《中国护理事业发展规划纲要》中提出要优先发展重症监护、急诊急救、器官移植、手术室护理和肿瘤患者护理 5 类专科护士。专科护士已经在适应医学发展、满足人们对健康的需求及提高专科专病护理水平等方面起着越来越重要的作用。

（二）临床护理专家

临床护理专家（clinical nurse specialist，CNS）是继 SN 之后，20 世纪 60 年代正式命名的。1900 年，护理权威 Katherine De Witt 首次提出“护理专家”（nursing specialist)。并指出，护理专家的出现是现代文明和科学要求护理工作进一步完善的结果。1938 年，美国哥伦比亚大学教师学院第一次阐明了 CNS 这一术语，指出 CNS 是具有丰富的知识和技能、能执行正确的护理干预的临床护士。1980 年美国护理协会（ANA）为 CNS 下的定义为：一个在硕士或博士水平上经过学习并受到实践监督的、在某一特定的知识领域和临床护理领域中已成为专家的护士。CNS 在美国是从业者、教育者、护理顾问、护理研究者和护理管理者。作为从业者，CNS 最基本的作用是具有解决问题的技能、临床实践经验和解决复杂护理问题的能力；作为教育者，主要作用是对患者、家属和社区预防体系中的公众进行健康教育，以及对护理知识的发展、传播和实施；作为护理顾问，CNS 与护理同事和其他保健专家在一起工作，并为其提供专业领域的信息和建议；作为护理管理者，CNS 参加相应的管理委员会，考核评价护理质量；作为研究人员的作用是改善护理质量和制定护理标准。

我国 CNS 的发展尚处于起步阶段，有待进一步完善 CNS 制度，规范教育体系。

第二节 护士应具备的资格与条件

一、护士应具备的资格

护理工作是医疗卫生工作的重要组成部分，与医疗安全和医疗质量息息相关，护士承担着多种角色功能，在医疗、预防、保健和康复工作中发挥着重要作用。所以护理工作必须由具备护士资格的人员来承担。在《护士管理办法》发布之前，由于没有建立起严格的考试、注册和执业管理制度，使一些未经正规专业培训的人员涌进护士队伍，致使护理队伍整体素质难以提高，护理事故时有发生，医疗护理质量难以保证，严重损害了护理事业的发展和公众的就医安全。

护士资格考试制度和护士执业许可制度是世界各国护士管理的成功经验。我国借鉴这一经验，并结合国内的实际情况，于1993年3月26日发布了《中华人民共和国护士管理办法》，并于1994年1月1日开始实施，建立了我国的护士执业资格考试制度和护士执业许可制度，以法律的手段来保证护理质量及公众的就医安全。2008年1月31日，国务院正式公布《护士条例》，并于2008年5月12日开始施行，首次以行政法规的形式规范护理活动。2008年5月6日中华人民共和国卫生部根据《护士条例》制定了《护士执业注册管理办法》（以下简称《办法》）。该办法于2008年5月12日施行。

根据《办法》的相关规定，要成为法律意义上的护士（不是护理职称序列中的护士）必须经下列步骤：

1. 正式护理学校（院、系）毕业 从国家认可的普通中等卫生（护士）学校或高等医学院校护理专业毕业并获得该专业毕业文凭，以取得参加护士执业考试和注册的资格。

2. 参加护士执业资格考试 护士执业考试工作由国家医学考试中心负责组织实施，每年举行1次。获得中等职业学校、高等学校全日制3年以上的护理、助产专业课程学习，包括在教学、综合医院完成8个月以上护理临床实习，并取得相应学历证书者可以申请护士执业考试。

3. 申请护士执业注册 省、自治区、直辖市人民政府卫生行政部门是护士执业注册的主管部门，负责本行政区域的护士执业注册管理工作。

首次申请护士执业注册者，应填写《护士执业注册申请审核表》，向主管部门提交申请人身份证明、申请人学历证书及专业学习中的临床实习证明、护士执业资格考试成绩合格证明、指定医疗机构出具的健康体检证明、医疗卫生机构拟聘用的相关材料。审核合格的，准予注册，发给《护士执业证书》。护士注册的有效期为5年。护士注册期满前30日可按规定办理再次注册，再次注册除需缴验学历证明、健康证明、单位证明和《执业证书》外，许多省、自治区、直辖市还规定把参加继续教育作为再次注册的条件。

护士只有经过执业注册取得《护士执业证书》后，方可按照注册的执业地点从事护理工作，成为法律意义上的护士，享有护士的权利，并履行护士的义务。

二、护士应具备的条件

随着护理学科的发展，护理工作的模式、范围、对象都发生了很大的变化，要想成为一名合格的护士，成功地担负自己所承担的角色和功能就必须具备一定的条件。概括地说，专业护士应具备三个基本条件，简称“三 H”条件：①手（hand）：娴熟的护理技能；②脑（head）：广博而精深的专业知识；③心（heart）：全心全意的敬业精神。具体地说，护士应具备的条件包括知识（knowledge）、技能（skills）和职业态度（attitude）三个方面。

（一）知识方面

护理学作为医学科学领域中的一门独立学科，具有自然科学和人文社会科学的双重属性。护理学的知识体系包括自然科学基础、人文社会科学基础、医学基础、临床医学、专业基础、专科护理、社区护理和护理学与其他科学相融合的边缘学科。因此，护士不但要有丰富的医学知识和护理专业知识，还应广泛地学习人文科学和社会科学的相关知识，建立合理的知识结构，并在护理实践中不断更新自己的专业知识，这样才有可能为患者提供高质量的护理服务。

（二）技能方面

1. 娴熟的技术　娴熟的护理技术不仅可以减轻患者的痛苦，还会使患者产生信赖和安全感。在进行护理技术操作时，要做到稳、准、快、好，即操作中动作轻柔、协调、灵巧、稳当，严格遵守操作规程，手疾眼快，准确无误，质量高，效果好。例如：当一位需行颅脑急诊手术患者送入院后，护士从接诊、测量生命体征、观察瞳孔变化和意识情况到采集血液标本进行包括配血在内的各项实验室检查，做药物过敏试验，再备皮到送进手术室。这一系列的工作要求在 15 分钟左右的时间里准确无误地全部完成，如果没有娴熟的技术是很难做到的。

2. 敏锐的观察力　观察是借助感觉器官对周围的人和事所进行的一种有目的、有计划、持久的知觉活动。有效的观察必须伴有积极的思维活动，如边看边想“这是什么东西?”“它是由什么构成的?”“这是为什么”等，所以观察也被称为“思维的知觉”。而观察力则是一种能够迅速看出观察对象的特征，特别是重要特征的能力。观察和监测病情是护理的基本活动，贯穿于整个护理过程。护士通过观察了解患者的需要及病情变化协助医生诊断，评价治疗护理效果及预测可能发生的问题等。因此，敏锐的观察力在护理过程中非常重要。人的观察力是由生活经验和知识所决定的，而护士的观察力取决于其所具备的完善的知识结构、丰富的护理工作经验和对所观察现象的敏感性，但这要经过培养、训练才能获得。

3. 协调沟通能力　护士的协调沟通能力是护理工作成功的最主要因素之一。护理工作的核心是围绕人展开的，护士在与患者、患者家属及其他医务人员的交往过程中完成其减轻病痛和恢复、维持或促进健康的任务，实现护理目标。同时，由于护士24小时守候在患者身边，与患者接触的时间最多，与患者家属的联系也比医生多，护士通常在医生与患者及患者家属之间起着“桥梁”的作用。另外，护士与其他医务人员作为一个团队共同承担着患者的医疗康复任务，分工合作、协调一致、团结和谐的工作方式和氛围是患者获得高质量医疗卫生服务、尽快恢复健康的有力保证，而护士在整个医疗工作中处于人际交往的核心地位，扮演着举足轻重的特殊角色。

4. 解决问题的能力 护理工作的对象是患有各种疾病的人，每个人都是独特的，有其不同的个性特点、生活背景和生活经历，而同一个患者的疾病又时刻处于动态的变化之中。因此，护士在工作中应该善于独立思考，有较强的应变能力和解决问题的能力，这样才能及时、准确地解决患者发生的各种问题。

5. 自我评价的能力 护士要对自己有正确的评价，了解自身的长处和潜力，以及弱项和缺点，以便在工作中扬长避短，不断发展。

6. 教学能力 健康教育是护理工作的基本任务之一，护士应能够运用教和学的知识及原理进行健康教育，使人们转变健康观念，形成健康行为，从而使人们达到最佳健康状态。同时，护理是一门需要学习的专业，因此护士具有参与专业护理教学、培养新护士的任务，这就要求护士具备较强的教学能力，以能培养出合格的护理人才。

（三）职业态度方面

职业态度是通过职业学习而形成的影响个体职业行为选择的内部状态，受一个人的职业价值观和信念的影响。护士的职业态度受护士对护理的信念、理想和所认同的价值的影响，是护士判断和决策的内在动力，直接影响着护士如何对待患者和如何处理各种护理问题。因此，护理专业的学生应注重培养良好的护理职业态度，对患者要有爱心、耐心和恒心，表现出对患者的真诚和尊重，以及对工作认真负责的态度。

第三节　护士的素质和行为规范

一、护士的素质

（一）素质的含义

素质是一个经典的生理、心理学概念，又是一个在学校教育活动和社会生活中被广泛使用的概念，这一概念可做狭义和广义两种解释。狭义的素质就是生理、心理学上所说的“素质”，指人生来就具有的某些解剖生理特点，特别是指感觉器官和神经系统的特点。广义的素质是指人在先天的基础上，受后天环境、教育的影响，通过个体自身的认识和社会实践形成的比较稳定的基本品质。素质包括思想道德素质、科学文化素质、专业素质、身体素质和心理素质等。由于护理工作的特殊性和神圣性，护士必须具备特殊的职业素质。

（二）护士素质的基本内容

1. 思想道德素质

（1）具有“三热爱”、“一奉献”精神：护士应热爱祖国，热爱人民，热爱护理事业，具有全心全意为人民服务、为人类健康服务的奉献精神。

（2）具有良好的职业道德：护士职业道德的核心是救死扶伤和实行人道主义。这也是护士职业性质的具体表现。对患者具有高度责任感，想患者之所想，急患者之所急，忠于职守，廉洁奉公。

（3）具有较高的慎独修养：慎独是指一个人独处时也能谨慎不苟。护士的慎独修养是以诚实的品格及较强的责任心为基础的，而诚实的品格及较高的慎独修养正是护士高尚情操的具体表现。

2. 科学文化素质

（1）具备一定的文化素养和自然科学、社会科学、人文科学等多学科知识。

（2）具备一定的外语水平和计算机应用能力。

（3）掌握现代科学发展的新理论、新技术。

3. 专业素质

（1）具有合理的知识结构及比较系统完整的专业理论知识和较强的实践技能。

（2）具有敏锐的观察力、准确的记忆力和较强的综合分析判断能力，能树立整体护理观念，能用护理程序解决患者的健康问题。

（3）具有开展护理教育和护理科研的能力，能够不断开拓创新。

4. 身体素质和心理素质

（1）具有健康的心理，乐观、开朗、积极而稳定的情绪，宽容豁达的胸怀。

（2）具有高尚的道德感、真挚的同情心、较强的适应能力、良好的忍耐力及自控力，善于应变，灵活敏捷。

（3）具有较强的进取心，不断求取知识，丰富和完善自己。

（4）有健壮的体魄和规范的言行举止。

（5）具有良好的人际关系，同仁间相互尊重，团结协作。

二、护士的行为规范

人们在履行对社会所承担的职责义务过程中，其思想和行为都遵循着具有自身职业特征的准则和规范。护理学的奠基人南丁格尔曾经说过：“护理是一门最精细的艺术”。艺术需要想象力，需要情感和创造力。就护士的职业特点而言，在遵循人们公认的规范和行为的准则中，其言行举止要求更为严格。所以护士与患者交流中，其言行举止、姿势、眼神、微笑乃至片刻的沉默都必须注意技巧，以便更好地为患者服务。

（一）护士的语言

语言是人类交流信息常用的重要工具，在护理工作中，护患之间的有效沟通是以采用彼此都能理解的语言为基础的，这一点非常重要。护士应根据患者的受教育程度及理解力，选择合适的语言来传递信息。

1. 护理用语的要求

(1) 应用规范的语言：护士在与患者交流过程中要注意说话清晰，语调适中，语意准确，语法规范，而且要有系统性和逻辑性。交代护理意图要简洁、通俗、易懂，避免使用难以理解的医学术语。

(2) 传递关爱和真诚的情感：语言是沟通护患感情的“桥梁”。俗语说：“良言一句三冬暖，恶语伤人六月寒。”马克思也曾说过：“一种美好的心情，比十剂良药更能解除生理上的疲惫和痛楚。”这都说明了语言对情感产生的作用和影响。所以护士一进入工作环境，就应立即进入护士角色，一切以患者的利益为重，不可将个人的不愉快情绪带到工作中影响患者，更不能迁怒于患者。护士应满腔热忱地面对患者，将爱心、同情和真诚相助的情感融化在语言中。如晨间护理时，护士应面带微笑走进病房，向患者说声“早上好!”还可以针对不同的对象谈及不同的情况，如“您昨晚睡得好吗?”“您气色好多了!”这并不是简单的寒暄，而是护患之间情感的交流。良好的语言能给患者带来精神上的安慰，有益于患者的健康。故护士应注意发挥语言的积极作用。

(3) 把握患者权利与保护性医疗制度的尺度：患者有知情权，因此，一般情况下，护士要实事求是地向患者解释病情及治疗情况。但由于患者对有些问题比正常人敏感，护士可视不同对象分别对待，有的可直言，有的必须委婉、含蓄。对危重患者要尽量减少他们的精神压力，以免加重病情。同时，护士要尊重患者的隐私权，未经患者允许，不可向与患者的治疗和护理无关的人员透露患者的病情，尤其是对患者的隐私如生理缺陷、精神病、性病等要保密。

2. 符合礼仪要求的日常护理用语

(1) 招呼用语：如“请”、“请稍候”、“请别急”、“谢谢”、“对不起”、“没关系”、“再见”等。对患者的称谓要有区别、有分寸，可视年龄、职业而选择不同的称呼，如“老师”、“阿姨”、“同志”、“小朋友”等。不可用床号称呼患者。

(2) 介绍用语：患者被送至病区时，首先接待他的是护士，护士要有礼貌地介绍自己。如“您好！我是您的责任护士，我叫某某，有事请找我。”

(3) 电话用语：打电话时应有称呼，如“您好！我是某某病房的某某，请叫某某医生听电话”。接电话时应有礼貌，自报受话部门，如“您好，某某病房，请讲”。

(4) 安慰用语：使用安慰用语，语气应温和，表示真诚关怀，如“请别担心，目前这病还是有办法治疗的，您的病一定会得到有效控制”。要使患者听后感到亲切，获得依靠感和希望感，而且感到合情合理。

(5) 迎送用语：新患者入院，护士应充分意识到这是建立良好护患关系的开始，护士应起立面带微笑迎接患者，护送患者到床边。热情介绍病区环境、制度及同室的病友，使患者消除陌生感，尽快适应医院环境。患者出院时，护士应送至病房门口，用送别的语言告别，如“请按时服药”、“请多保重”、“请定时到门诊复查”等，给患者以亲切温暖的感觉，增强患者战胜疾病的信心，以促使患者身心得以早日康复。对出院的患者一般情况下不要说“再见”。

3. 护理操作中的解释用语 法国管理学家凯特灵曾经说过：“一个解释得很清楚的问题就是一个解决了一半的问题。”护士为患者进行任何护理技术操作时都应清楚地向患者解释，让患者了解该项操作的目的、操作方法及患者的配合方法等，以解除患者因不知而引起的焦虑和恐惧，取得患者的理解和合作。有效的讲解对于成功的护理是十分重要的。护理操作解释用语分三个部分进行：操作前解释、操作中指导和操作后嘱咐。

(1) 操作前解释：讲清本项操作的目的；交代患者应做的准备工作；简要讲解方法及在操作过程中患者会产生的感觉；了解患者对该项操作的态度和愿望。同时，护士要承诺采用熟练的护理技术，尽量减轻操作过程中可能产生的不适。

(2) 操作中指导：具体交代患者在操作中应如何配合；使用鼓励性语言，增强患者的信心；使用安慰性语言，消除患者的紧张和不安。

(3) 操作后嘱咐：询问护理操作是否达到预期结果，患者有什么感受；交代必要的注意事项；感谢患者的密切配合。

（二）护士的非语言行为

非语言沟通（non-verbal communication）不是用说话的内容来表达信息，而是利用个体的行为来传递信息，故又称为躯体语言（body language）。一般认为，非语言沟通比语言沟通更真实、更准确，护士在护理实践中应善于利用非语言沟通技巧（见第七章人际关系与沟通），以了解患者的真实想法或某些“难言之隐”，以便有的放矢地做好护理工作，并取得患者的尊重和信任。

（三）护士的仪表与举止

仪表指人的风度、姿态和服饰，不同的容貌、服饰、姿态体现了一个人风度的雅俗，可给人留下不同的印象，产生不同的效果。护士端庄稳重的仪容，和蔼可亲的态度，高雅大方、训练有素的举止，不仅构成护士的外表美，而且在一定程度上可反映其内心境界与情趣。护士端庄的仪表会给患者带来良好的第一印象。

1. 容貌与服饰 人的容貌有情感传递和审美的功能，在人际交往中起着重要的作用。

服饰是指服装与妆饰。服饰有表现人体美和美化生活的作用，也是社会文明的标志之一。护士的妆饰要适度，要与护士角色相适应，自然、大方、健康、高雅，要使患者感到亲切、和蔼、可信。

护士的制服和帽子代表护理专业的特征，体现了护士特有的精神面貌，象征着护士的自信，凝集着护士的骄傲和希望。工作服、帽、鞋都要干净、规范。护士制服和帽子以白色为主，对不同科室如手术室、小儿科、传染科等可选用淡蓝色、淡绿色、淡粉色工作服，式样应合体、美观大方，有利于工作。护士在班期间不可戴首饰。

2. 姿态 姿态是指人的姿势、体态。姿态可反映一个人的文化修养，尤其是站姿，是姿态的基础，是保持良好风度的关键。

（1）站姿：优美的站姿是头正，颈直，两肩外展放松，挺胸，收腹，立腰提臀，两腿并拢，两脚前后错步或呈微“丁”字步，两手在身体两侧自然下垂或两手轻握置于腹部或下腹部。

（2）坐姿：端庄、文雅的坐姿建立在站姿的基础上，单手或双手向后把衣裙下端捋平，轻轻落座在椅面的2/3～3/4处，上身端正挺直，双膝并拢，小腿略后收或小交叉。两手轻握，置于腹部或腿上。

（3）走姿：在站姿的基础上，行走时抬头，挺胸收腹，提臀，弹足有力，柔步无声，步履轻捷自然，两臂前后摆动，前后摆幅不超过30°。左右两脚沿一直线两旁，小步前进。

（4）持治疗盘：双手握托治疗盘，肘关节贴近躯干呈90°。

（5）持病历卡：一手持病历卡，轻放在同侧胸前，稍外展，另一手自然下垂或轻托病历下方。

护士在护理实践中都应有意识地注意自己的坐、立、行和持物等姿态，日久天长一定可以形成优美的姿态。

思考题

1. 护士应具备哪些基本素质？
2. 现代护士有哪些角色？

第七章　人际关系与沟通

我们每个人都生活在与他人所共同组成的社会中，处在各种错综复杂的人际关系网络之中。人与人之间必然要相互接触，相互联系，相互作用，即进行人际交往。人际沟通是人们交往的一种最重要的基本形式，有效的沟通交流是建立良好人际关系的必要前提。人际沟通对护理实践有着特殊的意义，是护理实践中非常重要的内容。对护士来说，学习人际关系与沟通的知识和相关技巧对提高护理质量有着十分重要的意义。

第一节　人际关系

人际关系（interpersonal relationship）是人类社会中最普遍、最常见的一种关系，每个人都生活在各种各样现实的、具体的人际关系网中，人正是通过与别人发生作用而发展自己，实现自己的价值。人的许多需要都是在人际交往中获得满足的。

一、概述

（一）人际关系的概念

人际关系作为一个专用名词由美国人事管理协会在20世纪初最先提出。不同的学科对人际关系有不同的理解：社会学家认为，人际关系是在社会生活中人们通过直接交往而形成的社会关系。社会心理学家把人际关系定义为人与人之间心理上的关系，表示心理距离的远近。行为科学家认为，人际关系是人与人之间的行为关系，体现人们社会交往和联系的状况。

人际关系一般具有一定的感情色彩，比如喜欢、厌恶、仇恨、信任、怀疑、亲近或回避等。不同的人际关系会引起不同的情绪体验，若人与人之间是亲密友好的关系，说明双方心理距离近，彼此会感到心情舒畅愉悦；若人与人之间是敌对关系，则说明心理距离远，双方会产生不愉快、厌恶的情绪。

（二）人际关系的影响因素

从社会心理学的角度分析影响人际关系的因素，主要包括社会认知和人际吸引两个方面。

1. 社会认知 人际关系的建立一般以社会认知的结果为基础，人际关系的效果也受到社会认知结果的影响及制约。社会认知的概念最初由美国心理学家布鲁纳于1947年提出。社会认知是个体对他人、自己及人际关系的心理状态、行为动机和意向作出的推测与判断过程，包括感知、判断、推测和评价等一系列的心理活动过程。在社会认知过程中，人们常根据自己过去的经历和有限的信息对他人作出猜测、判断及评价。在形成最初的印象以后，随着进一步接触，人们会从多方面、多角度对对方的个性特征继续进行判断，然后将所有的信息进行综合、概括，最后进行评价。在人际交往中，双方的认知会受许多复杂因素的影响，如个体的主观感受、经验、环境、文化背景、当时的心理状态等。这些因素可能会造成对他人的认知发生一些偏差，这些偏差一般遵循一定的社会心理规律。

(1) 首因效应：首因效应即日常生活中的“第一印象”，是指双方首次接触时，根据对方的仪表、言语、举止等外显行为对对方作出综合性判断与评价。例如，当求职者在面试时，面试官与他短暂地交谈几分钟，就可对这个求职者的一些个性特征进行大致的判断。社会心理学家的研究证明，在首因效应中，一个人的仪态服饰及言谈举止是主要的影响因素。因此，在交友、求职等社交活动中，我们可以利用这种效应给别人展示一种好的形象，为以后的沟通交往打下良好的基础。

(2) 近因效应：近因效应与首因效应相反，是指交往中最后的印象在对方的脑海中会存留很长时间，对人的社会认知具有重要的影响。在日常生活中，这种现象也随处可见。例如多年不见的老朋友，在自己的脑海中印象最深刻的可能就是临别时的情景。又例如人们在谈话中总爱把最近看到的事物作为话题等等。

(3) 晕轮效应：晕轮效应又称光环效应，指人际交往中对一个人的某种人格特征形成印象后，便会以此来推测此人的其他方面的特征。例如当认为一个人聪明、勤奋、诚实、善良之后，就会认为他一切都很好。反之，如果认为某人愚蠢、懒惰、虚伪，就会认为他一切都坏。

(4) 社会刻板印象：人们的社会认知偏差，不仅表现在对个体的认知过程中，也会表现在对某个群体的认识上，即在某个社会文化环境中对某一社会群体所形成的固定而概括的看法。一般来说，社会刻板印象不是以直接经验或可靠的事实资料为根据，而是以间接经验或习惯思维为基础，形成固定的看法。例如认为老年人是保守的，年轻人是冲动的；北方人是豪爽的，南方人是精明的等等。

2. 人际吸引 人际关系受许多心理因素所影响，包括认知成分、情绪成分和行为成分。其中，情绪成分即对人的喜爱或不喜爱，表现为人与人相互间的吸引力，即人际吸引。人际吸引也称人际魅力，是人与人之间产生的彼此注意、欣赏、倾慕等心理上的好感，从而促进人与人之间的接近以建立感情的过程。人际交往是人际关系产生的基础，而人际吸引又是人际交往的第一步。决定人际吸引的因素有很多，主要有接近性、相似性、互补性、才能与特长、仪表。

(1) 接近性：空间距离是影响人际吸引的重要条件。研究表明，如果其他因素不变，空间距离上的接近能够导致人们之间的吸引与喜欢，尤其在交往的早期阶段。因为空间上的接近使相互接触的机会增多，相互之间更容易熟悉、了解，增加了人们之间感情的交流与联系。例如“近水楼台先得月”，“远亲不如近邻”。

(2) 相似性：在个人特征方面，若双方能认识到彼此的相似性，如态度、信念、价值观、兴趣爱好等相似或一致，则更容易相互吸引。这是因为双方对问题的看法或意见具有相同的观点，能够产生心理上的共鸣，拉近了双方的心理距离。研究证明，态度及观点的接近具有重要的吸引作用。例如“物以类聚，人以群分”；“惺惺相惜”等。

(3) 互补性：当双方的需要以及对对方的期望成为互补关系时，就会产生强烈的吸引力。当两个人以互补方式满足对方需要时会形成良好的人际关系。例如脾气暴躁的人喜欢与脾气温和的人相处；依赖性强的人往往喜欢与独立性强的人在一起。

(4) 才能与特长：人们倾向于喜欢有能力、有水平、有特长的人，欣赏并钦佩他们的才能与特长，愿意接近他们。例如，优秀的人一般容易受到他人的喜爱与敬仰，如球迷、歌迷和影迷对球星、歌星和影视明星的爱慕和追捧等。

(5) 仪表：一个人的长相、着装、仪态、风度等都会影响人们彼此间的吸引，尤其是在第一次见面时，人们往往会根据对方的外貌、仪态、风度等特征来评价对方，形成好的或不好的印象，从而影响以后相互之间人际关系的发展。

二、护理人际关系

护理人际关系是护士在工作过程中形成的多种人际关系的总和，包括护患关系、医护关系、护际关系等。对患者而言，护士与患者接触的机会最多，最熟悉患者的感受与需要，是对患者进行护理活动的主导者；对医生来说，护士需要与医生共同协作，实施对患者的诊断、治疗和护理；对护理系统内部来说，护士应相互协作，共同为患者服务，提高护理效率。良好的护理人际关系是做好各项护理工作的重要保证和基础，不仅有利于促进护士与患者及其家属、医生、其他医务人员之间的相互协调与信任，而且有利于提高护理工作的质量和效率。由于护理人际关系为护理工作的需要而建立，因此它具有不同于一般社交性人际关系的特征。

1. 专业性 护理人际关系中的所有活动都是以专业活动为中心，以保证患者的康复为目的。因此，护理人际关系与一般的亲朋好友间的社交性人际关系不同，它具有明确的专业性目的，即为患者解决特定的护理专业问题，完成特定的护理专业任务。在护理人际关系中，不论是与患者及其家属的关系，还是与医生、其他护士或医务人员的关系都属于专业关系。他们为共同的专业目的而相互联系和协作，共同完成专业任务。

2. 时限性 当患者因健康问题而与护士接触时，关系开始建立；当患者的健康问题得到解决时，关系结束。患者出院后，仍可能与护士继续交往，但这种关系已经没有专业目的性，因此不属于护理人际关系的范畴，而是一般的社交关系。护士与医生及其他医务人员的专业关系持续时间较长，这是由于其专业任务连续不断的缘故。但就某一专业任务而言，仍然具有时限性。

3. 多面性 护士在进行护理专业活动的过程中承担着多种角色，这决定了护理人际关系具有多面性的特点。护士不仅是各项护理活动的计划者、执行者，同时还承担着预防保健、康复指导和健康宣教等义务。另外，随着护理学科的发展，护士还应致力于护理专业的研究和改革。护士在行使这些专业职能时，需要与各种各样的人接触，面对多层面的人际关系。

4. 复杂性 患者来自于社会各个阶层、各个民族，甚至不同的国度，而且流动性比较大，使护理人际关系比较复杂。患者都是有生命、有情感的人，他们有不同的生活经历和社会文化背景，患病后有自己特殊的生理、心理反应和社会文化需求，这便增加了护理人际关系的复杂性和处理难度。所以，护士在与患者交往的过程中应因人而异，采取与患者个人特点相适应的方式，这样才能处理好复杂的护理人际关系。

5. 协作性 整个健康服务系统是由许多不同的专业人员所组成的服务群体，各个成员只有相互协调、共同努力才能完成任务。因此，护士在处理专业性人际关系时，必须遵守系统所规定的原则和纪律，与其他成员协作努力，争取获得患者及其家属、护理同行及医生等人员的支持和配合，共同完成专业任务。

6. 公众性 医疗健康服务工作面对的是社会各个群体，具有社会性。护理工作是健康服务工作的重要组成部分。护士不仅代表其所在的医疗机构，同时也代表整个国家的社会医疗保障体系为公众服务。因此，护理人际关系具有公共关系的性质，尤其是护患关系的好坏直接影响到医疗机构的形象和信誉。因此，护士在处理护理人际关系时必须遵守公共关系处理的基本原则，维护所在组织的形象和信誉，维护患者的基本权益。

三、护患关系

护患关系（nurse－patient relationship）是在护理过程中护士与患者之间产生和发展的一种工作性、专业性、帮助性的人际关系，是护士与患者为了医疗护理的共同目标而发生的互动现象。护患关系是护理人际关系的中心。

（一）护患关系的性质

护患关系是一种人际关系，具有一般人际关系的普遍特点，但由于这种关系是以一定专业目的为基础且在特定的条件下形成的，因此，还具有其本身的独特性质。

1. 护患关系是一种工作关系 建立良好的护患关系是护理职业的要求，护士与患者的交往是一种职业行为，具有一定的强制性。因此，不管护士是否愿意，或面对何种身份、性别、年龄、职业、素质的患者，都应与患者建立并保持良好的护患关系。它要求护士对所有的患者一视同仁，设身处地地为患者着想，真诚地给予帮助，满足患者的健康需求。另外，由于护患关系是一种工作关系，护患双方应避免过度的感情投入，以免影响护士的工作效率或使患者的情绪产生变化而影响健康。

2. 护患关系是一种治疗关系 在日常生活中，良好的人际关系能使人心情舒畅，有利于身体健康；而不良的人际关系会使人产生愤怒、焦虑甚至抑郁等消极的情绪，损害人的身心健康。如果护患之间能建立良好的护患关系，则能有效地减轻或消除患者来自医院环境、诊疗过程或疾病本身的压力，有助于疾病的康复。反之，不良的护患关系会加重患者的心理负担，甚至可能导致患者产生消极的情绪，影响疾病的治疗和康复。

在这种治疗性护患关系中，护士应始终以患者的需要为中心，尽力满足患者的各种合理需要。

3. 护患关系是一种帮助关系　护患关系的一方是缺乏必要的能力、意志和知识而无法独自满足健康需要的个体、家庭或群体，另一方则是为这些不能自行满足其健康需求的人们提供专业帮助。因此，护士与患者是“帮助者”与“被帮助者”的关系，护士作为专业的帮助者，他们的任务就是协助患者得到专业的、完整的护理，从而使患者达到最佳的健康状态。

4. 护士是护患关系的主要责任者　患者由于患病，经受疾病的折磨来医院接受治疗，处于被动地位，而作为帮助者的护士处于主导地位，护士对护患关系的建立和发展起着积极和主导的作用。护患关系一旦出现扭曲，在多数情况下，护士应该负有主要责任。

5. 护患关系是一种多方位的人际关系　护患关系不完全局限于护士和患者之间，它涉及医疗护理过程中多方位的人际关系。医生、患者家属、其他医务人员等从不同角度，以多方位的互动方式影响着护患关系。

6. 护患关系是一种短暂性的人际关系　护患关系是患者在接受护理服务过程中存在的一种人际关系，一旦护理服务结束，这种人际关系便会结束。

（二）护患关系的行为模式

根据护患双方在共同建立及发展护患关系过程中所发挥的主导作用、各自所具有的心理方位、主动性及感受性等因素的不同，可以将护患关系分为以下 3 种基本模式：

1. 主动－被动型（activity－passivity model）　这是一种最古老的护患关系模式，受传统的生物医学模式的影响和限制，护士在护患关系中占主导地位，患者则处于完全被动和接受的从属地位，护士具有绝对权威。护患双方不是双向作用，而是护士对患者单向发生作用。这种护患关系的特点是“护士为患者做什么”，模式的原型是“父母－婴儿”。这种模式过分强调护士的权威，忽略了患者的主观能动性，不能取得患者的配合。这种模式主要适用于某些难以表达自己主观意志的患者，如婴幼儿，昏迷、休克、全麻、有严重创伤及精神病的患者等。此时，需要护士有良好的护理道德、高度的工作责任感，发挥积极能动作用，使患者能够早日康复。

2. 指导－合作型（guidance－cooperation model）　这是近年来在护理实践中发展起来的护患双方都具有主动性的一种模式，但是患者的主动性是以执行护士的意志为基础的。患者可以向护士提供有关自己疾病的信息，也可以对护理计划和护理措施提出意见和要求，但护士的权威仍是决定性的。患者的主动合作，包括诉说病情、反映治疗情况、配合各种护理措施等都是在护士的要求下进行的，患者的地位是“合作”。在护理实践活动中，几乎所有的护理措施如进行身体评估、注射、换药、插胃管、导尿等护理操作技术都需要患者的配合，否则无法进行。这种护患关系的特点是“护士教会患者做什么”，模式原型是“父母－儿童”。这种模式比主动－被动型的护患关系模式前进了一大步，但护患双方仍然不是完全对等的，患者一般处于消极配合的状态。这种模式主要适用于一般的患者，尤其是患急性病的患者。目前临床上的护患关系多属于这种模式。此模式的护患关系需要护士有良好的护理道德、高度的工作责任心和良好的护患沟通技巧，使患者在护士的指导下能获得早日康复。

3. 共同参与型（mutual－participation model） 这是随着医学模式和护理理念的转变发展而来的一种新的、双向的护患关系模式。此模式认为，在治疗与护理过程中，护患双方是平等的，具有同等的主动性和权利，患者的意见和认识是有价值的。患者不仅是合作者，而且还积极主动地参与自己的治疗和护理讨论。例如，向护士提供自己接受治疗和护理后的体会，探讨某些护理措施的取舍等等，同时护士也非常愿意及时、准确地接受患者的反馈，以便从中总结经验，进一步提高护理效果。这种护患关系是双向的，是一种新型的平等合作的护患关系。例如，在患者身体允许的情况下，自己做一些简单的康复训练、自己服药等。

这种护患关系模式的特点是“积极协助患者自护”，模式原型是“成人－成人”。但这不能理解为把那些本应由护士亲自执行的任务交给患者，例如，护士让患者自己换药、自己取送检查化验单或药品等等，这些都是不恰当的。共同参与的主要目的是发挥患者的主观能动性，使其更好地树立信心，逐步独立处理自己的生活。这种模式多适用于患有慢性疾病且受过良好教育的患者。此时，患者对自己的健康状况有充分的了解，把自己看成是战胜疾病的主体，有强烈的参与意识。护士应设身处地地为患者着想，以患者的整体健康为中心，尊重患者，给予患者充分的选择权，以恢复患者在长期慢性的疾病过程中丧失的信心及自理能力，促使患者早日康复。

4. 护患关系模式的转化 在现今的护理实践活动中，建立什么样的护患关系模式，不仅取决于患者所患疾病的性质，而且还要考虑患者的个性特征。在护理实践中，应注意根据不同的患者，采用适当的护理模式。

在临床实践中，护士与特定患者间的护患关系模式不是固定不变的。随着患者病情的变化，可以由一种模式转向另一种模式。例如，对一个因昏迷而入院治疗的患者，先按“主动－被动”的模式加以处理；随着患者病情的好转和意识的恢复，可以逐渐转入“指导－合作”模式；患者进入康复期，可以采取“共同参与”模式。

（三）护患关系的建立与发展过程

护士与患者的关系，从患者入院或护士接触患者开始，至患者出院或恢复健康而结束，一般可分为三个阶段。

1. 初始期 初始期也称为观察熟悉期，指患者与护士初期的接触阶段。初始期是建立护患关系的第一期，主要任务是护士与患者建立相互了解及信任关系。信任是建立良好护患关系的决定性因素之一，是以后开展护理工作的基础。护患双方在此阶段通过自我介绍彼此从陌生到认识，通过接触从认识到熟悉。护士在此阶段需要向患者介绍病区的环境及设施、与治疗和护理有关的人员、医院的规章制度等。护士还需要初步收集有关患者的生理、心理、社会文化及精神等方面的信息和资料。护士诚恳的介绍以及在工作中体现出的爱心、热心、耐心、细心、同情心和责任心，都将有助于信任关系的建立。

2. 工作期 工作期也称为合作信任期，这是护患关系中最重要的阶段，即护士执行各项护理任务、患者接受治疗和护理的最主要阶段，时间相对较长。在这一阶段，护士应以自己高尚的职业道德、精湛的护理技术、热情耐心的服务态度赢得患者的信任与依赖，取得患者的主动配合。这一阶段的主要任务是护士应用护理程序帮助患者解决各种身心问题，满足其康复需要。护士需要与患者共同协商制定护理计划，根据患者的具体情况修改和完善护理计划，并合作完成护理计划。这一阶段护患双方可能会发生一些争执或不愉快的事情，例如患者认为护士的护理技术不够熟练，对患者不够关心、不负责任等；护士埋怨患者不主动配合、过分挑剔和娇气等。若遇到上述不协调的情况，护士应以积极的态度及时处理，如对患者提出的意见作出道歉和解释，及时改正工作中的不足。护士在护理过程中要始终保持关注、真诚和尊重的态度，尽力满足患者的合理要求，让患者满意，使护患关系向促进患者健康的方向发展。

3. 结束期 结束期也称为终止评价期，护士与患者通过密切合作，患者的病情好转或基本恢复，达到了预期的目标，患者康复出院时，护患关系将进入结束期。结束期的主要任务是成功地结束护患关系。护士应该在结束护患关系前就做好相应的准备工作，如对整个护患关系发展过程的评价，了解患者对自己目前健康状况及护理工作的满意度和接受程度等。护士还需要对患者进行有关的健康教育及咨询，根据患者的具体情况制定出院计划或康复计划等，并征求患者的意见，以便更好地改进工作。结束期的护患关系一般比较简单顺利，因为此时患者的健康问题已经解决或基本解决。

（四）护患关系的发展趋势与存在问题

随着医学模式的转变和社会发展，以及一系列新技术、新设备在医学上的广泛应用，护患关系也相应地发生了很大变化。近年来，出现了以下几方面的变化趋势：

1. 护患关系的人文化趋向 随着医学模式和护理模式的转变，整体护理作为新型的护理模式它要求护士在关注疾病的同时，更要关注患者的心理需求和人格尊严，尊重患者的想法和感受，一切以患者的需要为中心，为患者提供人文关怀。

2. 护患关系的法制化趋向 护患双方应在国家法律的范围内行使各自的权利和义务，护患之间的关系应建立在共同遵守国家法律的基础上。各种卫生法律法规都对护患双方提出了相应的行为准则和规范，护患双方都应学法、知法和守法，学会用法律的武器保护自己的正当权益。

3. 护患关系的多元化趋向 随着护理学科的快速发展，护士不再是医生的助手，而是承担着多种角色，可以相对独立地、主动地开展护理工作，以满足患者生理、心理和社会等多方面的需求。

4. 护患关系的社会化趋向 目前，随着社区医疗保健、家庭护理保健和康复护理保健等快速发展，护士走出医院、走向社会、走进家庭的趋势已越来越明显。

5. 护患关系的人机化趋向 随着临床上越来越多的先进医疗仪器设备的应用，使得护患之间更多地增加了“物”的因素，护患关系由“人（护士）－人（患者）”模式向“人（护士）-机器-人（患者）”模式转变。护士有时过多依赖或关注这些技术因素，而忽略患者的意见和要求，忽视与患者的情感交流，人际关系被人机关系所阻隔或替代。这种变化趋势违背了现今医学护理模式的主旨，在护理实践中应注意避免和克服这种“高技术、低感情”的趋向。

6. 护患关系的经济化趋向 随着社会主义市场经济的发展，医疗体制改革不断深化，医院在考虑社会效益的前提下，同时重视经济效益。医院把为患者服务与医务工作者个人的经济利益挂钩，使护患关系中的经济因素明显增强。这种变化趋势，使少数护士忘掉了职业道德，见利忘义，损害了正常的护患关系。

（五）影响护患关系的因素

护士与患者接触的机会最多，关系也最密切，护患之间发生争议的机会也相对增多。在护理工作中，常见的引起护患冲突的原因主要有以下几个方面：

1. 角色模糊 每一个社会角色都具有其特定的社会角色功能，都代表着一套与之相符的行为规范与期望。“角色模糊”是指个体对于自己充当的角色不明确或缺乏真正的理解时所出现的状态。护患关系及沟通的关键是双方对关系的角色期望及定位是否明确。如果护患双方对各自的角色理解不一致，觉得对方的言行表现不符合自己对对方的期待，护患关系及沟通便会发生障碍。在临床护理实践中，护士与患者双方因角色模糊而导致的问题是比较多见的。例如，一位患老年性阴道炎的新入院患者，医生诊断后给以相应的药物治疗，责任护士从药房领来药后交给此患者后便转身离去。这位患者不识字，也没有家属在身边，呆呆地坐在床上，望着护士给的药不知所措，不知道这个药该何时服用，怎样服用。望着来去匆匆的护士，也不知道该问谁。

这里就存在着护患双方角色模糊的问题。首先，护士对自己作为“帮助者”的角色特征认识不清，对这位需要帮助的患者不闻不问，没有提供相应的帮助；其次，患者也没有认识到自己是“被帮助者”，不知道如何求助，也不敢求助。这个例子说明，护患双方的角色模糊可以阻碍良好护患关系的建立。

2. 责任冲突 护患之间的责任冲突表现在两个方面：一是对于造成的问题由谁来负责，双方意见不一致；二是对于改变健康状况该由谁来承担责任，双方有分歧。这些分歧影响护患关系的顺利建立和发展。例如一位中风的患者，医护人员建议其在接受康复理疗的同时，自己也要多活动患侧肢体，以促进患肢功能的早日恢复。但患者却说来医院就是接受治疗的、自己没有力气、无法活动、难以配合治疗等。护患双方在该由谁负责改变患者健康状况的看法上发生争议，医护人员认为患者应该积极配合医护活动，但患者不愿进行积极的肢体功能锻炼，只想单纯依靠治疗和护理解决问题。患者不知道他有积极配合医护活动的义务，应该为改善自己的健康状况承担责任。这样就很容易造成护患双方的不满情绪，从而影响护患关系的良性发展。这就需要护士积极发挥主导作用，通过积极、有效的沟通和实际的帮助，使双方意见取得一致。

3. 权益差异 每个患者都有权利要求获得安全、优质的健康服务，但由于患者大多缺乏相应的健康知识，而且由于疾病的影响，部分或全部失去自我控制及料理的能力，因此，多数患者并不具备维护自己权益的知识和能力，必须依靠护士来维护。这样就增加了护士的优越感，在处理护患双方的权益争议时，往往会倾向于医护人员和医院的利益，较少考虑患者的权益，因而加重了患者的心理负担，影响患者康复。随着社会生活水平的不断提高，法律制度的健全，人们的精神文化追求不断提高，患者的权益意识和自我保护意识也在不断增强，对医疗护理服务质量的要求也在不断提高。如果护士继续忽视患者的正当权益，就会引发护患冲突。

4. 理解分歧 当护患双方对信息的理解不一致时，难以进行有效的沟通，容易造成护患双方的误解和相互埋怨，损害护患关系。例如医护人员之间习惯于用医学术语沟通，但患者缺乏医学知识，很容易造成误解。比如某医院为一位胃溃疡的患者行胃大部切除手术，术后护士叮嘱患者家属，因胃大部切除，术后应禁食。患者术后感觉饥饿，患者家属将“禁食”理解为“进食”。患者进食后吻合口破裂，造成再次手术抢救的严重后果。有时医护人员的语言过于简单、表述不清也会造成误解。例如一位护士刚从手术室出来，在门外焦急等候的家属赶忙上前问：“情况怎么样?”护士简单回答了一句：“完了。”家属一听，以为患者死了，便号啕大哭，差点晕过去。这种因语言问题而导致的误解，极易造成护患双方产生矛盾，护患关系也会因而受到损害。

5. 文化因素 患者可能来自不同的民族甚至不同的国家，他们具有不同的语言、风俗习惯和宗教信仰，这使护患关系比较复杂，也给护患沟通造成了很大影响。如果护士仍旧采用单一的文化模式护理不同的患者，就很容易产生文化冲突，甚至影响护理效果。例如产妇在产褥期的饮食、卫生和活动等方面，民间有很多不同的风俗习惯，有的不利于产妇的身心健康和身体恢复，此时，护士要对产妇及其家属进行积极的宣教，改变旧的传统观念，说明不良习惯和行为的后果。还有很多患者不愿意住 4 号病床，认为“4”是“死”的谐音，不吉利。另外，在对患者进行健康宣教时应注意少数民族的风俗习惯，例如回族、维吾尔族不食猪肉等。护士如果不了解患者的文化背景，就不能与患者进行有效的沟通。

（六）建立良好护患关系对护士的要求

良好的护患关系不仅可以帮助患者战胜疾病，早日恢复身体健康，而且对保障和恢复患者的心理健康有着十分重要的意义。在促进护患关系朝着良好方向发展的过程中，护士起着主导作用。为了建立良好的护患关系，要求护士具备以下素质：

1. 创造良好护患关系的气氛和环境 护士应该建立一个有利于患者康复的安全、和谐和支持性的环境，使患者在接受医疗和护理活动的过程中能保持良好的身心状态，积极配合医疗和护理，以促进疾病的早日康复。

2. 保持良好的工作情绪 情绪可以在人与人之间互相传递和感染，护士的情绪会对患者产生直接的影响。因此，护士应保持良好的心态，自觉控制和调节自己的情绪，不要将不良情绪带到工作中。消极的情绪容易导致护士注意力不集中、判断力降低，直接影响护士的意识和思维状态，极易发生差错事故和失职行为，甚至会危及患者的生命。

3. 真诚相待，取得患者的信任 良好护患关系的建立和保持依靠双方的相互信任和尊重。在护理患者时，护士应真心诚意地关怀患者，帮助患者，体会患者的感受，对所有患者一视同仁，让患者感受到被接纳、被尊重，从而促进护患关系的良性发展。

4. 言语谨慎，文明亲切 护士收集患者的健康资料，对患者进行心理护理或者健康宣教等都需要通过语言来实现。俗话说："良言一句三冬暖，恶语一言六月寒。"语言既可以治病，也可以致病，因此，护士必须加强语言修养。在与患者沟通的过程中，要注意言语谨慎，文明而有礼貌、亲切，多使用安慰性和鼓励性语言。

5. 提高专业水准 护理学科涵盖医学、社会学、心理学、美学、伦理学等多学科知识，因此护士需要不断地汲取新知识和新技能，更新自己的知识结构，提高自己的专业水准，从而获得满意的护理效果。

6. 良好的沟通技巧 护士应学习和掌握各种沟通技巧，与患者进行有效的沟通。有效的沟通是使护理工作顺利开展的基础，也是建立良好护患关系的前提。护患之间的有效沟通，有利于增加彼此的了解和信任，减少误会和纠纷的发生，提高护理效果和患者的满意度。

四、护士与其他人员的关系

（一）医护关系

在整个健康服务体系中，护士是医生最重要的合作伙伴，医护双方分别从不同的侧重点为患者提供健康帮助。医生以治疗为主，关注的重点是如何正确诊断和治疗。护士以护理为主，关心的是患者对疾病诊断和治疗的反应，重点是减轻患者的不适并协助其适应患者角色。由于患者是一个整体，因此，医护双方必须建立一种良好的关系，密切配合，共同促进患者的早日康复。

1. 医护关系模式 医疗和护理工作是临床工作的核心，随着医学模式和护理理念的转变，护士与医生的关系模式也正在从传统的"主导－从属型"向现今的"协作－互补型"转变。

（1）主导－从属型：这是传统的医护关系模式，特点是以医生为主导，护士处于从属地位。这种关系被形象地描述为"医生的嘴，护士的腿"。护士的工作只是医生工作的附属或助手，只是机械地执行医嘱。因此，在护理实践中，护士只对医生负责，不直接对患者负责。

（2）协作－互补型：这种模式的特点是：①紧密联系，缺一不可。医疗和护理各有侧重，相互依存，相互促进。没有医生的诊断治疗，护理工作无从谈起；没有护士的护理，医生的诊疗方案也无法实施。所以医生和护士同样重要，缺一不可，各自发挥着自己的专业职能。②相互独立，不可替代。在医疗工作中，医生仍然处于主导地位，疾病的诊断、治疗方案的确定仍由医生完成；而在护理活动中，护士发挥着主导作用，需要根据医生的治疗方案，从患者的生理、心理和社会方面的需求出发，独立制定适合患者的护理计划和护理措施，以满足患者的健康需要。因此，医疗和护理相对独立，各自发挥作用，不可替代。③相互监督，互补不足。医疗和护理既紧密联系，又相互独立，互补不足。在临床上，医生开医嘱有时由于疏忽而出现差错，护士发现后就应及时提醒并帮助改正；护士在执行医嘱有疑问时，医生也要随时给以提醒和指导，避免差错事故的发生。

（二）护际关系

护际关系是指各类护士之间的人际交往关系。在护理工作中，各类护士由于职责分工、教育背景、工作经历、年龄资历等不同，在交往过程中往往会产生不同的心理，导致各种矛盾。这不仅影响相互的感情，而且直接影响护理工作的开展。为了避免出现不协调的问题，处理好护际关系也非常重要。

1. 护士与护士长的关系 不同年龄段的护士在与护士长交往时有不同的心理：年轻的护士精力充沛，求知欲强，希望得到学习和进修的机会，希望得到护士长的重视；中年护士有丰富的临床经验，希望护士长能重视他们，发挥他们的优势，同时也希望护士长能尊重他们。护士长则希望每位护士都能很好地贯彻自己的工作意图，妥善安排好自己的家庭、工作和学习，顺利完成各项护理任务。在工作中，难免会出现护士长与护士之间的矛盾，如有的护士不体谅护士长的工作难处，以自我为中心，服从协作意识差，强调个人困难多，考虑科室工作少；反之，护士长只顾抓工作，不关心护士的需求或偏爱工作能力强的护士，对工作能力差的护士一味指责等，这些均可造成护士与护士长之间的人际冲突。这就要求护士长首先应严格要求自己，真诚、热情、宽容地对待每位护士，做到一视同仁，公平公正；每位护士也要体谅护士长工作的艰辛和难处，要尊重领导，服从管理，支持护士长的工作。

2. 护士之间的关系 越来越多的本科或研究生学历的护士进入护理工作岗位，他们当中部分人认为自己学历高，有优越感，不愿与较低学历的护士交往；而较低学历的护士则认为他们太高傲，也不太愿意与他们交往。还有资历深的护士自恃经验丰富，看不起资历浅的护士；而资历浅的护士则认为资历深的护士以职称高自居，喜欢到处指挥他们，爱唠叨，而不愿意与他们交往，于是便产生人际交往矛盾。要避免这些不和谐的人际关系，护士之间就应相互理解和尊重，团结互助，学历高、资历深的护士多帮助级别低、年龄小的护士；年轻的护士应尊重年龄大、级别高的护士，向他们虚心求教。

3. 护士与实习护士的关系 护士与实习护士的人际关系通常比较好，但有时也会出现一些矛盾。带教老师希望实习护士态度认真，专业知识扎实，勤学好问，尽快掌握护理操作技术；实习护士则希望带教老师业务熟练，待人热情，带教耐心，肯教知识。带教老师往往喜欢有礼貌、吃苦耐劳、悟性高的学生，而对一些接受能力较差的实习护士可能会表现出没有耐心，经常批评，为避免麻烦不敢放手让他们去为患者服务，这就使实习护士逐渐失去了信心和学习的兴趣，甚至会产生师生之间的矛盾和冲突。另外少数实习护士学习不虚心，似懂非懂，在为患者服务时，造成一些纠纷或差错事故，给带教老师增添麻烦和心理压力，导致带教老师不愿意带教实习生。为避免矛盾冲突的发生，带教老师应做到尊重实习护士，对所有实习护士真诚热情，耐心教导，一视同仁；而实习护士也应该尊重带教老师，自觉掌握扎实的专业知识，工作主动，细心谨慎，勤学好问，尽快掌握护理操作技术。

第二节　护患沟通

沟通（communication）作为一个社会心理学名词，有广义和狭义之分。广义的沟通是指人类整个社会的沟通过程，不仅包含信息、情感和思想的沟通，同时也包含相互作用个体的全部社会行为，以及采用各种大众传播媒体所进行的沟通。狭义的沟通指以信息符号为媒介，人与人之间所进行的信息、思想及感情的交流。本节主要涉及狭义的沟通概念。

护患沟通是护士与患者之间的信息交流和相互作用的过程。所交流的内容是与患者的护理和健康直接或间接相关的信息，也包括双方的思想、感情、愿望和要求等方面的沟通。护患关系的建立与发展是在沟通过程中实现的。有效的沟通将产生良好的护患关系，缺乏沟通或无效的沟通会导致护患之间关系紧张或发生冲突。

一、沟通的基本要素

心理学家海因提出了一个完整的沟通过程，一般由下列6个基本要素构成：

（一）信息背景

一个信息的产生通常有一定的信息背景（background），包括信息发送者过去的经历、对目前环境的感受等，相同的信息在不同的背景或情景下代表不同的意义，脱离背景来理解沟通的内容常会产生误解。

（二）信息发送者

信息发送者（sender）也称为信息来源，可以是个人，也可以是团体。信息发送者在信息背景的影响下整理信息，并在发出信息时确定发出的信息完整而准确。在人际沟通过程中，由于沟通的互动性，信息发送者和信息接收者是不断转换的。

（三）信息、编码与解码

信息（message）是指信息发送者发出的指令、观点、情感和态度等。

编码（encoding）指信息发出者将要传递的信息转变成适当的信息符号，如语言、表情、文字、图片、模型等，以利于信息发送。信息编码的方式受信息发送者的文化程度、价值观念和生活背景等因素的影响。

解码（decoding）是信息接收者理解和感受信息发送者所发出信息的过程，也是对所编码的信息符号进行翻译的过程。信息解码的方式同样也受信息接收者的文化程度、价值观念和生活背景等因素的影响。

（四）信息接收者

信息接收者（receiver）是信息传递的目标。信息接收者由于受教育程度、抽象推论能力、价值观念和生活背景等因素的影响，对信息可能有不同的理解和解释。信息接收者在解码过程中只有准确地理解信息的真正含义，才不会产生对信息的误解。

（五）传递途径

信息在发送者与接收者之间的传递媒介称为信息的传递途径（channel），又称信息通道，包括听觉、视觉、触觉、嗅觉和味觉等。如面部表情所表达的信息是通过视觉传递的，交谈时护士握着患者的手所表达的信息是通过触觉传递的等等。

美国护理专家罗杰斯曾做过一项科学研究：一个人能记住其所听到的内容的5%，记住其所读过的内容的10%，记住其所见到的内容的30%，记住其所讨论过的内容的50%，记住其亲自做过的事情的75%，记住其教给别人所做的事情的90%。由此可见，护士在与患者沟通的过程中，应努力使用多种沟通途径，以使患者有效地接收信息。例如护士在给一位中风的患者进行肢体功能训练，如果护士能把语言讲解和现场演示两种方法结合起来使用，效果就比仅用语言讲解更好。

（六）信息的反馈

信息接收者在接收到信息后给予发送者的一些反应称为信息的反馈（feedback）。通过反馈可以了解信息是否准确地传递给信息接收者，以及信息意思是否被准确理解。有效、及时的反馈是非常重要的。护士在与患者沟通时，要及时反馈，并要把患者的反馈加以概括整理，再及时反馈给患者，要让患者知道护士在认真地听他诉说，护士从患者的反馈中也可以得到很多有用的信息。

二、沟通的层次

人际沟通是建立人际关系的社会活动，人与人之间每天都在进行沟通，每个人是否与所有人的沟通程度都一样，都是“无话不谈”或都是“话不投机半句多”？显然不是，人与人之间的沟通程度是有区别的。美国护理专家鲍威尔认为，根据人际交往中双方的信任程度、信息沟通过程中的参与程度及个人希望与别人分享感觉的程度的不同，可以将沟通分为以下几个层次：

（一）一般性沟通

一般性沟通是最低层次的沟通，双方只是表达一些表面性的、社交应酬性的话题。如“您好”、“今天天气真好”、“谢谢”等话语。大家对这类话都很熟悉，不需要进行过多的思考，使人感到很安全，可以避免一些因话不投机而出现的不期望的场面。这是双方参与程度最低的也是彼此分享感觉最低的一种交流层次。

在护士与患者初次接触时，在短时间内使用一般性沟通会有助于打开局面和建立信任关系。然而，护患之间的沟通不能长期停留在这个层次上，它会影响患者说出有意义的话题。有技巧的护士会很快试图去鼓励患者交流更有意义的话题，以使彼此之间的沟通向高层次发展。

（二）事务性沟通

事务性沟通是一种纯工作性质的沟通，沟通的内容一般只涉及所要沟通的事实，不加入个人的意见，也不掺杂个人的感情。如患者陈述自己发病的经过和描述疾病的部位，护士向患者介绍病室环境和规章制度等。这个层次的沟通是交往发展的必经阶段。在护患沟通中，如果护士发现患者以这种方式进行沟通时，不要用语言或非语言的行为去阻止他，因为患者所反映的信息将有助于护士对患者的了解。

（三）分享性沟通

分享性沟通除了沟通信息，还希望与对方分享自己对该事件的想法及判断。这一层次的沟通建立在相互有一定信任的基础上。如患者可能向护士谈论自己对住院生活的不习惯、晚上睡不好觉、害怕打针等。此时，护士不能表现出不赞同或嘲笑的行为，否则，患者将会隐瞒自己的真实想法，而只与护士进行一些表面性的沟通。

（四）情感性沟通

情感性沟通是指沟通双方除了分享对某一问题的看法及判断外，还会表达和分享彼此的感受、情感及愿望。一般在经过较长时间的交往、双方建立了高度的信任后才会达到这一层次的沟通。如患者向护士介绍自己对疾病的看法或对未来的担心，护士表明自己对疾病的态度，提出某些诚恳的忠告等。这种分享是积极的、健康的。对护士来说，此时的沟通不仅是出于职责，而且是发自内心地帮助患者；就患者而言，不把护士看成外人，不是以戒备心理来对待护士，而是一切信任护士、依靠护士。在护患交往的过程中，护士应以真诚的态度帮助患者建立信任感和安全感，从而使双方的沟通达到此层次。

（五）共鸣性沟通

共鸣性沟通是沟通的最高层次，指沟通的双方达到了短暂的、高度一致的程度。达到这一沟通层次时，有时沟通的双方不需要任何语言就能完全理解对方的体验及感受，也能理解对方希望表达的含义，也就是常说的“此时无声胜有声”、“心有灵犀一点通”。不是所有的人际沟通都能达到这一层次的，只有非常熟识的人才能达到共鸣性沟通。有时候，这种沟通方式在达到第四个沟通层次即情感性沟通以后就自然地发生了。

这五种沟通层次的主要差别在于沟通双方彼此的信任程度和希望与对方分享自己感受的程度不同。随着沟通层次的提高，沟通双方的信任程度也在不断增加。上述五种沟通层次均有可能发生在护患间的治疗性关系中，在沟通过程中应顺其自然，不要强迫并拘泥于某种方式，生搬硬套地按五种层次顺序进行。

三、沟通的种类

在同一时间内，护士可能使用几种类型的沟通方式。如果护士能根据所处的情境选择多种适当的沟通方式，那么与患者沟通的有效性将明显增加。总的来说，沟通可以分为语言性沟通和非语言性沟通。

（一）语言性沟通

1. 定义　语言性沟通（verbal communication）是使用语言、文字或符号进行的沟通。语言是用来传递信息的实际符号，是人类用来交流信息常见的重要工具，只有当信息发出者和接收者都能够清楚地理解信息的内容，语言才是有效的。沟通双方要使用双方都能理解的语言，这是有效沟通的前提。

2. 分类　语言性沟通可分为书面语言、口头语言、辅助语言和类语言。

（1）书面语言：以文字和符号作为传递信息的工具，如报告、信件、文件、书本、报纸、网络等，书面沟通不受时空的限制。

（2）口头语言：以语言作为传递信息的工具，如交谈、演讲、汇报、电话、讨论等。

（3）辅助语言和类语言：辅助语言又称副语言，主要包括说话的音量、音质、节奏、语气和语调等。类语言是指那些有声而无固定意义的声音，如呻吟、叹息、叫喊等。在沟通过程中，辅助语言和类语言起着十分重要的作用，同一句话会因说话者的语气或语调不同而表现出不同的意思。如在医院的走廊上，一位护士正推治疗车经过，由于车前面有患者挡住了去路，此时她需要用“请让一下”几个字来表达她的意思。用轻缓而平和的语调与用快速而高尖的语调说这句话的效果是截然不同的，前者可表示护士的礼貌，而后者则会让人觉得护士不耐烦和不尊重患者。在临床上，护士说话的语调和语气，常常是患者借以判断护士态度的重要线索。因此，护士说话时应体现出真诚、同感和尊重，这将有助于沟通的深入。同样，患者说话的语气、语调也可以为护士提供一定的信息，如患者的情绪是高兴的、积极的，还是悲伤的、焦虑的，护士要及时发现，及时帮助患者调整。

3. 护士应该具备的语言修养　护士在护理实践活动中运用良好的语言沟通技巧，是其为患者解决健康问题的重要手段。古希腊著名医学家希波克拉底曾说过，能治病的有两种东西，一是药物，二是语言。语言不仅可反映护士的文化素养和精神风貌，还会影响护士的人际关系。

（1）语言的规范性：

①语言要通俗易懂：护士在与患者交谈时，应选用通俗易懂的语言，忌用医学术语或医院常用的省略语。例如：

护士：王婆婆，您有无尿路刺激征的症状？

患者：什么叫尿路刺激征？

护士：就是尿频、尿急、尿痛。

患者：怎样才是尿频呢？

护士：就是次数多。

患者：多少才算次数多呢？

②语言含义要准确：语言的基本功能在于表达人们的思维活动，不能模棱两可或含糊其辞，表述要清楚，含义要准确，这样才能正确传递信息。

③语音要清晰：沟通时要让对方听得清，听得懂，这样才能交流信息，沟通思想感情。护士应提倡讲普通话，必要时要尽可能掌握当地方言，以减少沟通中的困难。

④语法要规范：语言要符合语法要求，不能随意省略颠倒。例如患者的药液快输完了，巡视病房的护士对负责治疗的护士喊叫："小王快来，1床快完了！"引起一场虚惊。同时患者及其家属听着也觉得不吉利，可能导致护患纠纷。

⑤语调要适宜：对沟通内容的表达在一定程度上借助于说话时的感情色彩，即语调的强弱、轻重、高低，也就是前面所说的"副语言"。同一句话，采用不同的副语言，可以有不同的含义。凭借语调可以表达热情、关心或不耐烦等情感。例如，护士提醒患者按时服药时，轻声细语地说"您该吃药了"与高声喝叫"该吃药了"两者效果截然不同。

⑥语速要适度：沟通时，语速要适度，不要过快，也不能太慢。护士在与患者沟通时，说话不能太快，尤其在与老年患者或有听力障碍的患者沟通时，太快会影响语言的清晰度和有效性。护士应以适当的语速与患者谈话，这会使护患间的沟通更容易成功。

（2）语言的治疗性：在临床上，护理人员的语言具有暗示和治疗功能，能影响患者的健康。如果护士的语言能给患者带来心理上的安慰，使患者积极乐观、心情愉快，对患者的康复会起到积极作用。反之，如果护士的语言对患者形成了不良的刺激，使患者不满甚至焦虑、悲观、恐惧或忧郁，这些负性情绪将不利于患者的康复，甚至会加重病情。因此，护士在与患者沟通时，应注意语言真诚亲切，文明谨慎，以促使疾病的早日康复。

（3）语言的情感性：情感是语言表达的核心。不具有情感性的语言就不具备感染力和鼓动力。护士在与患者沟通时，应使患者感到热情真诚，亲切温暖。如患者对即将进行的手术担心焦虑时，可从同情、关心患者的问题谈起，用真诚温暖的语言鼓励患者，以缓解患者的消极情绪。

（4）语言的谨慎性：谨慎一直是护理人员职业道德的重要体现，它要求每位护理人员谨言慎行。在护理实践活动中，护士与患者沟通时应坦诚，但并不是什么都可以原原本本、毫无保留地告诉患者，特别是涉及诊断、治疗及预后的问题，说话尤其要谨慎，不能过于直率。例如当患者询问病情时，护士说："你的病目前医学上还没有什么好的治疗方法，你要有思想准备。"另外，医护人员不能当着患者或家属的面随便议论医疗和护理的缺陷，以免引发患者及家属对医疗效果的怀疑。例如一名护士在给一位病情危重的患者吸痰时，因吸痰器负压小，就说："这破玩意儿早该淘汰了。"

（5）语言的礼貌性：在日常生活的沟通中，多使用文明礼貌用语是博得他人好感与体谅的最好方法之一。护士使用礼貌用语能反映其素质修养和精神风貌。例如，现在很多医院提倡在护理服务中要做到"七声"：患者初到有欢迎声，进行治疗有称呼声，操作失误有道歉声，与患者合作有道谢声，遇到患者有询问声，接电话时有问候声，患者出院有欢送声。这些文明礼貌的语言再加上护士温馨的声音，可使患者感到温暖亲切，有利于增加患者的依从性，积极配合治疗和护理，从而促进护患关系的良性发展。

（6）语言的委婉性：在临床工作中，护士有时需要将疾病实情告知患者，遇到癌症之类的重症患者，常使护士处于一种两难的境地：一方面患者对其病情有知情权；另一方面护士又不能过于直接地告诉患者病情，以免刺激患者。这时护士就需要设身处地地为患者着想，尽量使用委婉含蓄的语言，同时注意语言的暗示治疗作用，尽量减轻患者的恐惧、悲观等不良情绪，将疾病的不良影响降低到最低程度。

（二）非语言性沟通

1. 定义 非语言性沟通（non - verbal communication）是不使用语言来表达信息，而是利用个体表现出来的行为传递信息，故又称为躯体语言（body language）。

患者因对医院环境陌生，容易产生焦虑和不安，并特别注意周围环境的信息及护理人员的非言语暗示，以作为了解情况的方法之一。如果一名护士举止大方，各种操作技能娴熟，定会给患者留下美好印象，从而消除不良情绪，使患者产生依赖感与亲切感，并积极配合治疗与护理。所以护士应格外注意自己在工作中的非语言行为对患者的影响。

2. 分类 非语言性沟通主要包括表情体态、触摸、空间距离和环境信息四大类。

（1）表情体态：表情体态是非语言性沟通中使用最为广泛的一种形式，包括仪态服饰、面部表情、目光接触和身体姿势。

①仪态服饰：仪态服饰是一种“无声的语言”，它会向沟通的对方显示其社会地位、身体健康状况、婚姻状况、职业、文化、自我概念及宗教信仰等信息，可以部分地反映一个人的个性、习惯和爱好等。患者的仪表和着装可以为护士提供一些线索，如社会地位、身体健康状况、文化修养等；同样，护士的仪表形象也会影响患者对护士的感知。例如，护士的白色工作服上掉了一颗扣子或有污物、夏天穿的长筒袜有破损等，都会给患者造成工作不认真、拖沓、怠慢的印象。因此，护士应该注意仪表端庄、稳重，服饰洁净、整齐、合体，让患者感到护士认真负责，是可以信赖的。

②面部表情：面部表情在人际沟通中起着重要的作用，可以表达人们的愿望、态度、观点、需要、同意、反对等多种情感。不同国家、不同文化，人们的面部表情所表达的感受和态度是基本相似的，信息接收者常常根据对方的面部表情做出判断。在护理工作中，面带微笑地迎接患者是进行护患沟通的第一步，它可以大大缩短护患之间的距离，从而减少患者的心理压力，消除护患之间的陌生感和恐惧感，给患者留下美好的第一印象，赢得患者的尊重和信任。同时，护士也可从患者的面部表情中了解其一些生理或心理状况。

③目光接触：眼睛被人们称为“心灵的窗口”，是人际间最传神的非言语表现。在人际交往中，目光接触是一种最常见的沟通方式，可以反映出双方的态度和情绪状态，通过保持目光接触，表示尊重对方并愿意听对方的诉说。在沟通过程中，如果缺乏目光的接触，则表示焦虑、厌倦、有戒心、缺乏自信等。护士在与患者接触时，要注意眼神的交流作用。如患者向护士询问问题时，若护士没有与患者进行目光接触，只顾埋头干

活，患者就会觉得护士对自己不够尊重，由此对护士产生成见，进而阻碍良好护患关系的建立。

④身体姿势：无论举手投足、站立坐停、行走活动，都会在一定程度上透露人的态度、情绪和内心活动，并会给对方产生相应的情绪感染。在临床实践中，患者常常会根据护士在沟通时的体态和伴随动作来判断护士的态度，并依此来调整自己的态度和行为。从容沉着的举止会使患者产生安全感和信任感，反之，会给患者造成一种不负责任和技术不精的感觉。护士应重视自身的身体姿势所传达给患者的信息。例如护士在与患者沟通时不时地看表或东张西望，会让患者感到护士对自己的谈话内容不耐烦或不感兴趣，患者就会失去继续交谈的兴趣和愿望，从而影响沟通的继续，同时也会影响今后护患关系的良性发展。再比如在病房床前交接班的时候，护士倚在墙上或门口的身体姿势就会让患者觉得护士工作懒散怠慢、不认真，导致患者对护士的信任度大大降低。

（2）触摸：触摸包括抚摸、握手、依偎、搀扶、拥抱等，可以传递许多不同的信息，在护患沟通中起着重要的作用。在专业范围内，有选择地、谨慎地使用触摸，对沟通有很大的促进作用。国外在研究中发现，婴幼儿有“皮肤饥饿”的现象，即婴幼儿喜欢触摸毛茸茸的东西，喜欢拥抱，被触摸。如果长时间得不到满足，可表现为食欲不振、发育不良、性格缺陷等。所以在儿科病房，必要的抚摸、拥抱可使烦躁、啼哭的婴幼儿安静下来，并能促进婴幼儿身心得到较好的发展。事实表明，伴随语言沟通的抚摸对孩子的安抚和平静作用远优于单纯的语言安慰。在患者焦虑、害怕时，护士可以紧紧地握住患者的手，让患者感到护士能够理解自己的处境和心理，可以依靠和获得支持。当患者发烧时，护士轻轻地把手放在其前额，会让患者感到护士在关心他。因此，触摸是补充语言沟通和表达关心的一种重要方式。但在使用触摸时要注意，它常受家庭、宗教信仰、社会阶层、文化等多方面因素的影响。此外，年龄和性别在触摸的意义上也起着一定作用。

（3）空间距离：空间距离包括空间和距离两个概念。我们每个人都生活在一个无形的空间范围内，个人空间为个体提供了安全感和控制感，当遭到侵犯时，会使人感到隐私的丧失和有威胁感，从而引起不安，甚至恼怒。在病房里，患者的病床、床头柜和床边椅等都属于患者的个人空间，当护士为其整理打扫时，应先向患者做好解释，以免让患者觉得个人空间被侵犯。

距离是人际关系密切程度的一个标志，美国心理学家霍尔将人际沟通中的距离划分为亲密距离、个人距离、社交距离和公众距离四种：

①亲密距离（intimate distance）：是指沟通双方的间隔距离在 0.5 米以内。一般只有感情非常亲密的双方才会允许彼此进入这个距离，通常是知心密友、父母与子女或恋人之间采取的距离。在护理工作中，许多护理操作都必须进入亲密距离方能进行，如对患者进行身体评估、帮助患者更换体位等等。此时应向患者解释或说明，使患者有所准备并给予配合，否则会使患者感到紧张和不安。

②个人距离（personal distance）：也是比较亲近的交谈距离，交谈双方相隔 0.5 ~ 1.2 米，适用于亲朋好友之间的交谈。在护理工作中，护士在与患者交谈、采集病史或

向患者解释某项操作时，常采用这个距离以表示关切、爱护，也便于患者听得更清楚。

③社交距离（social distance）：在1.2~4米之间，是正式社交和公务活动常用的距离。说话的音量应中等或略响，以使对方听清楚为宜。在护理工作中，护士和患者初次见面，查房时站着与患者对话，常用此距离。

④公众距离（public distance）：指双方相距4米以上，是人们在较大的公共场合所保持的距离，常出现在做报告、发表学术演讲等场合。此时一人面对多人讲话，说话声音较大，非语言行为如姿态、手势等常比较夸张。这种距离的沟通比较正式。

不同的人、不同的环境条件，个体空间距离的变化很大，主要取决于双方的文化背景、亲密程度、社会地位及性别差异等。护士应保持对距离的敏感性，重视距离在沟通的有效性和舒适感中所起的作用，通过选择合适的距离，来表现对患者的尊重和关心。

（4）环境信息：护士对环境的选择和安排表达了对沟通的重视程度。环境包括物理环境和人文环境。物理环境包括建筑结构、空间的布置、光线、噪音的控制等；人文环境包括是否需要他人在场、环境是否符合沟通者的社会文化背景、能否保护患者的隐私等。安静的环境会使沟通更有效，护士在与患者沟通前应安排好沟通环境，关上电视、收音机等，营造一个安静的环境，以免分散注意力。护患沟通时可能涉及患者的隐私，必要时可选择无人打扰的房间，或请其他人暂时离开，或注意控制说话音量，仅让双方听见，别人无法听清楚，以解除患者的顾虑。

一般来说，人们很容易通过选择不同的语言来控制所要表达的内容，但却很难控制自己的非语言反应，即非语言的表达一般比语言表达更接近事实或真实的感受，因为非语言的表达较难掩饰或歪曲。因此，非语言沟通能够更直接地反映说话人当时的真实情感。但有时非语言表达的信息较为模糊，需要用语言来澄清或证实。护士在与患者沟通的过程中，非语言沟通占有很重要的地位，要注意与语言沟通有机地结合，不但要理解患者的有声语言，更要观察患者的非语言信号，以满足患者的身心需要，促进患者早日康复。

四、影响有效沟通的因素

在护理过程中影响有效沟通的因素很多，包括信息发出者和接收者的个人因素、沟通环境的因素、信息因素以及使用的沟通技巧等。

（一）个人因素——信息发出者和信息接收者

1. 身体状况 沟通的任何一方处于疲劳、疼痛、不舒服状态、生理缺陷（如耳聋、失明、失语），或为新生儿或精神病患者等都可造成沟通困难。因此，护士在对病情较重的新入院的患者进行资料收集时，应尽量缩短询问时间，只对关键的问题进行提问，也可以从患者的家人和既往病历或入院病历中进一步了解患者的情况。

2. 情绪状态 情绪是沟通过程中的感情色彩因素，具有感染力，它会直接影响沟通的有效性。在沟通时，有一方处于生气、焦虑、兴奋、愤恨、悲伤、抑郁等情绪状态时，都可造成信息的传递和接收失真或有偏差，从而影响交流的结果。因此，护士在与患者沟通时，尤其要注意调整好自己的情绪，不应带着消极的情绪工作，并应注意到患者的情绪，以保证双方的沟通有效和顺利进行。

3. 知识水平 沟通双方的知识水平、对语言文字的组织及表达能力不同，会导致对事物的理解差异，从而影响沟通的效果。因此，护患沟通时，护士应根据患者的具体情况选用合适的语言进行沟通，如对没有医学背景的患者尽量减少医学术语的使用，多使用通俗易懂的大众化语言，以避免信息被歪曲和误解。

4. 社会文化背景 不同的社会背景如种族、民族、职业、社会阶层等，由于其生活经历、习俗的不同，表达思想、感情和意见的方式也不一样，可影响沟通的效果。在护患沟通中，护士应了解、理解并掌握患者的文化背景、民族习俗、信仰和价值观，这将有利于双方的沟通。

5. 其他 双方各自的个性特征、自我形象等均是影响沟通的重要因素。

（二）环境因素

1. 物理环境 包括建筑结构、空间的布置、光线、噪音的控制、温度等，属于硬环境，是表层的、具体的和有形的。环境的整洁情况、噪音程度、光线明暗以及温度的高低都会对沟通产生一定的影响。

2. 社会环境 包括医疗服务环境和医院管理环境。相对于物理环境来说，社会环境属于软环境，是深层次的、抽象的和无形的。例如人际关系、服务理念、人际氛围和文化价值等。社会环境的好坏可以促进或制约护患之间的沟通交流，影响患者对护士的满意度和心理认同。

（三）信息因素

1. 信息 信息被错误地编码、解码，信息或符号不清楚，或信息具有多种含义都可能导致不理解或误解，从而影响护患沟通的效果。

2. 信息传递途径 沟通时选错沟通渠道、沟通双方选择的沟通方法或手段没有吸引力、沟通工具失灵或外界环境的干扰太大，也会对沟通的有效性产生一定的影响。

（四）沟通技巧因素

在护患沟通中，不当的沟通技巧会阻碍有效沟通的进行，从而影响或制约护患关系的良性发展。因此，护士在沟通中应尽量避免不良的沟通技巧。

1. 突然改变话题 双方在沟通时，若护士认为患者的诉说没有意义，缺乏耐心听下去而很快改变话题，就会阻止患者说出有意义的信息。

2. 主观判断或说教 若护士在沟通中经常使用一些说教式的语言或以自己的价值观去判断，使患者没有机会表达自己的想法和情感，如“您应该如何如何……”这样容易使患者以为护士不重视自己的感受而停止沟通。

3. 虚假的、不适当的保证 过于具体肯定的保证、过度热情的承诺，虽然能给患者以鼓舞，但也容易使患者产生怀疑，感觉护士没有对他讲真话，从而增加患者疑虑，这也会留下后患，容易引起护患纠纷。例如“手术一定没什么问题，您的病不出半个月就能痊愈。”

4. 急于下结论或解答 护士如果在沟通时没有经过思考就很快对一个问题做出回答或下结论，会妨碍患者继续表达感情和信息，以至来不及说出真正困扰他们的问题。例如“好了，你不用说了，你讲的我都明白了，我们再和医生研究研究……”。

5. 不恰当的提问 当护士对患者连续提问或问到患者不愿意回答或讨论的问题时，会让患者感到不被尊重，而产生抵触情绪，不愿意继续沟通下去。因此，在沟通时，护士应随时注意患者的反应，在患者感到不适时应暂停沟通或转移话题。

6. 无关或针对性不强的回答 沟通时不要对患者所讲的事情做出无关的应答，无关的应答会使患者感到无所适从，或者感到自己所说的事情没有价值，或者感到护士根本没有专心倾听，导致自尊心受到伤害。

五、常用的沟通技巧

在人与人沟通过程中，要注意运用一些有效的沟通技巧，以取得良好的沟通效果。在护患沟通中，护士除了需了解沟通的一般知识外，还需要掌握一些常用的沟通技巧，并能够在护患沟通中合理运用，以鼓励患者说出自己的感受，增进对患者的理解。常用的沟通技巧有以下几种：

（一）倾听

我们每天都会听到各种各样的声音，如广播电视的声音、汽车的鸣笛声等。这些声音虽然都听到了，但都不是“倾听”。倾听不是简单地听，而是“参与”。倾听除了听取对方讲话的声音并理解其内容外，还需注意其声调、表情、体态等非语言行为所传递的信息，即通过听其言、观其行而获得全面的信息。因此，有效的倾听应注意以下问题：

1. 面向对方，与对方保持合适的距离，保持放松、舒适的姿势，不要跷二郎腿，要将身体稍向前倾，以表示对谈话很感兴趣。

2. 交谈中与对方保持目光接触，避免注意力分散的举动，如东张西望，看手表、翻书、不停地改变体位、抖动双腿、与其他人搭话等，这些都表现出听者没有耐心或心不在焉，会使对方感到自己未受重视，没受到尊重。

3. 适时给予反馈，表情专注，如微微点头，轻声应答“嗯”、“哦”、“是”、“知道了”，使对方感觉你在认真听。

4. 不要打断对方的诉说，如“您别说这些了，说了也没用，谈别的吧。”或者在对方叙述中不适当的插话，这些都会使对方产生不受尊重的感觉，并可招致对方不满。如果确实需要打断对方讲话，应先说声“抱歉”，然后再说明打断讲话的原因，如“对不起，我能打断一下吗？您刚才说肚子疼，能否指一下具体是哪个部位？”

5. 不要急于作判断，如“你病情加重了，肯定是昨晚没服药！”类似这样匆忙的判断，会使患者不愿意再诉说下去。

6. 注意非语言行为，以便全面了解患者的主要意思和真实想法。

（二）重复

重复是将患者说话的要点再复述一遍，待对方确认后再继续沟通。重复可以增强患者诉说的自信心，使其有一种自己的诉说正在生效的感觉，并从中得到了鼓励并有继续诉说的愿望。同时也可以向患者澄清护士是否正确领会了患者的意思。

1. 重复可以直接用对方的原话。例如：

患者：我觉得很难受，好像有东西堵在胸口，胸闷，喘不过气来……

护士：您现在觉得胸闷？

患者：是的，就像一块大石头压在胸口一样，简直喘不过气来……

2. 重复有时也可以变换一些词句，但意思不变。例如：

患者：我现在真是痛苦极了，化疗后吐得一塌糊涂，一点力气都没有，感觉快死了一样，头发也掉光了，不愿出门见人，真不敢想象下几个疗程的化疗该怎么办，我真是不想做化疗了。

护士：您化疗确实受了很多苦，您现在是很难再接受化疗了，是吗？

患者：是啊……

（三）澄清

澄清是护士对于患者一些模棱两可、含糊不清的叙述加以整理，对患者不明确或不完整的叙述提出疑问，以获得更具体、更明确的信息。应用澄清可以让患者知道护士正在认真地倾听其讲述，从而促使患者提供更多的信息。澄清常采用的语句有："请再说一遍"；"我还不太明白，请您再说清楚一点"；"我没有完全了解您的意思，您能否具体告诉我……"；"根据我的理解，您的意思是不是……" 等等。澄清有助于找出问题的原因，增加信息的准确性，不仅可以使护士更好地理解患者，还可以使患者更好地理解护士。例如：

患者：我每天都喝一点酒。

护士：哦，您说您每天都喝一点酒，您能说得具体点吗？比如喝什么酒，每天喝几次，每次喝多少？

患者：……（加以说明）

重复和澄清都是护士在倾听对方陈述时用来核实信息的技巧，两者经常结合起来运用。它不仅可以使护士获得确切而具体的信息，弄清问题的关键，而且可以向患者证明护士的倾听是有效的，患者的回答对护士很有帮助，可以增强患者的信心，促进护患关系的良性发展。

（四）提问

提问在护患沟通中具有十分重要的作用，它不仅是收集信息和核实信息的手段，而且可以引导交谈围绕主题展开。提问的有效性将决定收集资料的有效性。提问一般分为封闭式提问和开放式提问两种类型。

1. 封闭式提问　封闭式提问是一种将患者的回答限制在特定的范围之内的提问，患者回答问题的选择性很小，有时甚至只需要回答“是”或“不是”。例如“您今天头痛吗？”或“您的家族里有人患糖尿病吗？”。还有的问题答案被限制在狭小的特定的范围之内，也应视为封闭式提问。如“您多大年龄了？”或“您腹痛具体在哪个部位？”。

封闭式提问的优点是患者能直接地作出回答，使护士能够在短时间内获得大量而准确的信息，如患者的年龄、职业、文化程度、婚姻状况、既往病史等，且效率高。缺点是在使用这种提问方式时，回答问题比较机械被动，护士处于权威的主动角色，患者处于被动角色；护士问什么，患者答什么；患者得不到充分诉说想法和表达情感的机会，缺乏自主性，护士也难以得到提问范围以外的其他信息。封闭式提问主要适用于互通信息的沟通，特别是收集患者资料，如采集病史和获取其他诊断信息等。

2. 开放式提问　开放式提问的问题范围较广，不限制患者的回答，可引导其开阔思路，鼓励其说出自己的观点、意见、想法和感觉。如“您对明天的手术有什么想法？”或“您这几天的感觉怎样？”

开放式提问的优点是患者可以敞开心扉，自由地谈论自己的看法和表达感情，患者还可以自己选择沟通的方式及内容，有较多的自主权，护士可获得有关患者较多的信息。缺点是需要较长的时间。开放式提问一般在评估性沟通，尤其是心理评估中广泛应用。

这两种提问方式在沟通中常交替使用。对开放式问题的提出应恰当，如果护士不做任何说明突然提出一个范围很广的开放式问题，患者会感到莫名其妙，不知从何说起，或者因为怕麻烦而不愿意回答。如“您看起来不太开心，有什么想法吗？”

在提问的过程中，应遵循以下一些提问技巧：

（1）选择合适的时机：在提问前，最好先说声“抱歉”，如“对不起，我能问您一个问题吗？”

（2）以封闭式问题开始：在刚开始沟通的时候，气氛可能会稍显紧张，这时可以多选用一些较为容易和比较客观的封闭式问题。如“您今年多大年纪了？”或“您是哪里人”等。

（3）遵循提问的原则：①中心性原则：即提问围绕主要目的而进行。如对一位糖尿病的患者，护士应围绕症状、因素、饮食、用药情况以及相关的社会、心理因素等来提问。②温暖原则：即在提问过程中，要关心和体贴患者，不能对患者的感受和反应漠不关心。

【案例】　护士小王和小李去向欠费的患者催款。

小王：王大爷，我都跟您说了好几次了，您已经欠费1000多了，您得赶紧把钱交齐，不然我们就要停止用药了。

小李：王大爷，您今天感觉是不是好多了？您今天气色看起来真不错，不要心急啊，再配合我们治疗一个疗程应该就可以出院了。对了，住院处通知我们说您需要补交住院费，麻烦您告诉家人一声，等家人过来后，我们可以带他去交的。

此案例中，与小王相比，小李采用了温暖原则，从患者的角度来考虑问题，理解患者，考虑到患者的实际感受，故更容易被患者接受，也更容易建立良好的护患关系。

（4）避免提诱导性的问题：如“您是某某病，一般会有某某症状，您有没有这些感觉呢?”

（5）一次提一个问题：封闭式提问和开放式提问在沟通中有时是交替使用的，但要注意每次提问一般应限于一个问题，待得到回答后再提第二个问题。如果一次就提出好几个问题要患者回答，便会使患者感到困惑，不知该先回答哪个问题才好，甚至感到紧张、有压力，不利于沟通的展开。

（6）避免提双重性问题：如“您是想吃面条，还是想吃馒头?”也许对方两者都不想吃，只想喝白粥。

（7）避免提“为什么”之类的问题：如“您肝脏不好，医生交代过了不要喝酒，您为什么还要喝?”或“您怎么拖这么长时间，为什么不早点来看病?”这一类问题将迫使患者对自己的行为作出解释，而且这类问题往往隐含责备之意，容易使患者反感或紧张。

（五）反映

反映是一种帮助患者领悟自己真实情感的沟通技巧，也称释义。在护患沟通时，患者的叙述常会有词不达意的现象发生，或者在语言或非语言行为中不自觉地流露出言外之意。护士通过专注而有同感的倾听，在领会患者的确切意思后，可以通过反映（释义）把患者的言外之意说出来，以帮助患者了解自己的情感和思想，从而顺利地继续沟通。

【案例】 患者王某，医生诊断为腰椎间盘突出症，因病情较重而住院治疗，每天接受药物治疗和理疗，住院数天，患者自己感觉效果不理想。

患者：李医生给我开的这个药是不是针对我这种病的？怎么还没有好转呢？理疗也做了好几天了，还是疼痛难忍啊。

王护士：看起来您很着急，也很烦恼？

患者：当然了，钱也花了，病情却没有好转……

再看此患者与另外一名护士的对话：

患者：我今天很不舒服，一点力气都没有。我想输液完了之后不去做理疗了。

李护士：看起来您对治疗没有信心了？

患者：也不是，只是今天不想做理疗……

该案例中，王护士通过认真倾听，领会了患者的真实想法，让患者准确地把情绪（焦虑和烦恼）说了出来，患者从中感受到了理解，并受到鼓励而继续述说。而李护士的回答则欠妥，患者不想做理疗并不代表对治疗没有信心。李护士的回答既显示了自己对患者缺乏理解，也暴露了她的主观武断。护士在应用反映技巧时要能够领悟患者的意思，但不能改变和曲解患者的原意。

（六）阐明

阐明是护士以患者的陈述为依据提出一些新的看法和解释，包括释疑，提供新观点、新办法等。重复、澄清、反映等沟通技巧都没有超出患者自己所表达的本意，而阐明则不同，它包含了新的提议和解释，但这些新的提议和解释对患者来说都是可以选择的，既可以接受，也可以拒绝。

【案例】 患者：我在生病之前是单位的一个中层领导，每天工作非常繁忙，每周都要出差，经常在天上飞来飞去，没有时间照顾家里。唉，现在终于倒下了，得了这个病，每天就吃吃睡睡，看看报纸，成了一个无用的人……（边说边叹气，摇头）

护士：您的心情我非常理解。您原来工作繁忙，每天都生活得特别充实，现在病倒了，住进了医院，突然闲下来了可能不大适应，甚至觉得每天很空虚和孤独，很难熬，还给家人增加了负担。

患者：是啊，开始住院的一两天，我还觉得这下可以好好休息一阵子了，哪晓得才过了几天，我就受不了了。我以前忙惯了，现在很不习惯这种无所事事的生活，以前虽然常常抱怨工作太忙什么的，但是等到真正闲下来之后，我却很留恋过去那种忙碌的日子……

护士：您原来在单位是领导，现在医院里要处处听医生和护士的，配合我们的治疗，是不是有点不适应？

患者：呵呵，那倒没有，在医院我只是个病人，就应该听你们的，你们是专业人士。

该案例中，护士通过阐明，帮助患者从不同的角度来看待自己目前所处的境况。阐释的具体方法有以下几种：

1. 寻求患者谈话的基本信息。
2. 努力理解患者所说的信息内容（包括非语言信息）和情感。
3. 向患者解释这些信息。
4. 在表明观点和看法时，要向患者表明你的观点和想法并非绝对正确，患者可以接受或拒绝，不能强加于人。
5. 要使对方感受到关心、真诚和尊重。

（七）沉默

沉默是指沟通时倾听者在一定时间内不进行语言回应的一种沟通技巧，可以为对方提供思考和调适的机会。在沟通中恰当地使用沉默，有时甚至可以超越语言的力量，达到“此时无声胜有声”的效果。沉默既可以表达接受、关注和同情，也可以表达委婉的否认和拒绝；关键是选择什么时机、场合及如何运用沉默。恰到好处地运用沉默，可以促进沟通。例如护士在交谈时面对一个个性很强、语言偏激、正在发怒的患者，为了缓解紧张气氛，护士可以保持沉默，任其发泄。再比如，当患者因受到打击而哭泣时，护士保持沉默是很重要的。如果护士过早地打破沉默气氛，可能会影响患者内心强烈情绪的表达，使其压抑自己的情感，而以不健康的方式宣泄出来。如果护士适时保持沉默，则有助于患者宣泄自己的情绪，使其感到你能理解他的情感。此外，护士也可以允许患者保持沉默，可以对患者说："您不想说话，可以不说。您如果不介意，我愿意在这里陪您待一会儿。"

尽管沉默有一定的积极作用，但护患间不能长时间保持沉默。在适当的时候，护士需要打破沉默。打破沉默可用以下几种方法：

1. "如果您此时不想回答这个问题就不勉强了，如果您需要帮助，请告诉我好吗？"
2. "您怎么不说话了？您能告诉我您现在正在想什么吗？"
3. "您能详细说说您对这些问题的看法吗？"
4. 当患者话说到一半突然停下来时，护士可以说："后来呢？""还有呢？"或重复患者前面所说的最后一句话，以帮助他继续说下去。
5. 发现患者欲言又止时，护士可以说："您说得很好，请接着说吧。"

（八）移情

移情是指不仅能看到他人的情感，而且还能用心灵去感受他人的情感。简言之，移情就是换位思考，是从他人的角度去感受、理解他人的情感，是分享他人的情感而不是表达自我情感。这也正体现了"以患者为中心"的思想。移情不等于同情。同情是对他人的关心、担忧和怜悯，是个人对他人困境的自我情感的表现。在护患沟通中，护士要设身处地地理解患者，尽量感受他们体验的世界，并将自己的准确理解反馈给患者，使护患之间达到一致的心理认同。

【案例】 一位身患癌症晚期的患者，由于癌细胞广泛扩散而疼痛难忍，额头冒汗，在床上翻来覆去，痛苦地呻吟，因为担心药物副作用而拒绝接受止痛剂。

护士：这种疼痛确实难以忍受，您现在肯定很痛苦，而您一直在努力地忍着，真是不容易，但这也会消耗您很多体力。所以我们跟医生商量，建议您使用适量的止痛剂，以缓解疼痛，让您好好休息一下。

患者：还是不用了吧，我担心会上瘾，以后就离不开这个药了。

护士：不用担心，医生会根据您的病情为您合理适量地用药，小剂量的，不会让您上瘾的。

患者：那就先试试吧。

该案例中，护士感同身受的语言、善解人意的沟通，使患者从护士对他的移情中确认了他备受疼痛煎熬的情绪，使患者感受到了他人对自己的关心和理解。

（九）自我暴露

自我暴露是指一人向他人交流个人信息、思想和情感的过程。有些研究者将自我暴露定义为“亲密的交流或向他人透露自己信息的行为”。护士在与患者沟通时应该进行适当的自我暴露，以此鼓励患者积极参与自我暴露。在相互自我暴露中，护士可以与患者分享真诚的情感和体验，促进对患者的移情和理解。护士应该引导患者尽量暴露其真实的思想、情感和要求，针对患者自我暴露出来的问题，给予妥善的解决，从而提高护理质量。例如，护士首先可向患者介绍自己，包括姓名、职责以及从事护理专业的经历等，这些都是患者希望了解的。其次，在进一步交往中，护士还可以向患者谈及自己的家庭及个人的经历，特别是自己曾经患病住院的经历，以及自己对某些问题的看法等。这些真实的自我暴露可使患者了解护士，获得患者的信任与支持，有助于建立良好的护患关系。

（十）幽默

幽默是人际沟通的润滑剂，可以促进人的健康，帮助减轻与压力有关的紧张和疼痛。恰当地使用幽默，能收到意想不到的效果，能使沟通双方在和谐愉悦的气氛中进行有效的沟通。例如当患者由于焦虑悲观而变得情绪低落时，护士适当使用幽默语言可以帮助患者释放其不良情绪。

沟通技巧不是万能的，必须在遵循关注、真诚、尊重等伦理原则的基础上运用。同时，还必须将沟通技巧的运用与关爱、友好等情感相结合，这样才能取得良好的效果。

六、与特殊患者的沟通

（一）与发怒患者的沟通

患者发怒往往是害怕、焦虑或无助的一种征象。护士首先要以亲切、耐心的态度表示理解，并提供他们发泄的机会。如问清事由，即使事先知道患者在生气也要询问，让患者自己说出来，这也是一种很好的发泄方法。同时表示接受、理解，并帮助患者找到原因，尽可能解决。也可以鼓励患者进行其他活动，暂时分散注意力。在护理过程中，护士千万不可让患者的情绪感染自己，切忌与患者发生争执。

（二）与抱怨患者的沟通

一般来说，患者可能认为自己患病后没有得到重视和同情，从而采取苛求的方法以唤起别人的重视，特别是长期住院的患者。对此，护士应理解患者的行为，多与患者沟通，耐心听取，以诚相待，尽量满足患者的合理要求。如护士可以这样回答：“对您提出的问题，我们的确有责任，很对不起，给您带来这么多的麻烦，真是不好意思，您看这件事这样处理好吗……”或“对于您刚才所提的问题，请您给我一点时间，让我再了解一下情况，您看可以吗？待我问清楚后再回复您行吗？”有时运用幽默或一个微笑也会有所帮助。

（三）与哭泣患者的沟通

患者哭泣表明悲伤，是一种发泄形式，只要不过度，也是一种对健康有益的反应。一个因悲伤而哭泣的人，若过早被制止，很可能会感到自己的强烈情绪无法表达而采取不健康的发泄方式。所以当患者哭泣的时候，不要阻止他，而应让其宣泄。护士可让患者独处，或陪伴和安抚患者，鼓励其说出哭泣的原因，针对患者的具体情况进行疏导。

【案例】 一位身患乳腺癌的患者，家属要求医护人员对其隐瞒病情。一个偶然的机会，患者得知自己的真实情况后绝望地痛哭，情绪极其不稳定。

患者：老天为什么这么不公平啊！我怎么会得癌症啊，我不想治疗了，反正这个病也是个无底洞，花再多的钱也治不好（边说边哭）。

护士保持沉默，关爱地看着她，递上纸巾给患者擦眼泪，任其发泄。待她发泄完之后，护士打破沉默。

护士：我很理解您现在的心情，这意想不到的打击令您无法接受。我知道您内心很痛苦，不愿接受，但又无可奈何，您希望这不是真的，可又绝望。事实上，您的病经过治疗已经在好转，何况您的病发现得早，现在还处于早期，乳腺癌早期经过治疗预后是很好的。您一定要鼓起勇气，积极地配合治疗。

患者：是吗？再怎么说也是癌症啊！

护士：现在的医疗技术发展很快，您应该相信，只要您保持良好乐观的情绪，积极配合治疗，一定会好起来的……

在护士的努力下，患者的情绪很快稳定下来，并积极地配合治疗。适度引导患者发泄自己的情绪，可减轻其心理压力，并可获得良好的效果。心理支持的核心是理解、同情、关爱和鼓励。上述例子中，护士既理解和同情患者的痛苦和不幸，又通过沟通使患者认识到了坚持并配合治疗的重要性。

（四）与抑郁患者的沟通

抑郁患者常常觉得自己对家庭、社会没有价值，表现为悲观失望，说话迟缓，反应慢，注意力不集中，甚至有自杀倾向。遇到这种情况，护士应该加强观察，鼓励其倾诉内心的担心和不安。对于严重抑郁、有明显自杀倾向的患者，更应给予高度关注和紧密跟踪。护士在与抑郁患者沟通时，应对患者给予关爱和支持，使患者有安全感，避免用刺激、嘲讽的语言对待患者，以尽可能减轻其自卑感、孤独感和无助感。

（五）与有感觉缺陷患者的沟通

与这类患者沟通的重要原则是避开缺陷，利用优势，避免加重患者的自卑感。具体方法：可以通过营造一种有利于沟通的特殊环境和采用特殊的沟通方式来达到有效沟通的目的。如对听力有障碍的患者，说话时应尽量让患者看到你的嘴型，音量可稍提高，用手势和表情来加强沟通效果，或用纸笔等方式进行沟通；对视力不佳的患者，护士在走进和离开病房时都要告知患者，还可运用触摸，让患者感受到护士的关心，尽量避免或减少使用患者不能感知的非语言信息，对因看不见而遗漏的信息内容应尽量给予补充。

（六）与病情危重患者的沟通

病情危重的患者身体处于极度虚弱的状态，护士与其沟通时，应以不加重他们的负担为前提。沟通时间应尽量简短，避免一些不必要的内容。周围环境应保持安静，尽量为患者提供周到舒适的护理。可以采用询问性、安慰鼓励性或指导性的语言，如“您今天感觉好些了吗？”或“坐起来头晕吗？有什么不舒服的请告诉我，我会尽量帮您的！”对无意识的患者，可采取轻声细语或触摸的方式。

七、临床交谈技巧

交谈是医护工作中最常用的沟通方式，是护士为患者解决健康问题的重要手段。护士在运用护理程序、为患者实施整体护理的过程中，都需随时与患者及其家属进行交谈。例如患者入院后，通过交谈收集患者的基本资料，进行护理评估和护理诊断；通过交谈征求患者对护理计划的意见；通过交谈取得患者对护理措施的理解与配合；通过交谈与患者共同评价实施护理措施后的效果；通过交谈对患者进行健康咨询和健康宣教等。这些交谈的内容都是与患者的健康相关的，均具有明确的专业目的性，可以为患者解决健康问题，促进患者的治疗、康复和预防疾病等等。这种交谈是护患双方围绕与患者健康有关的内容进行的有目的性的工作交谈，又称之为治疗性交谈。这种交谈属于护士的专业任务，应该谨慎认真地对待。在过去的护理模式下，由于护士对这种治疗性交谈没有给予足够的重视，以导致与患者的交谈过于形式化或草草了事，有时该向患者交代的事情没有交代清楚，该引起护士注意的问题没有得到重视，从而导致护患纠纷，甚至造成差错事故。因此，在临床护理工作中，对于每一次交谈都应引起足够的重视，不能过于随便和敷衍了事。

一次正式的治疗性交谈，其完整过程大致可分为以下四个阶段：

（一）准备阶段

护士在与患者进行交谈前必须做好充分的准备，以便使会谈顺利进行。它要求护士对交谈的时间、地点、目的、内容和形式要进行认真的安排和计划。准备工作可以从下列几方面展开：

1. 全面了解患者的情况 包括患者的姓名、性别、年龄、家庭情况、文化程度、个性特征等基本情况，重点了解患者本次入院的诊疗情况和既往病史。这有利于增强护士在交谈中的自信心，使交谈顺利展开。

2. 明确交谈的目的 护士在交谈前要明确为什么要和患者进行这次交谈，要完成什么任务，应对交谈的目标和需要解决的问题有一个比较清楚和具体的认识。

3. 设定交谈内容，列出交谈提纲 根据交谈目标设定具体的交谈内容，并列出交谈的提纲，列出准备询问患者的问题及说明，使交谈能紧扣主题，引导交谈向正确的方向发展。

4. 交谈时间和地点的选择 根据交谈的性质和目的选择交谈的时间和地点。选择恰当的时间可以避免各种检查和治疗的干扰，最好提前与患者商量，选择护患双方都感到合适的时间，避免在患者经历疼痛、不适时安排交谈。选择合适的地点可以保护患者的隐私，解除患者的顾虑。

5. 患者的准备 考虑患者的身体状况，如有无不适、是否能够配合等。

6. 环境的准备 首先，保证环境的相对安静，减少造成分散注意力的因素，如关掉电视机或收音机等。其次，为患者提供相对私密的环境，如关上门或拉上围帘等，必要时，最好要求其他的人离开交谈的地方或安排无人干扰的房间进行交谈。

7. 护士的准备 护士应着装整洁得体，举止端庄稳重，态度和蔼可亲，让患者产生信任感。

（二）开始阶段

如果护士以唐突急促的方式开始交谈，则患者会感到紧张或不适应，进而影响交谈的顺利进行。护士在开始时应注意提供支持性氛围，即建立信任和尊重的氛围，以减轻患者的焦虑和紧张。例如，有礼貌地称呼对方和主动介绍自己，让患者感到被尊重，对护士产生信任感；告诉患者在交谈过程中遇到不清楚的或不理解的地方可以随时提问；帮助患者采取舒适的体位等。

交谈可以先从一般性内容开始，如“您今天感觉怎么样啊?”或“您今天看起来精神不错!”当患者感到自然放松时便可转入正题。在交谈开始时，护士应努力给患者以良好的印象，营造一个温馨的氛围，使患者完全放松并坦率地说出自己的想法。另外，在交谈开始时，应向患者解释以下几个问题：

1. 这次交谈的目的。
2. 这次交谈大致所需要的时间。
3. 交谈中收集的资料将用于制定护理计划。

（三）展开阶段

在交谈过程中，护士应注意与患者保持合适的距离、姿势，与患者保持目光接触等。随着交谈的进行，话题逐步转向有关患者的疾病、健康等问题。护士在交谈中应始终把握两个重点：问题和患者的反应。护士要运用各种沟通技巧，全面收集信息以解决患者的各种身心问题，达到治疗性目的。在这一阶段，护士要维持融洽气氛，使患者能敞开心扉，毫无顾忌地说出真实想法和情感，按原定的目标和提纲引导交谈围绕主题进行。另外，如果在交谈过程中发现患者新的问题，就需要护士灵活应变，及时调整或改变原定的主题。

【案例】 小丽是一位漂亮、活泼的高中生，因腿部骨折而住院治疗。住院期间，情绪低落，睡眠不好，食欲不振，烦躁易怒，不配合治疗。总听她说："不想读书了"，"不想考大学了"，"每天活着真没意思"……小丽的责任护士小王与小丽的主治医师一起探讨了病情后认为，这次骨折并不是特别严重，也不会留下什么后遗症。为了消除小丽的焦虑，小王计划与她进行一次治疗性交谈。交谈中，随着双方关系的进一步发展，温馨融洽的气氛消除了小丽的顾虑。小丽说出了她焦虑的真正原因是早恋受到父母、老师的严厉干涉，目前与父母关系很紧张。于是小王立即调整了交谈的原定目标，使交谈主题转移到如何帮助小丽恢复与父母的关系，并正确引导小丽理性对待早恋的问题。

从这个案例可以看出，交谈是一个动态变化甚至非常复杂的过程，护士通过交谈发现新问题之后，既要帮助患者调整好因坦诚说出令其焦虑的问题后所产生的情感变化，又要调整好自己的情绪以适应交谈内容的转变，同时还要与患者共同商讨一个妥善的、使患者可以接受的解决问题的方案。这不仅要求护士具有较好的沟通技巧、良好的应变能力和多方面的经验，而且要求护士具有高尚的职业道德。

（四）结束阶段

顺利地结束交谈是为下一次交谈创造条件，也为营造良好的护患关系打下基础。护士在结束交谈时应注意以下几个问题：

1. 提醒对方交谈的预定时间，让患者有心理准备。
2. 询问患者有没有要补充的问题。
3. 在交谈即将结束的时候尽量不要再提新问题。
4. 在交谈结束前应感谢患者的合作，并告诉患者所提供的信息对于实施护理十分有益。
5. 在交谈结束前将这次谈话的内容和效果做简要的评价和总结。在总结过程中，注意观察患者的反应，以便验证总结是否恰当。
6. 告诉患者护理的初步方案，必要时预约下次谈话。

为了保证患者资料的完整性和正确性，护士需要做必要的记录。但是在交谈开始时应向患者解释记录原因，以免引起患者不必要的紧张和顾虑。记录要简明扼要，把主要精力放在倾听上，细节性的信息在交谈结束后及时补上，还要注意保护患者的隐私。

护士在整个交谈中需要注意：①尊重和理解患者，对患者有同情心和责任感；②交谈时紧扣主题；③应用人际沟通技巧；④注意患者的非语言信息；⑤注意对交谈内容的保密。

思考题

1. 护患关系有哪些特点？有哪几种基本模式？护患关系的建立过程分为哪几个阶段？
2. 影响护患关系的因素主要有哪些？

3. 建立良好护患关系对护士有哪些要求？

4. 沟通分为几个层次？影响有效沟通的因素有哪些？

5. 沟通的分类。

6. 在护理实践活动中，有哪些常用的沟通技巧？请举例说明，可以设置情境，开展角色扮演活动。

第八章　护理职业生涯规划

《礼记·中庸》中有云："凡事预则立，不预则废。"做任何事情都要有一个明确的计划与准备，否则难有成效。职业生涯关系到人的一生，职业生涯的发展程度决定了自我人生需求的满足和自我价值的实现程度。因此，在步入职业生涯前做好充分准备、设计职业生涯规划是人生至关重要的一步。

第一节　概　述

一、基本概念

（一）职业生涯

不同学者对"生涯"一词有不同的理解。沙特尔（Shartle）认为，生涯是指一个人在工作、生活中所经历的职业和职位的总称。麦克弗兰德（Mcfarland）认为，生涯是指一个人依据心中的长期目标所形成的一系列工作选择以及相关的教育或训练活动，是有计划的职业发展历程。美国生涯理论专家舒伯（Super）解释生涯是指一个人生活里各种事件的演进方向与历程，它统合了人的一生中各种职业和生活的角色，由此表露出个人独特的自我发展形式。目前大多数人接受的观点是舒伯对"生涯"一词的解释，其包括三个构成层面：①时间：即个人的年龄或生命的时程，又可细分为成长、试探、建立、维持和衰退五个时期。②广度或范围：即每个人一生所扮演的各种不同的角色。③深度：即个人投入的程度。生涯发展是以人为中心的，只有个人在寻求它的时候，它才存在。每个人都有独特的生涯形态，而形态的不同对人的发展影响很大。健康的生涯形态，使事业获得成功，实现人生价值；反之，常导致人生一事无成，生活质量下降。

虽然不同的学者对生涯定义的描述不尽相同，但基本内涵是一致的，均包括个体性、全程性、发展性和综合性四个方面。

（1）个体性：个体性也称独特性。每个人的生涯有其独特的发展过程，无论职业、地域、单位是否相同，每个人依据自己的人生理想，为了实现自我价值而展开的一系列独特的生命历程，而非群体或组织的行为经历便称为个体性。

（2）全程性：全程性又称终身性。职业生涯的实质是指一个人一生的连续不断的发展过程，并不是其中的某一阶段所特有的。它概括了人一生所拥有的各种生活角色和职业特点的全部。

（3）发展性：发展性又称变动性。职业生涯是一个寓意着具体职业内容的发展概念、动态概念。职业生涯不仅表示职业工作时间的长短，而且包含职业发展、变更的经历和过程。

（4）综合性：职业生涯尽管是个人一生的发展历程，但它受到社会环境、时代特征、家庭亲友等综合因素的影响。

（二）职业生涯发展

职业生涯发展（career development），简称职业发展。一个人的生命过程要经历成长与发展的各个不同时期，这些成长发展的时期是相对固定的，每个时期具有比较固定的年龄段和发展任务。如青春期的年龄段是12～18岁，发展任务是自我认同对角色紊乱。同样，一个人的职业生涯也要经历几个相对可以预测的阶段，每个职业生涯阶段也有一些每个人都必须面对的问题或任务。例如一位二十多岁的大学毕业生要面临找工作、就业、适应新的工作环境、增长工作能力和得到单位领导和同事的接纳和认可等问题；而对于一位55～60岁左右的人就要面临退休和考虑如何在单位中继续维持自己的工作价值等问题。因此，职业生涯发展是个体在人生旅途中所经过的不同的工作进展阶段，每个阶段都以一组相对独立的问题和任务为特征。在进行职业生涯规划和管理时，首先必须认清职业生涯发展的阶段及其特定的问题和任务，这样才能有效地制定出不同职业生涯发展阶段特定的职业目标和策略，真正获得职业生涯的发展或事业的成功。

（三）职业生涯规划和管理

1. 职业生涯规划 职业生涯规划是个人职业生涯成功的战略指南，是指个人根据自身的主观因素和客观条件确立自己的职业生涯发展目标，选择实现这一目标的职业，制定和安排相应的教育、培训、工作计划，并付诸行动实施职业生涯目标的过程。

良好的职业生涯规划应具有可行性、适时性、适应性和持续性四个基本特性。

（1）可行性：规划要有事实依据，注重主客观因素的全面分析。规划并非是个人美好的幻想或不着边际的梦想，不切实际的规划将会对自己的职业生涯造成不利影响。

（2）适时性：规划是预测未来的行动，确定将来的目标，因此各项主要活动何时实施、何时完成，都应有时间和顺序上的妥善安排，以作为检查行动的依据。正如职业生涯的阶段划分所述，每一阶段都有各自应完成的任务。事物是动态发展的，为了适应当前发展的趋势，应对自己的职业生涯进行适当的规划。

（3）适应性：俗话说得好："计划赶不上变化"。规划未来的职业生涯，可能会牵涉多种可变因素，因此规划应有弹性，以增加其适应性。

（4）持续性：人生的每个发展阶段应能连贯衔接，良好的职业生涯规划应具有可持续性。

2. 职业生涯管理 职业生涯管理是从企事业单位的角度出发，由单位的人力资源开发管理部门或人事部门在充分了解和掌握职工的个人兴趣、能力和发展志向的基础上，制定出使个人的兴趣、发展方向与本单位的发展和需要相结合的职工发展计划，以提高职工在单位的满意程度，提高职工的职业素质和工作热情，进而提高单位的竞争能力和生产效益。本章主要从个人的角度讨论护士如何制定自己在护理职业生涯中不断获得成长和发展的计划，即护士的职业生涯规划。

二、职业生涯规划的意义

合理的职业生涯规划能给人生带来不断锻炼和提升的机会，能给个人带来充分发挥和展示自己才能、实现人生价值的平台，并在实现自身价值的同时获得友情和尊重。

1. 确立人生的奋斗目标 只有明确目标，才会激励人们努力奋斗，并积极去创造条件，实现目标。职业规划以已有的成就和个人的潜能为基础，确立人生的奋斗目标，提供奋斗的可能途径和基本策略。同时，由于个人职业生涯跨越青年期、中年期甚至老年期，不同时期的工作阶段，个人的体能、精力、技能、学术都有所不同，并且受到周围环境的影响，所以职业生涯中设定分阶段的目标更有助于逐步实现人生奋斗目标。

2. 帮助自己正确地认识自我 职业生涯规划要求个体尽可能准确地评估自我，如兴趣、爱好、性格、气质、学识、技能、能力、智商、情商、思维方式、道德水准、潜在的主观能动性，树立清晰、量化的奋斗目标，通过多层次的自我剖析，对自己形成一个客观的、全面的认识和定位，找出现实自我与理想自我之间的差距，寻找达成目标的途径与方法。

3. 准确定位职业方向 进行职业生涯规划首先要了解自己可能从事的职业种类，了解行业对人才素质的要求，客观分析自己所从事的职业优势与劣势，或者不断发现新的职业机遇，平衡工作与生活、家庭与朋友、工作要求与自我爱好等之间的需求，找准自己的职业定位，发挥自己最大的潜能。制定出一个知环境之利弊、知己之长短、避短扬长或补短扬长的职业生涯规划。根据自己的优势选择合适的职业目标，是获得人生快乐与价值实现的前提。

4. 增强职业竞争力 在对自己的职业生涯进行设计与规划的同时，开始新的自我认识，懂得如何通过学习与培训增长才智，提高职业竞争力。例如，从国际护理专业发展趋势来看，大医院对护士的专业要求将逐步趋于层次化，要求高学历层次的护士向急诊急救护理、重症监护、移植护理、造口护理等专科化方向发展。从目前我国社会医疗卫生事业发展的趋势来看，未来数年可能需要大量的社区护士。学生应根据社会的实际需求调整学习方向和增加学习内容，提高职业能力，增强职业竞争力。

三、护理职业生涯发展的基本阶段

人的一生是漫长而短暂的，年轻时的人们觉得自己的生活道路会很漫长，一份工作可以用很多时间慢慢去做，等到人过半百时，才会觉得几十年仅是转眼即逝，许多事情还没开始做就错过了最佳的时机。在这漫长而短暂的人生中，职业发展看似偶然，但实则有规律可循。只有在了解职业生涯的发展规律、明确各阶段的任务和挑战的基础上，个体才能制订出符合各发展阶段特点的阶段发展规划。美国著名职业生涯发展指导专家米勒（D. C. Miller）、萨帕（Donald E. Super）和格林豪斯（J. H. Greenhaus）等人通过对职业生涯发展过程的长期研究，分别建立了自己的职业生涯发展理论，本章以格林豪斯的职业生涯发展理论为基础介绍护理职业生涯的发展阶段及各阶段的职业策略。

（一）职业选择

职业选择（occupational choice）阶段的典型年龄是从出生到18岁，主要任务是发展职业想象力，评估不同的职业，选择第一份职业，接受必需的教育或培训。然而，一个人要圆满地完成这些任务，必须对自己的特长、兴趣、价值观和期望的生活方式以及各种不同职业的要求、机遇和报酬情况有一个比较清晰的认识。一个人从儿童时期就开始构建自己今后的职业形象，并在青少年期和青年期得到进一步的发展和完善。但是职业选择并不仅仅限于这一时期，人的一生可能会有两次以上的职业选择，任何时候，只要进行职业选择，就会面临选择职业时所需要完成的各项任务。

（二）进入组织

这一阶段发生于18～25岁不等，取决于职业教育的开始年龄和教育年限。同时由于一个人在一生中可能换几次工作，因此，任何年龄的个体都可能处于进入组织（organizational entry）阶段。这一阶段的主要任务是在自己所选择的职业范围内选择一个理想的单位，并在获得足够的信息后，选择一份合适的工作。在这一职业生涯发展阶段，如果一个人能够找到一份适合自己职业价值观和特长的工作，说明他在这一阶段获得了成功，或得到了积极的结果。但是许多人在找工作时常常不能或没有得到全面而确切的信息，因此，进入组织后就会发现，现实的工作环境与他们的期望值不相吻合，导致幻想的破灭，产生不满情绪和挫败感。

（三）职业生涯初期

职业生涯初期（early career）的典型年龄是25～40岁，可以分成两个时期：立业时期（establishment period）和取得成就时期（achievement period）。

1. 立业时期 刚开始工作时，新职工还没有在心理上融入单位，因此，其首要任务是尽快熟悉自己的工作业务，提高工作能力，了解单位的规范、价值观和期望，设法使大家认同自己是本单位一位有能力、能够为单位作出贡献的成员。同时新职工要表现出良好的工作习惯、积极的工作态度和良好的同事关系，使自己能够被单位和同事接纳，真正融入单位。由此可见，所谓融入单位，并不单纯是指工作技能的熟练掌握，而是一个组织社会化的过程，也可以说是新职工获得适当的价值观、能力、期望的行为和社会知识，使其真正成为单位一员的过程。

2. 取得成就时期 当个体已经融入单位，被单位接纳为有价值的一分子后，就会将注意力集中在争取更大的自主权和取得更大的成就方面。在这一时期，职位的升迁愿望非常强烈，人们通常关心的问题包括：①要表现出自己的工作能力在不断增加；②希望承担责任较大的工作，获得更大的自主权；③确定自己在哪些方面最能为专业和单位作出贡献，例如，是继续从事专业工作还是从事管理工作；④评估单位内外的机会；⑤制定与个人的职业生涯抱负相一致的长短期目标；⑥制定和实施达到个人职业生涯目标的策略；⑦保持灵活，适应不断变化的环境。在这一阶段，个体需要采取一些积极的行动来实现自己的职业理想。

（四）职业生涯中期

职业生涯中期（middle career）的典型年龄段在40~55岁之间，处于中年转折期。这一阶段的主要任务是应对和适应中年时期的转折，维持和保留自己已经得到的地位和成就，避免被组织淘汰，或为更换工作做好准备。由于护理工作是一种半体力劳动，需要有强壮的体魄和敏锐的动作。当人进入中年以后，会经历体力的下降、听力和视力的衰退、记忆力的减退以及反应和动作的迟缓等衰老过程；同时，由于医学科学技术、护理学科和护理技术的不断发展，工作中的落伍感会不断增强。因此，步入中年的护士需要不断地更新自己的知识和技能，或者学习新的技能，如管理技能或教学技能等，并承担护理管理、护理教育或指导和培养年轻护士的工作，使自己在护理岗位上继续保持原有的作用和价值，甚至发挥更大的作用。

（五）职业生涯后期

职业生涯后期（late career）一般是指55岁到退休这一时期。对于工作成就较大的护士，应做好承担领导职务或护理专家的准备。而对于大多数护士，其主要任务是继续保持现有的职业成就，维持自我价值和自我尊严，做好圆满退休的准备。

当然，随着护理学科的发展，以及知识体系的不断更新，护理人才队伍日趋年轻化，职业生涯各发展阶段起始时间会有所前移。

四、护理职业生涯的相关资源

虽然护理专业的学生其专业方向已确定，但其职业生涯可以不同。

（一）就业方向及职业生涯通路

1. 临床护士 临床护士主要从事的工作是各级医院的临床护理。护士在医院的职业生涯通路包括技术系列和行政管理系列。技术系列的晋升阶梯从低级到高级依次为：护士、护师、主管护师、副主任护师、主任护师，其中副主任护师和主任护师为高级技术职称，有一定的学历要求。护理行政管理系列依次为护士长、科护士长、护理部副主任、护理部主任、医院主管护理工作的副院长。合资医院有自己设置的护理职业生涯通路。

2. 社区护士 社区护士主要从事的工作是基层卫生机构的社区护理。基层卫生机构包括社区卫生服务中心、社区卫生服务站、基层医院（卫生院）和其他基层卫生机构，如各企事业单位或机关（组织）的医务室、校医院等。社区护士的技术职称晋升通路同医院临床护士，行政管理职务则由各基层卫生机构按需要自行设置。

3. 护理师资 护理师资主要从事的工作是各级各类护理学校的护理教育，对学历的要求较高，至少需要本科以上的学历。目前我国多数高等医学院校的护理学院（系）只接受护理硕士以上毕业生从事护理教育工作。高等院校护理师资的职业生涯通路从低到高依次为助教、讲师、副教授、教授。中等专业学校护理师资的职业生涯通路从低到高依次为助理讲师、讲师、高级讲师。行政管理职务是各办公室、教研室主任；系副主任、学院副院长或学校副校长、副书记；系主任、学院院长或学校校长、书记。

4. 其他 各类需要有护理背景的企业和组织，如医药公司、医疗器械公司、保健品公司、养生机构、医学方面的杂志社和出版社等。

（二）升学通路

1. 护理本科学历 成绩优秀，在校综合表现突出的应届护理本科毕业生可以申请免试研究生。其他应届及往届本科毕业生可以报考护理专业的硕士研究生。在职护士包括护理师资还可以报考护理专业的在职硕士研究生。

2. 护理大专学历 可以报考各大学护理学院（系）的夜大学或医学院校的医学网络教育学院的护理专科升本科教育，也可以参加全国高等教育自学考试护理专业独立本科段的自学考试，获本科学历和/或学士学位；也可以报考各高等院校护理学院（系）或医学院校的护理硕士，毕业后获硕士学位。

3. 出国留学 需要通过相应的考试，如公费留学需要通过 PETS level 5（全国英语等级考试第五级）。自费留学的考试项目各个国家不尽相同，一般留学美国需要通过 TOFEL（托福，美国留学英语水平考试）和 GRE（美国研究生入学考试），申请美国护理学院的硕士研究生或博士研究生还需通过 CGFNS（外国护理学校毕业生资格论证考试）和 NCLEX - RN（美国注册护士考试）考试，获得美国注册护士执照。部分国家（如英国、澳大利亚等）要求一定的 IELTS（雅思，国际英语水平考试）考试成绩。

五、护理职业生涯的影响因素

影响护理职业生涯规划的因素很多，既有外在的因素，也有内在的。认真分析这些影响职业生涯规划的因素，有利于护士在进行职业生涯规划时更好地把握规律，以做出科学的职业生涯规划。影响护理专业学生和临床护士这两类群体的职业生涯规划因素主要有个人因素和社会性因素两大方面。

（一）个人因素

人生的辉煌莫过于最大限度地发挥自己的潜能，实现人生的价值。一个人如果按照自己的潜能优势来确定发展方向的话，更容易成功和实现自我价值，并从中感受到人生的幸福和满足。因此，必须科学地了解自己的潜能和优势，了解外部环境给予的各种机遇与挑战，这样才能使职业生涯获得成功。众所周知，人们一生的职业历程有着种种不同的可能，有的人从事这种职业，有的人从事那种职业；有的人一生变换过多种职业，有的人终身在一个岗位上；有的人事业有成，有的人则碌碌无为……这是为什么？影响职业生涯的因素是多方面的，有个人素质、心理等主观方面的问题，也有社会环境、机遇等客观方面的问题，它们相互关联，相互影响，但是最根本的还在于个人素质和个人的努力程度。

1. 个体客观条件

（1）健康：健康对于职业选择特别重要，几乎所有的职业都需要健康的身心。健康是从事职业的基本条件。对护理专业的学生来说，专业对学生的身体提出了更高的要求，要求学生具有健康的身体，有健康的身体才能照顾患者。而且临床护理工作需要经常上夜班，且工作强度和压力较大。同时，大多数新毕业的临床护士将来也面临着结婚生子的现实问题，女性在结婚后的怀孕、生产、哺育过程中身体会发生一系列的变化。与其他职业一样，许多情况下，护士怀孕初期也需要坚持上班。这就更要求学生和临床护士能够有良好的身体、心理素质和抗压能力，学会自我减压，调节情绪，学习和工作之余多运动、多锻炼，加强营养，促进健康。

（2）性别：虽然男女平等的观念已普遍被现代社会所接受，但“性别因素”仍然扮演着重要的角色。很少有人能完全漠视性别问题。因此，我们每个人都必须找出自己的理想，以便充分发展自己的性别特色，并使自己获得成功。比如，男性从事护理专业一直是待接受的问题。相对于发达国家注册护士的数量而言，我国的男性护士数量极少，在中国的护士队伍中，男性比例还达不到1%，而在国外，1999 年澳大利亚男性护士占注册护士的比例就达到 8.7%；2000 年美国男性护士占注册护士的比例为 5.4%；2002 年英国男性护士占注册护士的比例为 10.21%。男、女在形象思维、逻辑思维等习惯思维方面总体是有区别的，在对精密仪器设备的敏感度与动手能力上也各有优势。若能在临床工作过程中克服一些社会上对男性从护不理解的困扰，用自己出色的工作、幽默机智的沟通打消患者和家属的疑虑，相信在重症监护、手术室、急诊急救等科室中，男护士定能发挥非常好的护理职业价值。

2. 个体心理因素

（1）进取心与责任心：进取心是使个体具有目标指向性和适度活力的内部能源，认真而持久的工作是个体事业成功的前提，而具有进取特质的个体也就具有了事业成功的心理基石。一个责任心强的人常常能够审时度势选择适度的目标，并持之以恒地、自信地追求这个目标，进而获得事业的成功。

（2）自信心：自信心为个体在逆境中开拓、创新提供了信心和勇气，也为个体在面临怀疑和批评时提供了信心和勇气。没有信心的人会变得平庸、怯懦、顺从。而喜欢挑战、善于战胜失败、突破逆境是自信心强的特质。

（3）自我力量感：虽然人的能力存在差别，但只要个体具有中等程度的智力，再加上善于总结经验、教训，善于改进方法和策略，那么，经过主观努力之后，许多事情是能够完成的。因此，可以把成功和失败归因于努力水平的高低和工作方法的优劣。

（4）自我认识和自我调节：常言道：人最难认识的是自己。了解自己的优势和劣势，了解自己所处的组织环境关系，善于调节自己的生涯规划是职业生涯成功的必要条件。

（5）情绪：冷静、稳定的情绪有利于持续的工作。焦虑和抑郁会使人无端的紧张和烦恼，恐惧和急躁不但易使人忙中出乱，而且会带来人际关系的紧张。

（6）社会敏感性：洞察社会发展可对自身发展带来机遇与挑战，善于把握人际关系、对事物发展趋势有预见、行动之前善于思考行为的结果、与人交往时能设身处地地想一想他人处境，并获得他人的尊重与帮助，这是使自己职业生涯成功的必要基础。

（7）社会接纳性：社会接纳性是建立深厚的个人关系的基础，在承认人人有差别和有不足的前提下接纳他人，是使自己融入团体，并在其中发挥作用的前提。

（8）社会影响力：在为人处事中应以自己的正直和公正造就个人的社会影响力。它包括善于沟通和交流，理解人，善待人，具有自信心和幽默感等感染力；具有认真、镇静、沉着、办事干练等行为的影响力；具有仪表、身姿等视觉的影响力；以及忠诚和正直等道德品德的感染力。

（二）社会性因素

1. 社会因素 在经济发展日益市场化的背景下，职业生涯发展必然要受到社会环境的极大影响和制约，其中包括社会的政治环境、经济环境、文化环境、科技环境和教育环境。社会环境中流行的价值观、政治经济形式、社会产业结构的调整与变动、社会劳动力市场的需求与变化都对个人的职业生涯决策起到重要的作用。职业的社会地位对人们的择业有着重要的影响。在护理学已升级为一级学科的今天，护士队伍的学历结构已有了明显的改变，护理工作的性质和范畴也在悄然发生改变。同时，随着我国医疗卫生体制的改革向纵深发展，社区医疗保健制度不断完善，以及在突发公共卫生事件中护士发挥重要作用的事实等，护士的社会地位也在悄然发生改变。对本科护理专业的毕业生而言，现代护理职业是机遇与挑战并存，适应与发展并存。

2. 家庭因素 职业生涯发展与家庭背景有着非常密切的关系，因为家庭是人们生活的重要场所，人们的价值观、行为模式都会受到家庭生活和家庭成员潜移默化的影响，而这些对他们的职业选择倾向、就业机会也大有影响。首先，家庭教育方式的不同，造成他们的世界观有所不同；其次，父母的职业是孩子最早观察模仿的对象，孩子必然会得到父母职业技能的熏陶；再次，父母的价值观、态度、行为、人际关系等会对孩子的职业评价及职业选择发生直接或间接的影响。

3. 教育因素 教育是赋予一个人才能、塑造人格、促进个人发展的活动。一般而言，接受过高等教育的人，在就业以后具备相当的发展潜能，具有较大的发展空间，当职业转换时，其再次进行职业选择的能力和竞争力也较强。另外，人们所接受教育的专业、学科门类对职业生涯起着决定性作用。人们在选择职业、转换职业时往往与所学的专业有一定的联系，或以该专业的理论知识、技术能力为基础。护理专业学生毕业后主要从事护理或相关工作。因此，教育是个体提升社会地位的主要动力，也是影响个体职业规划的重要因素。

4. 机遇因素 机遇是影响职业生涯的偶然因素，但是对个人的职业生涯而言，有时又具有决定性的作用。机遇是随机出现的、具有偶然性因素的事物，它包括社会各种职业对一个人展示的随机性的岗位，或者说是一个人能够就业和流动的各种职业岗位，也包括能够给个人提供发展的职业境遇。法国前总统蓬皮杜曾经说过：“人的命运就是一种机会以及抓住这种机会的能力。”机遇本身是客观存在的，但机遇只垂青于那些有准备的人。个人能动性会促使寻求到新的发展机会或者自己创造机会。事实上许多人在事业上获得成功不是靠家庭、亲友的帮助，或社会给予的现成机会，而是靠自己的努力奋斗和开拓进取。

5. 同龄群体的影响 朋友、同龄群体的价值观、工作态度、行为特点等不可避免地影响到个人对职业的偏好、选择从事某一类职业的机会和变换职业的可能性等诸方面。事实上，与父母、家庭成员相比，同学或同龄朋友的职业观往往具有更大的影响力。同龄的朋友或同学之间往往更有共同语言，他们在很多观点上更容易沟通。所以，在考虑个人职业生涯发展或者择业时，人们更乐于听取同学、朋友的意见，接受他们的观点。

第二节 护理职业生涯规划

一、护理职业生涯规划的原则

职业生涯规划原则是指组织和个人在职业生涯设计时应把握的方向和准绳。主要内容包括：

1. 个人特长与组织、社会需要相结合原则 个人的职业生涯发展离不开组织环境，有效的职业生涯设计就应该将个人优势在组织和社会需要的岗位上得到充分发挥。认识个人的特征及优势是职业生涯发展的前提；在此基础上分析个人所处环境、具备的客观条件和组织需要，从而找到自己恰当的职业定位。只有找准个人和组织需要最佳的结合点，才能保证个人和组织共同发展，达到双方利益的最大化。

2. 长期目标与短期目标相结合原则 目标的选择是职业发展的关键，明确的目标可以成为个人追求成功的行为动力。目标越简明具体，越容易实现，越能促进个人发展。长期目标是职业生涯发展的方向，是个人对自己所要成就职业的整体设计，短期目标是实现长期目标的保证。长短期目标结合更有利于个人职业生涯目标的实现。

3. 稳定性与动态性相结合原则 人才的成长需要经验的积累和知识的积淀，职业生涯发展需要一定的稳定性。但人的发展目标并不是一成不变的，当内外环境条件发生改变时，就应该审时度势，结合外界条件调整自己的发展规划，这就是职业生涯发展的动态性。

4. 动机与方法相结合原则 有了明确的发展目标和职业发展动机，还必须结合所处环境和自身条件选择自己的发展途径。设计和选择科学、合理的发展方案是避免职业发展障碍、保证职业发展计划落实、个人职业素质不断提高的关键。

二、护理职业生涯规划的方法

职业生涯设计基本上可以分为评估、设定职业生涯目标、确定职业生涯路线、实施职业生涯策略和修正职业生涯设计。

(一) 评估

1. 自我评估 我国古代兵家鼻祖孙武在《孙子·谋攻篇》中提出"知彼知己，百战不殆"，所以全方位评估自己非常重要。自我评估要从生理上、心理上、理性自我和社会自我四个方面进行才是比较全方位的自我评估。

(1) 生理上的自我评估：生理上的自我即对一个人的相貌、身材、举止、语音的分析。俗话说："天生我才必有用。"每一位毕业生都是一块等待雕琢的璞玉，但在激烈竞争的今天，我们首先应该学会的是如何进行自我雕琢，以尽早展露美玉的光彩。我们可以通过认真学习护理礼仪、护理美学的课程来弥补某些生理上的不足，展现自己特有的流光溢彩。例如有的学生身材矮小，但是护理操作却十分娴熟，给人一种小巧灵活之感，那就争取在技能考核时把自己的特色展示给主考官，以赢得用人单位的青睐。若用人单位因其他方面的考虑而拒绝，学生也要理解他人的选择。

(2) 心理上的自我评估：心理上的自我即内在自我，指对自己的性格、意志、自信、上进心、创造性、管理与领导潜力、成就感等等的评估。首先，要根据自己的优势选择专业发展方向。有的人号召力强，有较强的组织管理能力和活动协调能力，那么他就可以朝护理管理者的目标努力；有的人功底深厚，逻辑思维能力强，具有创新精神，那他就可以立足护理科研。目前诊疗技术不断革新，医学分科日益细化，时代在召唤一批学识渊博、经验丰富的临床护理专家；社区护理的逐步推广，需要沟通能力强、具有全科知识的护士走向社区，宣传保健知识，开展预防保健工作。其次，要根据自己的个性特点选择适合自己的专科护理工作。如今大多数医院在聘任中实行双向选择，如果一个人具备足够的耐心和爱心，对小孩有一种天然的亲和力，当一名儿科护士应是理想的选择；如果做事果断、雷厉风行，可成为一名不错的急诊科护士；一个工作严谨、反应敏捷的人则是手术室护士的合适人选。

(3) 理性自我评估：这是职业生涯中最重要的内容，包括行为方式、思维方式、道德水准、价值追求以及一个人的情商和逆境情商（AQ）等。

【案例】 刘某，就读于某知名医科大学的护理专业，毕业之际，同学们不是在准备考研，就是想去大城市的大医院工作。可是，刘某却毅然选择了家乡的一家二甲医院。同学们都觉得不可思议，无法理解她为什么会做出如此选择？7年过去了，当曾经的同学、朋友还在为大医院的待遇不公、不被重视而抱怨时，刘某却早已经是这家医院泌尿外科的护士长，事业蒸蒸日上。在同学会上刘某说："当年，很多人都说我很傻，其实我深深地知道，我这样的人，可能没有机会脱颖而出，但是在家乡医院就不一样了，本科护理毕业人才稀缺，医院重点培养我，成功也就顺理成章了。"

在上述案例中，刘某的就业去向，最初也遭受了他人的质疑甚至是不屑，若刘某人云亦云，不具备批判性思维，也只能和其他同学一样唏嘘感叹。正是刘某用理性的认知评估了自我与环境后，判定了一份合理恰当的职业生涯规划，如同杀出的一匹黑马，最后赢得了他人的掌声。

(4) 社会自我评估：社会自我是指对自己在社会中扮演的角色，在社会中的责任、权利、义务、名誉，自己对他人的评价，以及社会对自我的评价等方面的评估。在评估社会自我的同时，一定要以发展的眼光看问题。社会的名誉、地位都不是考虑的第一要素，只有能为他人做些什么才能真正给自己带来成就感，何况名誉和地位也不是一蹴而就的，往往在干好自己本职工作之余会发现它们已悄然而至。

2. 环境评估　环境评估是指从社会、组织和人际关系三个方面的分析入手，找出自己所处环境条件的特点、发展变化情况、自己在环境中所处的地位、环境对自己提出的要求以及环境对自己有利的和不利的因素，使自己的职业生涯规划既与环境的要求相吻合，又做到在复杂的环境中趋利避害，使自己得到发展。

(1) 社会环境评估：对社会环境的评估是宏观环境评估，指正确认识和把握国家社会经济发展的客观规律，从而使个人的职业生涯规划与社会发展的大趋势合拍，主要包括社会各行业对人才的需求情况、社会中各种人才的供给状况、社会政策、社会价值观的变化做出相应的分析。

在案例一中，刘某正是准确地把握了高等护理专业的发展趋势，了解到用人单位的门槛逐渐升高，也考虑到高等护理专业一度大热，引发各高等院校的纷纷扩招。护理本科毕业就等于拿到了金饭碗的观念并非理性，若一味往大城市、大医院挤，不见得能发挥自己的优势和特长，未必是明智之举。

(2) 组织环境评估：组织环境评估是中观环境评估。对组织环境所要考虑的因素主要包括以下三个方面：组织的特色、组织发展策略和组织中的人力资源状况。组织内外环境为每个护士提供了职业活动空间、发展条件和成功机遇。护士如果能够主动、有效地利用内外环境资源，将有助于职业发展的顺利和成功。护士发展的组织环境评估包括组织发展战略、护理人力资源需求、护理队伍群体结构和护士的升迁政策等；通过对上述因素的评估，确认适合自己职业发展的机遇与空间环境，通过自我认识分析及对生存环境认识和分析，找到理想与现实的结合点，从而准确把握自己的奋斗目标和方向。

在案例一中，刘某除了考虑大环境外，还对医疗机构的组织环境进行了深层次的思考。考虑到在小医院里，一旦引进高等护士，会尽量作为护理骨干进行培养，有关领导更为重视，进修的机会较多，晋升的空间更大，实现自己价值的可能性也会更高。

(3) 人际关系评估：人际关系评估是微观环境评估，指正确认识和把握组织内部的人际关系和自身个性特征与职业人际关系要求的适应程度。人际关系的分析应着眼于以下几个方面：个人职业发展过程中将与哪些人交往，哪些人会对自身发展起重要作用；相反，哪些人际关系因素会对自己的发展带来不利影响，自己将如何相处等。

3. 职业生涯发展机会评估　主要是评估各种环境因素对自己职业生涯发展的影响，包括分析环境条件的特点、环境的发展变化情况、自己与环境的关系、自己在这个环境中的地位、环境对自己提出的要求，以及环境对自己有利的条件与不利的条件等等。对于护理专业学生而言，外部的最大环境即为护理专业，包括护理文化、护理发展等等。

【案例二】 李某和汪某高考时第一志愿均为师范专业，但是阴差阳错来到了同一所医科大学的护理专业，因此闷闷不乐。两人入校后在老师的鼓励和培养下，参与了学校及院系的多种文艺活动，并在演讲、教学比赛等活动中崭露头角。最后，李某由于学习成绩优异，综合素质好，被推荐为免试研究生，成为该校护理学院的硕士研究生。研究生毕业后，现在某医学专科学院从事护理教育工作。而汪某本科毕业后，就职于一家教学医院，凭着扎实的理论基础和对护理事业的热爱，在短短几年内，已成为科室里优秀的带教老师，在临床护理中圆了自己的教师梦想。

在案例二中，不管是在高校任教的李某还是从事临床护理的汪某，并未脱离护理这个大环境。因为在本科学习中，学生投入大量时间和精力来学习护理理论知识，掌握护理技能，是为今后成为护理精英储备能量。若今后从事与护理毫不相关的职业，可以说是一种极大的资源浪费，也是拿自己的弱项跟别人的强项竞争。她们在护理这个大环境下发展自己，最终也实现了自己的职业理想。

（二）设定职业生涯目标

对于一个没有目标的人而言，岁月的流逝只意味着年龄的增长和日复一日地盲目生活。有意义的人生旅途是从他设定目标的那一天才开始的。

1. 确定职业目标 职业目标设定指的是个体形成长短期职业生涯目标的过程。通过对个人特征的分析和内外环境的分析，一方面认识了自己；另一方面了解内外环境中的职业发展机会，从而根据自身的特点和环境条件为自己选择职业目标。职业目标的选择，一方面应该是实际可行的，也就是通过自己的努力可以达到的；另一方面，职业发展目标应该是具有挑战性和激励性的，既立足于现状而又高于现状，从而激励个体不断发展和提高自己。

2. 确定职业发展起点 确定职业发展起点无定式可言，一般来说随自己选择的职业岗位所在地而定。不要把选择大城市、经济发达地区作为人生事业起飞的唯一考虑因素。对于护理专业来说，由于其发展受传统观念的影响，护士的地位和待遇目前尚未得到显著提高，大多数本科生不愿意去小城市、小医院，都争相参加各大型三甲医院的用人考试，但是经过层层筛选出的人员都是精英中的精英，如何从中脱颖而出，就显得困难重重。而且由于大医院本科毕业的护士基数大，医院并不一定会给予其相应的重视。而对于小医院来说，由于其自身规模小，发展的潜力充分，非常需要具有扎实理论基础和熟练操作技能的本科毕业生加入到其队伍中，自然会对本科学历护士给予高度重视，相应设置一系列培养方案，提升的可能性更大。

（三）确定职业生涯路线

选择了职业发展目标并确定了发展起点后，还应该确定达到这一目标的职业生涯路线。职业生涯路线是对前后相继的工作经验的客观描述，而不是对个人职业生涯发展的主观感觉，可以凭借职业生涯路线来安排个人的工作行程，从而训练自己承担各级职务和从事不同职业的能力。传统的职业生涯路线注重纵向流动，而现在则要求职业生涯路线应反映工作内容、组织需要的变化，详细说明职业生涯路线的每一职位的学历、工作经历、技能和知识。职业生涯路线大致可分为技术型、管理型、稳定型、创造型和自主型五个类型。但怎样做出正确的选择，走上适合自己发展的路线需要把握四个要素。

1. 分析自我的价值目标取向，追求什么样的人生理想。

2. 分析个人资质和潜能，即当前具备的学历、智力和潜在能力如何。

3. 分析自我所处的环境，包括社会环境、组织环境等，甚至可以包括社会政治、经济大环境，从而决定路径选择的许可度。

4. 分析自我面临机遇的成熟度，从而为近期路径与中期目标的转换作出合理的安排。

在对上述四个要素进行综合分析后，就可以确定自己的职业生涯路线。

（四）实施职业生涯策略

在确定了职业生涯发展目标、职业生涯发展路线之后，为了达到目标，就需要制定职业生涯发展策略的行动规划，它是为了达到长短期职业生涯目标应采取的措施。护士可以根据自己的职业生涯路线采取相应的实施措施。比如一个临床护士的职业生涯可以总结为下列几个阶段：①护士阶段：护士的主要目标是通过从事常规性工作和担任较重的工作负荷，培养处理临床问题的能力等；②护师阶段：护士还要继续加强专业基础训练，同时通过积极的专业学习及时地更新知识，除此之外还要有意识地培养自己的管理能力等；③主管护师阶段：要精通自己的专业，能在核心刊物上发表论文，能为低年资的护士开展护理讲座，从事大专以上学历新上岗护士的带教工作等；④副主任护师阶段：能够参与护理教学和护理管理，解决临床护理中的疑难问题，并且有较强的护理研究能力等；⑤主任护师阶段：能在临床护理、教学、研究和管理工作中发挥模范带头作用，能够驾驭多项护理工作。

【案例三】 王某毕业于医学院校护理专业，目前就职于一家“三甲”医院做临床护士。早在中学时代，王某就对护士救死扶伤的职业产生了朦胧的向往。中学毕业后，考虑到自身条件、今后就业以及考试成绩等因素，王某报考了一所医学院校，进行了5年的护理专业学习。在校学习的第一学期，王某在学习护理专业基础课程的同时，选修了“护士职业生涯”课程。通过学习，王某逐渐了解了护士以及护理工作的方方面面，逐渐意识到应该对自己的职业生涯进行科学的规划。通过对护士职业的考察以及对自身各方面的评估，王某设定了职业生涯的第一个目标，即在一所高水平医院任护士。为此，王某制定了有关就业岗位的行动计划。寒暑假期间到她家庭所在地的一所三甲医院进行社会实践，对这所医院的基本情况，特别是护理工作情况有了初步的了解。她还特意向医院人事部门的老师咨询就业情况。通过各种途径王某了解到，该医院十分看重毕业生在校的学习成绩，也十分重视是否获得过奖学金和三好学生等荣誉，在同等条件下，优先考虑有过学生干部经历的毕业生，从而依此来衡量毕业生的综合素质与能力。社会实践使王某受益匪浅。

对照过去的一学期，王某由于学习态度端正，成绩很优秀。但是在其他方面，并不十分令人满意，尤其是在人际交往方面上存在问题，这也在一定程度上影响了王某获得更高等级的奖学金。

针对这些情况，王某调整自己，在继续保持认真学习的同时，努力提高与他人沟通的能力。为了提高自己的社会交往能力和实践动手能力，王某还结合自己的兴趣，参加了学生会的一个社团。经过半年的努力，王某成功地改变了自己在同学们中的形象，并且在第二学年的民主选举中被选为班长。

到了实习前夕，结合学校的有关政策，王某申请回到家庭所在地的那所曾经社会实践过的医院进行实习。由于表现优秀，深得老师信任，王某被任命为实习大组长。王某十分珍惜这个机会，不论是在专业工作中，还是在实习大组长工作上，都尽职尽责，得到了医院带教老师的一致好评。临近毕业，医院老师主动找到王某，询问她对将来就业的打算，王某非常诚恳地表达了想留在本院工作的愿望，而医院方面也表示非常乐于接收王某。

转眼王某在医院已经正式工作了3年。其实，早在与医院签订就业协议后，王某就开始了下一步职业生涯的规划，在医院工作的这段时间里，王某进一步了解医院各方面的情况。同时，经同学介绍，王某结识了男友小李，不久便进入了“谈婚论嫁”阶段。在实际工作中，王某逐渐勾勒出自己将来职业生涯发展的长远目标，并确定了下一阶段的目标，即继续学习一些护理管理的知识，并争取到护理管理岗位上锻炼。也许机遇总是眷顾那些有准备的人，医院决定安排王某出国进修学习一年，主要学习国外先进的护理管理理论、经验和技术。王某学完后回到医院，工作被安排在护理部，并完成了终身大事，王某进入了人生新的阶段，自然，她也不会忘记对自己的职业生涯进行新的规划。

（五）修正职业生涯设计

在职业发展的过程中，由于自身及外部环境的变化，往往需要不断地对职业发展计划进行调整。在进行职业生涯设计时，由于对自身及外界环境不十分了解，最初确定的职业生涯目标往往比较模糊或抽象，有时甚至不切实际。经过一段时间的工作以后，应有意识地检验自己的职业定位与职业方向是否合适，总结经验和教训，通过反馈与修正，纠正最终职业目标与分阶段职业目标的偏差，以保证职业生涯设计的有效性，增强自我实现职业目标的信心。

思考题

1. 什么是职业生涯？什么是职业生涯规划？
2. 在进行职业生涯规划时应该把握哪些原则？
3. 根据你目前的情况和国内的护理职业现状，为自己制定一份职业生涯规划。

第九章　评判性思维与循证护理

随着人们对健康需求的不断增长，护士的角色发生了转变，要求护士除了具备一般的理论与技能外，还须具备多种能力，包括处理复杂临床问题的能力、与人有效合作的能力、独立获得信息的能力以及评判性思维能力，其中评判性思维能力是护士获取其他各种能力的关键。循证护理要求护士能够运用评判性思维对现存的实践模式寻求实证，结合临床经验和患者的需求，制定护理计划，评价护理措施的实施效果，以科学的方式促进护士提高分析和解决问题的能力。评判性思维和循证护理能力作为护理核心胜任力的重要组成部分，已成为当代国际护理教育与护理研究的热点。

第一节　概　述

社会进步、卫生保健的快速变革和新技术的发展与运用，使护理工作范畴日益扩大，护理工作环境更加复杂，护理人员必须能够运用评判性思维做出满足患者需要的最佳护理决策。

一、评判性思维的定义

评判性思维（critical thinking）又称批判性思维，其概念源于哲学和教育学。早在2400年前，苏格拉底就曾经对评判性思维进行过解释和探究。20世纪30年代德国法兰克福学派的学者提出了“评判性思维”，并作为一种促进学习的方法被教育领域采纳。到了90年代，评判性思维作为美国高等教育的重要组成部分而备受关注。

目前，无论是在护理专业中还是在其他相关专业都还没有对评判性思维做出清晰一致的定义，许多专家从不同的角度提出了不同的观点。

Waston和Glaser1964年提出，评判性思维是态度、知识和技能的综合体，包括质疑的态度，有效地进行推断、抽象、概括所应具备的知识以及应用这些知识的能力。

美国哲学学会1987年用德尔斐法对来自文、理科领域的53名专家进行调查得出结论：评判性思维是一种有目的、自我调控的判断过程，这种判断是建立在对特定情景采用循证的、科学的方法进行分析、评价、推理、解释和说明的基础之上的。

Alfaro－Le Fevre 1995年提出，护理中的评判性思维是一种有目的的思维能力，这种能力以科学的原理和方法作为基础，依据实际情况做出判断。

Barbara 于 1999 年将护理专业中的评判性思维定义为收集资料，创造性地提出护理诊断和干预措施，因而是护理计划个体化和精确化的逻辑思维过程。

综上所述，评判性思维的概念存在两种代表性的观点。一种观点把评判性思维看作是一种能力，认为评判性思维是个体对“做什么”的问题做出合理决策的能力。另一种观点把它定义为一种思维，一种有目的性的对产生知识的过程、理论、方法、背景、证据和评价知识的标准等正确与否做出自我调节性判断的思维过程。把评判性思维定义为一种能力与定义为一种思维过程并不矛盾，区别在于审视的角度不同。

目前，国内的护理教育专家比较认可的评判性思维的定义为：评判性思维是运用已有的知识和经验，对问题及其解决问题的方法进行选择、识别、假设，在反思的基础上进行分析、推理，作出合理判断和正确取舍的高级思维方法与形式。

二、评判性思维的组成

护理评判性思维由专业知识基础、护理经验、认知技能、态度和判定标准五个部分组成。

（一）专业知识基础

护士的专业知识基础是护理评判性思维的第一个构成要素，包括基础科学、人文科学和护理学的知识和理论。护士的知识基础越深厚和广泛，就越能运用整体观念思考和分析患者以及其健康保健的需要，就有越高的评判性思维能力。在进行评判性思维时，所运用知识的正确性与结论的合理性是密切相关的。如果护士运用错误的信息或缺乏重要的资料就做出推理，就不可能得出合理的结论。

（二）护理经验

护理评判性思维的第二个构成要素是护理经验。护士只有在护理患者的实践中才能发展其临床护理评判性思维能力。通过病情的观察、健康状况的评估，找出护理问题，制定有针对性的护理措施并给予实施，在这一系列的护理过程中，护士的经验水平对决策过程具有重要影响。有经验的护士可以在临床情境的诸多因素中直接关注主要健康问题，有效整合已有的知识，并运用经验来帮助推理，从而做出正确的护理诊断。临床经验较少的护士则运用生硬的规则和指南来做出决策，且决策的正确性不高。

（三）认知技能

认知技能是护理评判性思维的第三个构成要素，是评判性思维的核心。护士在做出临床决策时，需要评价患者病情信息的正确性、分析主要健康问题、推理解决问题的方法，在此过程中会运用到诸多认知技能。Paul 在 1993 年提出的评判性思维认知技能有 8 项，包括评判性分析、归纳推理、演绎推理、做出正确的推论鉴别事实、评估信息来源的可靠性、澄清概念和认可假设。

1. 评判性分析 评判性思维包括评判性分析。评判性分析要求针对某一具体情况或思想提出一系列问题，并对这些问题进行质疑和分析，以鉴别主要的信息和观点，弃去多余的信息和观点。评判性分析包含以下4个主要的评判性分析问题和9个评判性分析亚问题：

（1）核心问题是什么？

（2）潜在的假设是什么？

（3）所得到的证据有效吗？包括：①证据是老一套的吗？②证据带有情感性或偏见吗？③证据是否足够和有效？④关键术语有清晰的定义吗？⑤现有的资料有关联吗？⑥问题得到正确识别了吗？

（4）结论可接受吗？包括：①结论正确吗？②结论适用吗？③有无价值冲突？

这些问题是用于判断观点的一系列标准，并不是每种情况都要用到所有的问题。护士应熟悉这些问题，以便在特定的情况下选择适当的问题。

2. 归纳推理 归纳推理是逻辑思维的基本方法之一。所谓归纳，是指从一系列的事实或科学观察中，通过现象概括出事物的本质特征，总结出一般规律，得出结论的思维方法。护士在临床实践中广泛地使用归纳法，例如，当观察到患者面色苍白、出冷汗、脉搏细数、血压下降、尿量减少、呼吸急促等临床表现时，可归纳这些症状，判断出患者出现了休克。

3. 演绎推理 演绎推理是逻辑思维的另一种基本方法。所谓演绎，是从一般引出个别。例如，护士学习了马斯洛人类需要层次理论，就可以运用该理论来对具体患者的需要进行识别与分类，从而确定该患者是否存在呼吸、排泄、营养、安全、爱与归属、尊重等具体需要问题。

在临床实践中，面对复杂的临床情景，护士通过运用评判性分析、归纳推理与演绎推理等思维方法谨慎鉴别事实、评估信息来源的可靠性、澄清概念和认可假设，以帮助作出正确的临床护理决策。

（四）态度

评判性思维的第四个构成要素是态度。积极的态度是在护理实践中进行评判性思维的动力。个体发展自信、独立思考、公正诚实、责任心、质疑与勇于探索、创造性、执著、谦逊的态度对评判性思维的形成很重要，且这些态度相互联系，相互影响。

1. 自信 自信是一个人对完成某一任务或达到某一目标的能力感到有把握。自信不是骄傲自大或盲目的优越感。扎实的基础知识、丰富的临床护理经验及一定的认知技能是护士自信的源泉。

2. 独立思考 护士应发展独立思考的能力。当对同一个问题产生不同意见时，护士既不能毫无疑义地接受他人的观点，也不能不加思考地拒绝他人的观点，而是应该独立思考、全面考虑，作出合理推断。

3. 公正诚实 评判性思维要求应公正地处理问题，即应用同样的标准评价各种观点，而不是根据个人或群体的偏见和成见做出判断。护理实践需要诚实，即护士要用同样严格的检验标准来验证他人和自己的知识和观点。

4. 责任心　在护理工作中，护士应遵循护理实践标准，提供正确的、高质量的护理活动，并对所实施的护理措施的后果负责。

5. 质疑与勇于探索　要更深入地了解患者的病情，护士就应具有质疑和探究的态度，激发护士进一步评估临床情境，以获得更多有价值的信息。评判性思维要求护士乐于尝试用不同的方法去解决问题，勇于探索的精神能推动护理革新，是护理发展和进步的动力。

6. 创造性　创造性思维是一种能产生新思想或新产品的原创性思维。在护理实践中，创造性思维是指能发现原有标准和规范之外的具有开创性探索未知事物的高级复杂的思维。

7. 执著　评判性思维要求探索解决问题的有效方法。具有评判性思维的护士在寻找解决患者问题的有效解决方法时会显现出坚定和执著的精神。

8. 谦逊　在护理实践中，承认自身知识和技能的局限很重要。具有评判性思维的护士应承认自己有所不知，并努力获取新知识。

（五）判定标准

怎样确定一个人的思维是否具有评判性？Paul 认为可用统一的标准来衡量。评判性思维标准是指确定决策和判断是否正确和合适的标准，包括智力标准和专业标准。

1. 智力标准　Paul 提出的评判性思维所通用的智力标准包括 14 项，即评判性思维应是有条理、精确、详尽、正确、有关联、可靠、一致、合理、深入、概括、完整、有意义、适当和公正。当护士面对临床情境、认真思考患者问题时，应使用诸如精确、正确、一致等标准，以确保决策的合理性和正确性。

2. 专业标准　评判性思维的专业标准是指护理判断的伦理标准、评价标准和专业职责标准。

（1）伦理标准：伦理标准在护理实践中的反映通常就是护士所展示的尽责和人道精神。具有评判性思维的护士应运用 7 条常用的伦理原则来指导临床护理决策，即自治、仁慈、公正、忠实、诚实、保密和责任心。具体而言，自治是指每个人都有自我决定的权利，都有权根据自己的价值观和信念对方案进行推理，做出决策。仁慈是指乐于尊重他人利益和避免伤害他人的意向。公正是指公正地对待所有患者，并给予他们最好的护理服务。忠实是指遵守对患者的承诺，尽己所能实践承诺。诚实是指告知患者真实的情况。保密是指尊重患者的信息私密。责任心是指愿意对自己的行为结果负责。

（2）评价标准：护士在运用评判性思维做出临床决策时还要用到评价标准，这些评价标准以护理标准为基准，由相关临床机构和专业组织发展而来，并被广泛认可。护士在日常工作中经常用到的评价标准有三类：第一类是症状评价标准，如护士在评价疼痛的特征时要运用发作时间、持续时间、部位、严重程度、疼痛类型和伴随症状、促进因素、缓解因素等评价标准；第二类是治疗护理效果评价标准，如护士在评价药物治疗的效果时，要运用症状和体征的改变、有无副作用以及达到预期效果的程度等评价标准。此外，护士还会运用患者掌握所学知识的能力、实施所学技能的能力等标准来评价对患者健康教育的效果。

(3) 专业职责标准：护士必须要对自己的临床实践行为负责。因此，护理实践中需要专业职责标准以确保向患者提供高质量的健康服务。护理的专业职责标准包括国家的政策法规、行业规范、部门规章及医院的制度等。

三、评判性思维的特点

1. 评判性思维是一个主动思考过程 评判性思维的主体不是被动地、不加评判地接受外来刺激、别人的观点或“权威”的说法，而是对所面临的问题进行积极、主动的思考，运用自己的知识经验去分析、推理，做出自己的判断。

2. 评判性思维是一个独立思考过程 评判性思维不是人云亦云，随声附和，也不是自我思维的重新阐述，而是对自己和他人思维所作的有建设性的和独立的思考。

3. 评判性思维是一个提问过程 评判性思维实质上是一个质疑的过程，通过不断提出问题而产生新观点。提问本身就是一种评判形式。

4. 评判性思维是一个反思过程 评判性思维以创新为宗旨，是对思维的再思维。当自己或他人有了某种观点后，要反思事实存在与否、根据充分与否、解释合理与否。

5. 评判性思维是一个开放过程 在进行评判性思维的时候，个体应具有高度的开放性，愿意听取和采纳别人的不同观点，也能够把自己的观点与他人进行沟通。在这种开放性的信息交流过程中，正确、合理、明智的观点就会得以产生。

四、评判性思维与创造性思维的关系

评判性思维与创造性思维既有区别又有联系。二者的共同点在于都是需要突破惯性思维，超越常规解决问题。二者又有本质的区别，评判性思维是选择性地进行合理决策，侧重于进行归纳推理和演绎推理。创造性思维是创新思想的思维活动，是用新的方法解决问题的思维，目的是产生新颖的概念或精神产品，是发散思维和聚合思维的优化组合，在思维过程中知觉、顿悟、灵感、想象力具有重要作用。

第二节 评判性思维的培养

评判性思维是护士面对复杂情况时作出适宜决策的重要工具。培养评判性思维，学习相应的知识与技巧，能够使护士更高效地解决护理实践中的问题，从而优化护理服务质量，促进护理专业向科学化的方向发展。

一、培养评判性思维的步骤

评判性思维能力对高质量的护理实践十分重要，护士和护生均需发展这种能力。评判性思维应成为一种思维习惯，成为护士个性和品质的一部分。评判性思维能力不是一朝一夕便能培养和形成起来的，需要通过努力工作、主动学习、长期积累才能获得。发展评判性思维需要经历五个思维步骤：明确思维的目的、掌握丰富的知识、思考可能存

在的问题、寻找可利用的资源和严格的决策标准。

（一）明确思维的目的

确定思维的目的是进行评判性思维的第一步。临床护理实践中评判性思维的目的既可以是对一个具体的患者或特定的情境做出判断，也可以是就选择最好的护理措施做出决策。按时间进行分类，评判性思维分为短期目的和长期目的。例如，在护理患有压疮的瘫痪患者时，思维的短期目标是思考怎样在住院期间治疗和护理患者的压疮，而长期目标是考虑如何帮助患者在出院后预防压疮。

（二）掌握丰富的知识

护士在评判性地思考特定的问题时要确保具有相关的知识。在思维一开始就判断自己所要运用的知识是否正确、完整。如果在知识错误、信息不准确或在缺乏重要资料的情况下进行推理，就不可能得出合理的结论。因此，在临床运用评判性思维时，收集资料应全面、具体，对所涉及问题的相关环境应有所了解，掌握具体护理干预措施的理论根据、方法以及利弊。护士平时应注意学习和查阅资料，在临床实践中不断积累和丰富自己的知识经验。

（三）思考可能存在的问题

第三步是思考并鉴别可能存在的问题。在运用评判性思维时，护士应学会鉴别可能导致不合理决策的潜在问题。常见的问题包括：按未经验证或错误的假设进行推理；接受未经证实的观点，采用有争议的方法，存在过于严重的风险；由偏见误导自己的思维，以及非逻辑的推理。例如，护士根据个人的习惯或未经证实的经验就匆忙做出普遍性的推论，从而导致错误的判断。

（四）寻找可利用的资源

适时寻求并运用可利用的资源是发展评判性思维的第四步。理智地认识自身的不足，学会寻求帮助，以进行弥补是很重要的。有评判性思维的护士知道自己需要什么样的帮助，知道应寻求哪些资源来协助判断和推理，还知道如何去寻求帮助。可利用的资源主要包括：有经验的同事、教科书、专业参考书、专业文献资料、学术机构或医院的政策和程序规范、专业团体等。

（五）严格的决策标准

将评判性思维用于临床实践的最后思考步骤是决策的标准。在最后做出判断或决策时，护士必须要用一定的标准来选择备选方案，比较优劣，得出最佳护理方案。同时也需对所选择最佳护理方案的效果进行评价。护士的护理行为与患者的生命和健康息息相关，因此观察病情必须细致，进行评判性思维必须严谨，选择护理方案必须审慎。

二、促进评判性思维的策略

专家们从不同的角度提出了许多种促进评判性思维能力的策略。最简单有效的策略是，在临床实践中注意提出一些评判性思维问题，思考这些问题有助于护士在不同临床情境下进行评判性思维。

1. 期望达到的目标是什么 在临床上，护士应明确护理目标，也就是护理活动应达到的结果。这有助于她们在采取护理措施、努力实现目标时，保持所有的思维都指向同一目标，并使思维过程具有评判性。例如，对一个压疮患者实施护理，主要的目标是恢复患者皮肤的完整性。

2. 围绕目标应提出哪些问题 为了达到护理目标，护士需要提出一些相关的问题，然后采取必要的措施去预防、控制或解决这些问题。在护理压疮患者时，需考虑患者的原发疾病、导致压疮发生的原因、高危因素和处理措施等。

3. 具备怎样的工作环境 不同的环境，评判性思维考虑的方法也各不相同。例如，对一个急诊入院的截瘫患者与一个家庭病床老年卧床患者进行压疮护理时，应考虑的问题、护理的措施等会根据环境变化而有所不同。

4. 需要哪些知识 具备具体学科的理论知识对评判性思维的形成很必要。例如，护士所掌握的压疮发生的原因、临床表现、处理原则和护理措施等知识，是其运用评判性思维处理压疮的基础和前提。试想，如果该护士不具备相关知识，就无法对此类患者进行有效的护理。

5. 有哪些可利用的资源 要识别有用的资源，如教科书、网络、专业文献、护理同事特别是资深护士、其他医务人员、临床指导手册、专业参考书等，护士可从这些资源中获取进行评判性思考所需要的信息和知识。

6. 需要考虑哪些人的意见 要找到有效解决问题的方法、提供高效的护理服务就必须考虑卫生服务主要参与者的意见，如责任医生、康复治疗师或营养师等，还需要听取患者本人及家属的意见。例如，制定一个家庭护理计划，应考虑患者本人、家庭成员和卫生保健队伍中的其他主要成员的意见。

三、促进评判性思维的技巧

运用一些技巧有助于促进护士在临床工作中培养评判性思维的能力。

1. 与同事讨论沟通 尽可能与护理同事一起工作，在工作中就患者出现的健康问题、患者的反应、护理措施的效果等进行商讨。经常与同事交流护理体会和经验，在交流中学习和提高。

2. 注意平时积累 在交班、查房及病历讨论时，探讨临床常见健康问题，如疼痛管理、压疮的预防和护理、危机干预、活动受损等。

3. 记反思日记 反思日记的具体内容包括患者的健康问题及其依据；与患者沟通的方法和技巧，效果如何；自己的情感和态度发生了什么变化；产生了什么新观点或疑问等。通过反思，既能使护士明了运用评判性思维处理临床问题的情况，也能通过自我反思展现自己的认知和思维活动过程，审视自己所采用的思维技巧和价值取向，从而促进评判性思维能力的发展。

4. 虚心求教 多向经验丰富的专家和资深护理前辈请教，找出自己的不足之处，以完善工作方法。

5. 保留资料 尽可能保留患者的护理计划、护理记录单等护理文书，需要时进行查阅。

6. 积极思考 在护理患者后进行总结和反思，在护理类似患者前进行思考和借鉴。

四、发展评判性思维的注意点

发展评判性思维，护士应首先知晓自身的思维风格和思维能力，再根据自身的特点，有针对性地培养评判性思维。形成评判性思维并不容易，需要在护理工作中多学习、多实践、多总结。每个护士都应注重自身评判性思维能力的培养，只有付出努力，才能具备评判性思维的能力。发展评判性思维应注意以下几个方面：

（一）注重自我评估

护士应经常思考自己的护理知识及相关知识是否充足、准确？是否具有评判性分析、归纳推理、演绎推理等评判性思维技巧？是否具备质疑、公正、谦虚、勇敢和执著等评判性思维的“态度”？哪些“态度”具备的少或完全不具备？还需培养哪些“态度”？这种评估也可由同伴或群体来进行。

（二）接纳不一致和不确定

人们往往倾向于接纳与自己观点相一致的信息，而忽视与自己观点相矛盾的证据。作为一名优秀的护士应有意识地培养对不同意见的宽容态度，并进行延迟判断。延迟判断是指在一段时间内容纳不确定性。例如，如果一个问题很复杂或信息不全面、证据不充分，不可能很快地解决问题，那就需要延迟判断。直到实施了系统的评估、收集了足够的资料、对问题有了全面的评估，才能运用评判性思维进行判断。

（三）积极参与各种学术活动

评判性思维是一个复杂的思维过程，评判性思维的培养和发展有赖于临床护理实践。积极参与各种学术活动，以及病例讨论有助于评判性思维的培养。在病例讨论过程中，医护人员的治疗和护理见解可以促使人积极思考，从而促使自己评判性思维能力的提高。

（四）创造评判性思维的环境

进行评判性思维需要一个自由、平等、民主、和谐的氛围，创造评判性思维的环境对专业护理及护理教育都至关重要。尤其是从事管理工作的护士和护理学校的教师都要特别注意创建评判性思维的氛围，鼓励护士、护生在做出结论前检验证据，全面审慎思考，避免“群体思维”，即不假思索地服从群体意愿的倾向。

第三节 评判性思维在护理中的应用

一、护士确立评判性思维的意义

（一）有利于护理学科的发展

护理学科的发展要依靠护士的创新能力。要创新，就要善于发现问题，善于对现有的护理理论和实践提出质疑，发现其不合理的因素，从而进行进一步的探索和改革。培养护士的评判性思维能够提高其创新能力，促进护理学科的发展。

（二）有利于提高临床护理质量

随着护士角色和功能范围的扩展和护士在临床实践中独立性的增加，护理工作的多样性与复杂性也愈来愈凸显。为了确保护理实践的安全性和有效性，护士必须能够有效地处理纷繁复杂的信息，具备求实的质疑精神和缜密的分析推理能力，对患者的病情和健康问题做出合理的判断，为患者提供个性化、高质量的护理服务。

（三）有助于护士的自身发展

我们正处于一个信息快速增长的时代，而我们的时间是有限的，这就意味着我们必须有选择性地获取和处理信息，成为有头脑的学习者。发展评判性思维能力，用评判的眼光对众多的信息和知识进行辨别、评价与选择，能够使我们获取最有价值的信息，促进自身专业素养的提高。

二、护理实践中的评判性思维

（一）临床护理中的评判性思维

护理程序作为解决护理问题的科学方法，为护士的思维提供了一个结构框架。但护理程序的思路常常是按照一种固有的模式进行的，忽略了创造性和反思性思维。人是生理、心理、社会的综合体，在实施护理程序的过程中，应根据患者的个体特性，运用评判性思维对患者的健康问题及其所产生的身心反应进行周密的思考和分析。例如患者需要吸氧时，具有评判性思维的护士就会主动地思考导致该患者缺氧的原因是什么？缺氧的严重程度怎样？吸氧浓度应该是多少？应选用何种吸氧设备？需采用什么吸氧方式？通过准确评估、合理判断和正确实施，才能达到有效给氧的目的。

护理程序的各个阶段均需要应用评判性思维，护理程序的实施过程是评判性思维在护理实践中的具体体现，而评判性思维在护理程序中的应用，又必须以护理程序为基础。

（二）护理管理中的评判性思维

护理管理者的重要职责之一是做出各种决策，正确的决策是有效管理的重要保障。在护理管理过程中，管理者应运用评判性思维对传统的管理思想、方法进行质疑，对各种复杂的现象、事物与人群进行分析、判断，以进行合理决策，提高管理效率。

（三）护理科研中的评判性思维

护理科研本身就是对护理现象的探索和研究过程，它源于对现存各种观点、方法、现象、常规等的好奇或质疑，并在此基础上进行调查或实验，以充分的证据得出新观点和新方法。护理科研要求研究者具有好奇心、评判精神及进行评判性思维的能力。

（四）护理教育中的评判性思维

现代护理教育除了为学生传授护理学的基本知识、基本理论外，更重要的是培养学生的综合能力。培养评判性思维能力是高等护理教育的一个重要培养目标。美国护理联盟于1991年将评判性思维作为评价护理学校教育质量的标准之一。评判性思维是护理实践的关键要素，必须重视培养护生的评判性思维能力，以适应现代护理实践中日益呈现的整体性、独立性、复杂性和多样性的发展。

培养评判性思维的教学方法与单纯传授知识的教学方法具有明显的区别，表9－1列举了两种教学方法的区别。

表9－1　单纯传授知识与培养评判性思维教学方法的区别

类别	单纯传授知识的教学方法	培养评判性思维的教学方法
教师与学生的作用	教师的作用是向学生传递信息。学生的作用是接受、存储信息，并且按照这些信息行动	教师的作用是引导和鼓励学生进行有益的质疑。学生进行主动的质疑、探寻与评价信息
知识与学生的关系	学生理解和记忆知识	知识和技能成为质疑、探究和推断的对象
教学方法	灌输、讲授、教条式教学	讨论、探索、引导式教学
教学特点	学生被动听讲，缺乏主动思考	主动学习，提供可能的空间，让个体进行独立的判断与选择
学生与教师的关系	教师是知识的占有者和传授者，学生绝对相信教师的权威，不容置疑	协作、平等，教师亦是一个学习者，与学生一起探讨问题，做到教学相长
提问的意义	不提问的学生是好学生，表示理解学习的内容	不提问表明学生未完全进入学习状态
关注的重点	教师讲授知识点的数量，教学方法是否精益求精，学生从教学和课本中接受了多少知识	学生提出了多少为什么，学生是否在学习过程中有大量参与和自由表达的机会，学生质疑和评判了多少
教学目的	教会学生对知识的理解和记忆，教会思考为什么	培养学生的评判意识与能力，教会如何思考
教学结果	思维单一、刻板，缺乏个性，对新事物反应迟钝，创新能力差	思维灵活，具有主动学习能力，创新能力强

第四节　循证护理

随着现代护理科学研究的不断深入，一种以真实可靠的科学证据为基础的护理实践——循证护理（evidence－based nursing，EBN）正在展开。循证护理既是一种新的思维方式，又是在这种思维方式的指导下为临床研究和护理实践提供科学指导的工作方法。

一、循证护理的定义

循证护理是20世纪90年代受循证医学的影响而产生的护理理念，是循证医学的分支，是由以经验为基础的传统护理向以科学为依据的现代护理的发展。循证护理，即“遵循证据的护理”。其定义为慎重、准确、明智地应用当前所获得的最好研究依据，并根据护士的个人技能和经验，考虑患者的价值、愿望和实际情况，将三者完美地结合，制定出完整的护理方案。因此，循证护理是护士在计划其护理活动过程中，将科研结论与临床经验和患者需求相结合，获取证据，进行临床护理决策的过程。其核心是强调证据，要求在严格的科学证据的基础上开展护理工作。

循证护理的基本要素包括三项：获得最新、最佳的护理研究证据；充分运用护理人员丰富的临床经验和实践技能；充分考虑患者的需求。循证护理注意培养基于研究的护理实践能力，打破“教科书是完全正确的、标准的”传统观念，树立科学求实的现代护理理念。

1991年加拿大学者Guyatt最先使用循证医学（evidence－based medicine，EBM）这一术语，1992年加拿大Lsackett等对循证医学的概念进行了整理和完善，其核心思想是审慎地、明确地、明智地应用当代最佳证据，对患者的医疗做出决策。在英国流行病学家Cochrane的努力下，1993年英国成立了Cochrane协作网，对医学文献进行系统评价。目前此中心已有包括中国Cochrane中心在内的13个国家的参与。

循证护理是受循证医学的影响而产生的护理理念。全球最早的循证护理中心是1996年成立于英国York大学的循证护理中心。该中心主要进行循证护理的教育和培训，并收集社区服务和健康促进方面的证据。近10年来，循证护理在国际护理领域的发展非常迅速，目前已形成多个国际性的循证护理协作网。我国大陆地区的循证护理中心是成立于2004年的上海复旦大学的Joanna Briggs循证护理合作中心。该中心致力于在中国内地推广循证护理实践，进行证据合成、传播和应用，翻译并传播国外循证护理系统评价及最佳证据报道，以推动我国临床护理实践的发展。护理学科发展迅速，近年来开展的以患者为中心的整体护理、用评判性思维寻求最佳护理行为、实施全面护理质量改进程序、以最低的成本提供最优质的护理服务等，极大地促进了循证护理的发展。

为了适应护理发展的需要，护士学习和掌握循证护理的观念和方法势在必行。循证护理应从学校教育入手，培养学生在临床工作中理解、应用、实践循证护理的能力。

二、循证护理的实践程序

循证护理的实践程序包括四个连续的过程：发现循证问题、查找证据支持、评价实证并制定相关护理计划、实施护理计划与动态观察。

1. 发现循证问题 循证问题包括实践问题和理论问题。实践问题指由护理实践提出的对护理方式的疑问；理论问题指与实践有关的前瞻性的理论发展。在临床护理过程中，应首先根据临床经验及通过动态搜集症状和体征，并结合患者及家属的需求，提出急需解决的健康问题。

2. 查找证据支持 根据所提出的健康问题进行系统的文献查询，文献检索的范围应尽可能广泛，以寻找来源于研究领域里科学、经济、准确的最佳实证。可作为实证的有：循证医疗中心和权威组织提供的文献系统评价、一般的系统评价、国家护理临床指南、护理专家的意见等。其中，来自于严谨的随机对照实验的系统评价的可信度级别最高，专家的经验级别最低。

3. 评价实证并制定相关护理计划 对科研实证的科学性、有效性、实用性进行严格评价。对所有相关的研究系列文献进行评审，通过评审获得最佳研究实证，并与本病的病理生理知识、以往的护理经验、患者及家属的个体需求相结合，制定一种详细的和比较全面的护理行为指导。如将临床研究、特殊人群的试验性调查、护理方法改变后的效果和稳定性调查、护理新产品的评估、成本效益分析、患者和工作人员问卷调查等各种收集到的证据进行分析评鉴，将所获得的最佳证据与临床专门知识和经验、患者要求相结合，做出恰当的护理计划。

4. 实施护理计划与动态观察 循证护理是一个动态发展的过程，应在执行护理计划的过程中，动态监测并评价新证据应用后的护理效果，不断改进，形成动态循环，不断提高护理质量。

下面以留置导尿患者更换导尿管的时间研究为实例，说明循证护理应用方法。

（1）发现循证问题：临床工作中，对于长期留置导尿的患者，护理常规要求每周更换1次导尿管。但是有文献报道，频繁地更换导尿管不仅可增加患者躯体上的痛苦，增加尿路感染的机会，而且可造成医疗资源的浪费，并增加护理人员的劳动强度。目前使用的硅胶导尿管由于对尿路的刺激性较小，可每月更换1次。在临床实践中，护士需要研究到底是遵守护理常规每周更换1次导尿管，还是按文献建议每月更换1次导尿管，哪一种方法对患者更为有利呢？

（2）查找证据支持：根据循证问题进行系统文献检索。文献检索的结果显示，一般硅胶导尿管在使用3~4周后才可能发生硬化现象。导尿管发生堵塞的时间有较大的个体差异，其中患者尿液的pH值为重要因素。美国疾病控制中心推荐的实践原则是，应尽量减少更换导尿管的次数，以避免尿路感染，增加患者痛苦。

（3）评价实证并制定护理计划：对初步纳入的各项研究进行严格的评价，包括设计的严谨性、结果的准确性和有效性等，形成关于导尿管更换时间的系统评价。结合临床经验和患者的实际情况，制订最佳方案：临床更换导尿管的间隔时间一般为4周或更长，对尿液易发生导管堵塞的患者可 2 周更换 1 次，以减少发生尿路感染的机会，减少卫生资源的浪费，减轻护理人员工作量。

（4）实施护理计划：在留置导尿的过程中应让患者注意调整饮食结构，动态监测尿液的 pH 值，根据尿 pH 值的变化决定更换导尿管的最佳间隔时间，并密切监测尿路感染的发生情况。在结果得到确认后，通过在实践中收集资料，进一步研究证实此实践的合理性和适用性。

三、循证护理的意义

循证护理是一种观念和工作方法，开展循证护理对于促进护理学科的发展和促进卫生资源的有效利用具有重要的意义。

（一）促进护理学科的发展

循证护理理念融入现代护理是护理学科发展的需要，循证护理对于临床护理、护理管理、护理教育、护理研究和护理理论都产生着深远的影响。

1. 循证护理可促进临床护理实践的科学性和有效性 目前，许多护理手段还停留在约定俗成的习惯与经验阶段，缺乏科学证据，甚至存在错误的观念和方法。循证护理的核心是遵循证据，要求在严格的科学证据的基础上开展临床护理工作，以科学的方式促使经验向理论升华。要求护士要有循证意识，不仅注重护理技术的提高，更应通过客观证据发现并提出患者现存的和潜在的健康问题，利用循证护理的现有成果，积极开展循证护理的应用研究，从而提高临床护理质量。

2. 循证护理使护理管理发生变革 21 世纪的医院，无论组织、经营、服务方法和范围均发生了重大变革，传统的、经验式的护理管理已远远不能满足服务对象和时代的要求。循证护理注重以“实证为依据”的科学管理，管理者须接受循证护理继续教育，系统进行循证护理理论、信息、方法、科研、教育等方面的学习，用证据指导临床护理管理实践。循证护理的开展还要求护理管理者重视护理信息资源的建设，鼓励广大护理人员积极开展护理研究，并促进研究成果的交流与推广。

3. 循证护理使现代护理教育面临新挑战 在护理教学中应注重培养学生以证据为核心的科学护理观念及临床思维方法，加强主动研究性学习能力和解决问题能力的培养，将传授护理实践中的临床经验与临床证据结合起来，培养学生在临床护理实践中进行循证护理的能力。循证护理还要求护士具备一定的文献检索能力，以及一定的医学统计学、专业外语、计算机与网络知识，故现代护理教育应注重循证护理能力的培养和相关课程的开设。

4. 循证护理将护理研究与护理实践有机结合 通过护理研究寻找最佳证据，做出科学的临床决策是循证护理的关键。循证护理将护理研究与护理实践有机结合，使护理真正成为一门以研究为基础的学科。循证护理以护理研究为依据，为临床实践制订指南，改变了临床护士以经验和直觉为主的护理模式。

5. 循证护理充实、丰富并促进了现代护理理论的成熟与发展 护理学是以自己独特的理论体系与模式，作为护理实践的基础和指导思想。循证护理是现代护理领域新兴发展的临床护理模式，具有广阔的外延，所提供的实证是科研结果、专家经验以及患者意见的综合体，具有较强的系统性、连续性和动态性，并注重终末质量评价，为临床确认和解决健康问题奠定了扎实的理论基础，丰富并促进现代护理理论的发展。

（二）顺应医疗卫生领域有效利用卫生资源的趋势

当今社会，社会人口的老龄化问题日益突出，疾病谱发生转变，人们对卫生保健的需求日益增加。同时由于卫生资源有限、护理人员短缺，人们期待高效率、高质量的卫生保健服务。循证护理将科学与技术结合起来，为成本－效益核算提供依据，要求医护人员在制定医护方案与实施时，考虑医疗成本，控制医疗费用的过快增长，以促进有限医疗资源的合理利用。

四、循证护理的前景展望

循证护理的实施虽然是从临床实践中某一微观的专题开始，但开展循证护理是一项从观念更新到实践方式改革的系统工程。循证护理强调从临床问题出发，审慎地、明确地、明智地应用最新、最佳证据，并将科学证据与临床经验、患者的需求相结合，并根据获得的证据制定临床护理决策计划，为患者提供科学的、经济的、有效的、高质量的护理服务。循证护理的广泛开展将带来护理服务质量的提高。

循证护理在发展的过程中还存在以下需要解决和确认的问题：循证护理的概念有待反思和公认，苏格兰茨莫斯大学 Rolfe 认为，目前的循证护理缺乏护理角度的定义；将随机对照实验作为金标准，忽视了护理学科领域证据的多元性；应当对实证的基础概念进行反思，所谓“实证”应是事件发生后的理解和判定，而不应在事先计划时起决定性作用；评价实证的最佳证据还应包括成本因素。

为促进循证护理在我国快速发展，必须首先获得行政管理层和决策机构的认同和支持。其次还必须广泛加强与国外循证实践机构的合作和联系，获取最新的信息和技术支持，建立互惠互助的网络。同时，还应加强与国内循证医学机构的联系，通过医护人员在循证实践上的合作，形成多学科团队，用共同的程序和方法开展循证护理实践。

一些医学专家预言，未来 20 年，临床医学的发展将以循证医学的发展为趋势。由此我们也可预言，循证护理也将成为护理发展的一大热点和焦点。这需要广大护理同仁共同努力，在临床护理工作中勇于实践，不断探索，促进循证护理在我国蓬勃、快速发展。

思考题

1. 思考评判性思维对护理工作有哪些重要意义？
2. 结合自己的实际，思考在日常的学习与生活中应如何加强评判性思维能力的培养？
3. 如何在临床护理工作中运用循证护理的方法对患者实施有效的护理？

第十章 护理程序

护理工作与人们的健康息息相关，要想提供科学、有效的健康服务，面对人们各种复杂的健康问题，需要有一套科学的、系统的解决问题的方法。因此，在现代医学模式和护理学发展到一定阶段后，在新的护理理论基础上产生了一种系统而科学的安排护理活动的工作方法，即护理程序（nursing process）。护理程序是护理专业独立性和科学性的体现。护理程序的开展，真正贯彻了“以患者为中心”的科学护理观，是医院、社区、家庭都适用的护理方法，为护理学向科学化、系统化的方向发展奠定了一定的科学基础，并借此提高护理服务质量，推动护理学的专业化发展。

【知识链接】 护理程序最早由美国的护理学家莉迪亚·赫尔（Lydia Hall）于1955年提出的。她认为，护理工作是“按程序进行的工作”。1960年左右，约翰逊（Johnson）、奥兰多（Orlando）等专家对护理程序进行了阐述，提出“护理程序是由一系列步骤组成的”。她们各自创立了评估、计划和评价三个步骤组成的护理程序模式。1967年进一步发展成为四个步骤：评估、计划、实施、评价。1973年将护理诊断单独列为一个步骤，发展成为目前的五步骤护理程序：评估、诊断、计划、实施、评价。

20世纪80年代，美籍华人李式鸾博士到中国讲学，首次将护理程序引入中国。从1991年开始，美籍华人学者袁剑云博士连续6年利用暑假来到中国，先后在10多个省市讲授护理程序，为推行整体护理、实施护理程序做了开创性的工作。1996年卫生部正式颁布文件，成立全国整体护理专家指导组，组建全国整体护理协作网。目前，我国护士正在积极探索适应我国国情及实际护理水平的、具有中国特色的整体护理实践模式，将护理程序的研究与实践活动不断推向深入。

第一节 概 述

一、护理程序的概念和特点

（一）护理程序的概念

程序是指一系列朝向某个特定目标的步骤或行动。护理程序是一种有计划、系统而科学的护理工作方法。其目的是确认和解决护理对象对现存或潜在健康问题的反应。护理程序同时也是一个综合、动态、决策和反馈性的思维与实践过程。

综合是指为解决护理对象的健康问题，需要综合运用多方面、多学科知识的护理方法，不仅包括医学及护理学方面的知识和技能，也包括心理学、社会学、教育学、管理学等多学科。动态是指护理措施会随着护理对象的病情变化，即护理问题的不断发展变化而随时调整。决策是指护士应针对护理对象的健康状况所提出的护理问题，决定采取哪些护理措施并制定出具体解决问题的方法。反馈是指实施护理措施后的结果又作为新的信息反馈回来，作为判定护理问题及措施正确与否的依据，并为制定新的护理措施提供依据。

（二）护理程序的特点

1. 个体性 护士运用护理程序时需要充分考虑不同护理对象的个体特性，根据护理对象的生理、心理和社会需求来计划和安排护理活动，充分体现以护理对象为中心的指导思想。护士应根据护理对象健康问题的不同，按其需要和生活规律安排不同的护理活动。

2. 目标性 在运用护理程序中，必须确定所要达到的具体目标，并全面计划及组织护理活动，最主要的目的就是解决护理对象的健康问题，满足护理对象生理、心理、社会等方面的整体需要，使其达到最佳健康状态。

3. 动态性 护士在运用护理程序时，需要根据护理对象不断发生的病情变化，即护理问题的不断发展变化，随时修改护理计划和采取相应的护理措施。

4. 科学性 护理程序是在吸收多学科理论成果的基础上、在一定的理论指导下所形成的一种科学的工作方法。

5. 互动性 为保证护理质量，护士运用护理程序时，不仅需要随时与护理对象交流，建立友好、相互信任的关系，使其愿意参与确认问题、制定和评价护理计划，而且必须与护理对象的家属、医生及其他医务人员进行交流和协作。

6. 普遍性 无论护理对象是个人、家庭还是社区，无论护理场所是医院、家庭病房、社区诊所还是其他保健康复机构，护士都可灵活地运用护理程序。

二、护理程序的理论基础

在运用护理程序过程中需要以多种理论为基础，其中包括系统论、信息论、控制论等，并以心理学、行为学等护理相关学科的理论和现代护理理念为指导。这些理论相互联系、相互支持，共同为护理程序提供理论上的支持，并且在护理程序实施的过程中发挥指导作用。

（一）系统论

系统论构成了护理程序的基本框架。护理程序作为一个开放系统，其要素包括护理对象、护士、其他医务人员、医疗仪器设备、药品等。每个要素既有其独特功能，要素与要素之间、要素与环境之间又不断地进行着相互的作用和联系，构成了护理过程的特定功能，即通过评估、诊断、计划、实施和评价过程给予护理对象有计划的、系统的、全面的护理，使其恢复和增进健康。

该系统输入的是护理对象的健康状况、护士的知识与技能水平、医疗设施等，经评估、诊断、计划和实施等系统的处理与转换过程，输出实施护理计划后护理对象的健康状况。最后评价预期健康目标实现的程度，并进行信息反馈。若护理对象的健康状况已达到预期目标，则护理程序终止；若目标尚未达到，则需要重新收集资料，修改护理计划并继续实施，直至达到预期的健康目标。

（二）信息论

信息论是研究信息的获取、传输、贮存、处理和交换的一般规律的科学。而护理程序是一种科学地解决问题的方法，同样也是一个获取、传输、贮存、处理和交换信息的过程。信息论可应用于护理程序的各阶段，赋予护士交流能力和技巧，从而使护士及时了解护理对象真实的信息，以实施正确的护理，确保程序的最佳运行。因此，信息论在护理程序中具有非常重要的意义，是护理程序的理论基础之一。

（三）控制论

控制论主要研究系统行为的操纵控制和反馈调节。将控制论的原理引用到护理程序中，护士通过观察护理对象的种种外部行为，判断是否达到预期目标，然后进行信息反馈，控制调节系统的再输入，直到系统输出的护理对象行为达到预期目标。如此多次反复，直至护理对象的健康问题消除并且康复。

（四）其他理论

在运用护理程序过程中，还需要引用其他一些理论和方法，如人类需要层次理论、压力与适应理论、问题解决理论、评判性思维等。人类需要层次理论可用于收集或整理护理对象的资料，并按照需要层次的划分，排列护理诊断的顺序，确定护理的重点。压力与适应理论帮助护士观察和预测护理对象的生理和心理反应，并依此制定护理计划，采取护理措施去减轻压力，提高护理对象的适应能力。问题解决理论为护理程序奠定了方法论的基础，护士首先应明确护理对象的健康问题，制定与问题相关的目标，最后寻求解决问题的最佳方案及评价效果。评判性思维是应用于护理领域中的一种新的思维方法，可应用于护理程序的每一个环节。护士通过运用逻辑推理、疑问态度、自主思维等方法为护理对象提供多层面的护理，以提高整体护理质量。

三、护理程序的基本步骤及其相互关系

护理程序由评估、诊断、计划、实施和评价五个步骤组成（图 10－1）。

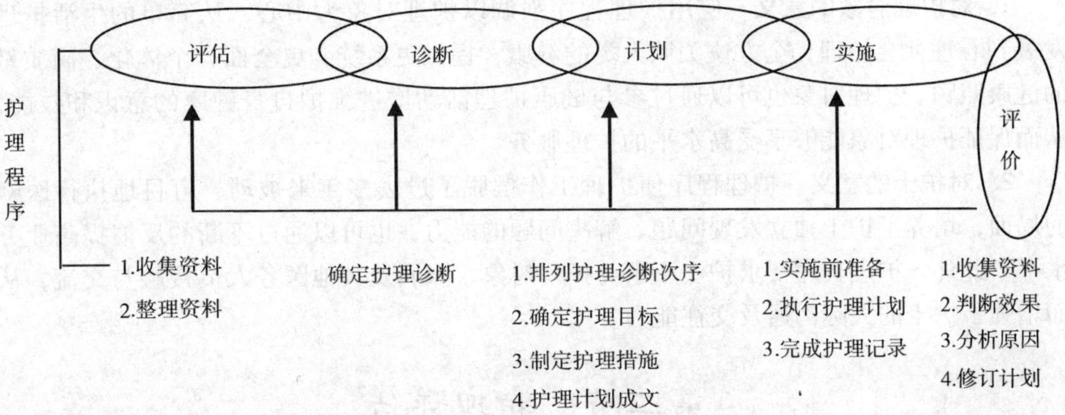

图 10－1　护理程序基本步骤

1. 护理评估　护理评估是护理程序的第一步，是运用各种方法和途径收集、整理、核实、分析、记录、评价有关护理对象健康状况资料的过程。

2. 护理诊断　护理诊断是对评估获得的资料进行分析，以确认护理对象存在的健康问题。

3. 护理计划　针对提出的护理诊断，科学、规范地制定护理计划，包括排列护理诊断的次序，确定预期目标，制定相应的护理措施，并且将其成文。

4. 护理实施　护理实施是落实护理计划，有组织、有步骤地为护理对象提供具体护理措施的过程。

5. 护理评价　评价护理活动的成效，也就是将护理对象健康变化情况与预期目标作比较，确定达标程度，分析原因，决定是否修改护理计划，继续或终止护理程序。

护理程序虽然看似五个各自独立的步骤，实际上这五个步骤是相互联系、相互依存的，是一个循环往复的过程。例如，当护理对象入院后，护士应对其生理、心理、社会等方面的状况和功能进行评估，即收集这些方面的有关资料，根据这些资料判断其存在哪些护理问题，即做出护理诊断，围绕护理诊断制定护理计划，之后实施计划中制定的护理措施，并对执行后的效果及护理对象的反应进行评价。当护理程序的任何一个步骤出现问题时，都将影响其他步骤的有效进行。例如，在评估阶段如果收集护理对象资料不准确或不全面，那么根据这些不完整的资料所确定的护理诊断必然不能体现护理对象的真正问题，所制定的护理计划也会因此而出现问题。此外，评价看似是护理程序的最后一步，事实上评价贯穿于护理程序的各个步骤，它不仅仅是要对预期目标是否实现以及实现的程度做出评价，更需要根据护理对象的具体情况对评估所收集的资料是否全面

准确、护理诊断是否科学合理、计划的制定是否有针对性以及实施过程是否存在问题等随时进行评价，以便能及时对护理活动进行修正和调整，确保护理对象得到高质量的整体护理服务。

四、护理程序对护理专业的意义

1. 对护理对象的意义 应用护理程序强调以护理对象为中心，从简单的生活护理发展到心理社会护理，全方位关照人类的健康，提供更系统、更全面、个体化、高质量的健康照顾。护理对象也可以通过参与健康护理活动增进维护自身健康的意识和技能，从而保证护理对象能够享受高水平的护理服务。

2. 对护士的意义 护理程序使护理工作摆脱了过去多年来被动、盲目地执行医嘱的局面，培养了护士独立发现问题、解决问题的能力，也可以通过不断的反馈提高业务水平。此外，护理程序要求护士不断与护理对象、家属及其他医务人员接触与交流，从而增强了护士的人际沟通及交往能力。

第二节 护理评估

护理评估（nursing assessment）是护理程序的第一步，是护士有目的、有计划、系统地收集护理对象的资料并对资料加以整理的过程。评估的主要目的是建立护理对象现存或潜在的健康问题的基础资料。护理评估是护理过程的基础与核心部分，评估时收集的资料是否可靠、全面，将直接影响护理诊断和护理计划的准确性。

护理评估是一个连续进行的动态过程。一般来说，护理对象入院时需对其进行全面系统的综合评估。此后，护士应利用每次与护理对象接触的机会随时收集有关护理对象的反应和病情变化的资料，以便及时发现问题，修改和补充护理计划。可以说，护理评估贯穿于护理工作的始终，贯穿于护理程序的全过程。

护理评估包括收集资料和整理资料。

一、收集资料

收集资料是一个收集有关护理对象健康状态相关信息的过程，护理程序的所有步骤都依赖于资料的收集。因此，收集资料是关键的一步，直接关系整个护理计划的准确性。若收集的资料不完善或不准确，将导致诊断不准确，计划有误，措施不当甚至有害。此外，收集资料必须从整体护理的观念出发，资料不仅要涉及护理对象的身体状况，还应包括心理、社会、文化和经济等方面。

（一）收集资料的目的

1. 为正确提出护理诊断提供依据。
2. 为制订护理计划提供依据。
3. 为评价护理效果提供依据。

4. 为护理科研积累资料。

5. 为其他医务人员提供有益信息。

（二）资料的来源

1. 护理对象本人　护理对象本人是资料的主要来源，只要护理对象本人意识清醒、精神稳定又非婴幼儿就可以作为收集资料的主要来源。作为护士，在收集资料时，应注意到妨碍资料收集的因素，并采取适当的措施以获取有效的资料。例如，护理对象有语言障碍，不能用普通话或护患之间容易听懂的语言交谈时，护士就需用简单易懂的语言让护理对象明白，有可能的话，请翻译协助交谈。

2. 护理对象的亲属或关系密切的人员　包括护理对象的配偶、子女、朋友、邻居、保姆甚至义工等，他们所提供的间接资料往往能补充和证实护理对象提供的直接资料。尤其是在护理对象无法提供资料时，如语言障碍、意识不清、智力不全、精神障碍的患者以及婴幼儿等，护士就需要从护理对象的亲属及有关人员那里获得资料，而且此时他们是主要的资料来源。护士应注明资料的出处。

3. 其他医务人员　当护理对象寻求健康帮助时，无论住院与否都必须与各类医务人员接触，如医生、理疗师、营养师、检验人员及其他护士等。因此，护士常常可以从与患者接触的医务人员处获得重要的健康资料。

4. 病历和各种检查报告　目前和既往的病历、既往健康检查记录、儿童预防接种记录，以及各种实验室检查和诊断性检查报告等，均能及时提供护理对象现在和既往健康状况的资料。护士阅读病历及各种检查报告可了解护理对象的基本资料（职业、信仰、婚姻状况等），及时掌握护理对象病情动态变化的情况，监测护理对象对护理措施的反应，从营养师的记录中还可了解护理对象的营养需求。另外，护士在参考各种检查报告时，除要考虑护理对象的年龄、性别外，还要考虑到不同医院、不同检查方法的正常值会因所用的检验仪器和方法不同而有所不同。

（三）资料的种类

1. 按照资料的来源分　一般将资料分为主观资料和客观资料两大类。

（1）主观资料：主观资料是护理对象对健康问题的主观描述。由于主观资料是护理对象本身所经历的、感觉的、想到的，故主要由其本人描述。如“我今天感到很不安”、“伤口剧烈疼痛”、“皮肤瘙痒”、“我夜间睡眠很不好”、“我感觉全身无力”等都是主观资料。主观资料可反映护理对象的知觉、感受、价值观、信仰、态度、对个人健康状态的认识和生活状况的感知等。由患者家属及对患者有重要影响的人提供的资料是基于看法而非事实，这种资料亦为主观资料，例如“他今天好像比较高兴”（患者妻子陈述）。

（2）客观资料：客观资料是护士通过观察、体格检查以及借助医疗仪器和实验室检查所获得的资料。这种资料可以被他人看到、听到、闻到、感觉到，包括体征、辅助检查结果及护理对象的行为表现等。如“患者全身大汗”、“患者表情紧张”、“血压

180/120mmHg”、“手术切口渗血”、“肺部湿啰音”、“X 线检查提示肺部有阴影”等都是客观资料。客观资料可以通过观察或测量获得，是客观存在的事实，可以用来证实主观资料的真实性。

主、客观资料都是提出护理诊断的重要依据。护士在收集资料时，两种资料需同时收集，并将两方面的资料加以比较，互相证实资料的准确性及真实性。

2. 按照资料的时间分 可以将资料分为既往资料和现时资料。

（1）既往资料：既往资料是指与护理对象过去健康状况有关的资料，包括既往病史、治疗史、过敏史等。

（2）现时资料：现时资料是指与护理对象现在发生疾病有关的状况，如现在的体温、脉搏、呼吸、血压、睡眠状况等。

护士在收集资料时，需要将既往资料和现时资料结合起来分析。例如一个 38 岁的患者，现在的血压是 120/80mmHg，表面看起来属于正常范围，但如果这位患者在过去 10 年内的血压均为 85/50mmHg 左右，那么现在的血压就有重要的临床意义，应特别注意。

（四）资料的内容

1. 一般资料 其中包括姓名、性别、出生日期、出生地、民族、信仰、婚姻状况、家庭成员及职业等内容。

2. 现在健康状况 包括本次发病情况，主要的不适主诉，目前的治疗、用药情况，近期各种检查的结果，以及饮食、营养、睡眠、排泄、自理、活动等日常生活形态等。

3. 既往健康状况 包括患病史、创伤史、住院史、手术史、过敏史、预防接种史、传染病史，以及既往日常生活形态、烟酒嗜好等。女性护理对象还应了解月经史和婚育史。

4. 家族史 有无家族遗传性疾病或家族其他成员是否患有与护理对象类似的疾病。

5. 护理体检的检查结果 如身高、体重、体态、生命体征、精神和营养状况及身体各系统的阳性体征等。

6. 实验室及其他检查结果 查看护理对象最近各种检查的报告和数据，以了解其病情变化的第一手资料。

7. 护理对象的心理状况 包括护理对象对疾病的认知和态度、康复的信心、病后精神、行为及情绪的变化，护理对象的人格类型、应激事件及应对能力等。

8. 社会文化状况 包括工作或学习情况、宗教信仰、价值观，目前享受的医疗保险待遇、经济状况、医疗条件，家庭成员对护理对象的态度和对疾病的了解，以及社会支持系统的状况等。

（五）资料收集的方法

资料收集的方法包括交谈法、观察法、体格检查和查阅 4 种方法。

1. 交谈法 交谈法通常是护理对象第一手也是最重要的资料来源。护理评估中的交谈是有目的、有计划的交流或谈话。

（1）交谈的目的：①有效地收集与护理对象健康相关的资料和信息；②为护理对

象提供有关病情、检查、治疗和康复的信息，对其进行有针对性的健康教育和心理咨询；③有助于建立和发展良好的护患关系。

（2）交谈的分类：一般交谈分为正式和非正式两种。正式交谈是指事先通知护理对象，与护理对象进行的有计划的交谈，常用来收集或发出信息。例如收集新入院患者的健康状况资料、出院前的健康指导等。非正式交谈是指护士日常工作中与护理对象进行的随意而自然的交谈。此时护理对象可能感到是一种闲谈，但这样的谈话往往使护理对象及家属感到亲切、放松而愿意说出内心的真实想法和感受，以利于了解与护理对象病情相关的一些隐私性资料，常用来评价和解决问题。

如果因为护理对象有生理或心理某些特殊状况而无法与之交谈时，护士应跟护理对象的亲朋好友及其他医务人员交谈以获取健康资料。要想使交谈达到预期的目的，护士必须要熟练掌握沟通技巧，这样才能有目的地收集有关护理对象目前健康状况的全面资料。沟通的技巧参见第六章。

【案例】 王先生，43岁，已婚，任某公司经理，医疗诊断为上消化道出血（以下为护士运用交谈法收集资料的过程）。

护士：王先生，您是因为什么来住院的（此时一般采用开放式问题）？

王某：早晨6点左右解大便，发现是黑色的，有点儿稀，过了一会儿就觉得一阵恶心，之后吐了2次，然后就开始心慌、出冷汗，就赶紧来医院了。

护士：您的呕吐物是什么颜色的？大约有多少（此时采取闭合式问题）？

王某：像是咖啡色，有一大碗左右吧。

护士：那您以前有没有过类似的情况呢？

王某：3个月前排过1次黑便，当时做胃镜诊断为“十二指肠球部溃疡”，吃了1周药后感觉好了，就自己把药停了。

护士：3个月来您觉得胃有什么不舒服吗？

王某：有时候饿时胃疼，泛酸水，夜里有时能疼醒，吃点东西后就不疼了。由于工作很忙，也没顾上到医院看看。

护士：那您平时喜欢吃什么口味？抽烟、喝酒吗？

王某：喜欢吃辣的，吸烟每天大约1包，也经常喝酒。

2. 观察法　观察法是指护士运用视、听、嗅、触等多种感觉器官获得护理对象有关生理、心理、精神、社会、文化等各方面的健康信息，并对这些信息加以分析，做出判断的方法。护士与护理对象的初次见面就意味着观察的开始，护士应注意观察护理对象的外貌、步态、个人卫生、精神状况和反应等，并应有意识地对护理对象进行连续观察，随时收集支持或否定护理诊断的资料，修改和补充护理计划，观察实施护理措施后的效果等。实际上，护士常常是在体检、护理及交谈的同时进行观察并收集资料的，如协助患者床上擦浴时观察皮肤的颜色、巡视输液时观察呼吸情况等。观察不仅是收集健康资料的过程，也是评判性思维在临床上灵活运用的过程，如护士观察到患者脸色发红，就应该运用评判性思维分析原因，联想到是否与体温、活动、室温、血压等有关，并进一步做出护理决策。护士的观察能力作为一种技能，与其所具备的专业理论知识、评估技能和临床经验密切相关，只有通过在护理实践中不断努力地培养和锻炼才能得到发展和提高。

3. 体格检查 体格检查是指护士系统地运用望、触、叩、听等体格检查手段或借助一些辅助器具对护理对象的生命体征及各个系统进行检查，有目的地收集资料的方法。护理体检不同于医生所做的体格检查，护士应将重点放在出现问题的地方，收集与确定护理诊断、制定护理计划等有关的身体状况方面的资料。例如一位脑血栓肢体活动障碍的患者，护士应着重检查患者肢体活动、感觉和肌肉张力情况，而不必像医生一样进行整个神经系统的检查。护士应掌握一定程度的体检技能，能为护理对象进行身体评估，以便及时了解病情变化和发现护理对象的健康问题。

4. 查阅 查阅包括查阅护理对象的医疗病历（包括门诊病历、既往住院病历、现住院病历）、护理病历及各种检查报告资料等，以了解护理对象的健康问题，从而进行有针对性的护理。

二、整理资料

整理资料是将收集到的资料进行核实、整理分类、分析和记录的过程。

（一）核实资料

核实资料是指对一些不清楚或有疑点的资料重新调查、确认，补充新资料，以保证所收集到的资料是真实、准确的。核实资料十分重要，因为未经核实的资料可能会有错误、偏差或相互间有冲突，从而导致错误的护理计划。

1. 核实资料的完整性 全面检查所收集的资料，以免在某些方面出现遗漏。

2. 核实主观资料 主观资料是护理对象的主诉，核实主观资料并非出于对护理对象的不信任，而是由于其感知有时可能出现偏差，因而需要用客观资料对主观资料进行核实。如产妇认为“我的乳汁分泌很正常”，而护士通过观察发现其婴儿经常因饥饿而哭闹，证明事实上产妇的乳汁并不充足。

3. 澄清含糊的资料 如患者诉说“腹痛”，护士就要确定腹痛的部位、性质、持续时间、诱发因素及缓解方式等。

4. 核实可疑的非正常值 如心电监护仪显示患者心率为120次/分，而患者并无心慌不适，这时护士应检查心电监护仪和听诊患者的心率。

（二）整理分类

通过收集资料，获得了大量有关护理对象健康状况的资料。由于资料内容纷繁复杂，涉及各个方面，因此需要采用适当的方法分类整理，以便于护士对资料进行分析和查找，并且可以避免资料的遗漏。目前临床常用的整理分类方法有以下3种：

1. 按需要层次理论分类 可将收集到的资料按马斯洛的五个需要层次进行分类：

（1）*生理需要*：如体温39℃、呼吸道阻塞、水肿、电解质紊乱、大小便失禁、腹痛、睡眠形态紊乱等。

（2）安全需要：如对医院环境感到陌生和孤独无助，担心手术失败，对疾病预后的顾虑，对各种检查治疗产生恐惧，对医务人员的技术不信任，担心经济问题等。

（3）爱与归属的需要：如患者想家、想孩子，孩子想妈妈，喜欢有人来探望等。

（4）尊重的需要：如由于外貌受损而不敢见人，怕被别人看不起；个人的习惯、价值观、宗教信仰等希望被理解。

（5）自我实现的需要：担心住院影响工作或学习，以及失聪、失语、瘫痪、截肢等会影响患者实现理想等。

2. 按功能型健康形态分类　可将收集到的各种资料按戈登（Marjory Gordon）的11个功能型健康形态分类。

（1）健康感知－健康管理形态：健康感知－健康管理形态是指个体或家庭对健康的认识。

（2）营养－代谢形态：营养－代谢形态是指食物和液体的摄入情况。

（3）排泄形态：排泄形态是指排便、排尿情况。

（4）活动－运动形态：活动－运动形态是指日常活动能力、活动量和活动方式等。

（5）睡眠－休息形态：睡眠－休息形态是指睡眠、休息和放松情况。

（6）认知－感知形态：认知－感知形态是指个人的舒适感、对疾病的认识和感知能力。

（7）自我认识－自我概念形态：自我认识－自我概念形态是指对自我的主观认识、自我评价。

（8）角色－关系形态：角色－关系形态是指家庭关系、工作关系和社会关系等。

（9）性－生殖形态：性－生殖形态是指性别的确认及女性的月经、生育情况。

（10）应对－应激耐受形态：应对－应激耐受形态是指对伤害、威胁或挑战等非常规性刺激的反应形态。

（11）价值－信念形态：价值－信念形态是指信仰、信念和价值观等。

3. 按护理诊断领域分类　可将收集到的各种资料按照北美护理诊断协会（North American Nursing Diagnosis Association，NANDA）分类法的13个护理诊断领域分类。该分类法在戈登的11个功能型健康形态的基础上修订而成，并在2000年第14次NANDA会议上获得通过。

这13个护理诊断领域分别是促进健康、营养、排泄、活动/休息、感知/认知、自我感知、角色关系、性、应对/应激耐受性、生活准则、安全/防御、舒适和成长/发展（图10－2）。

（三）分析资料

将资料收集、核实、组织后就应将整理好的资料进行分析，以找出异常，发现问题，为护理诊断做好准备工作。

1. 与正常值比较　收集资料的目的在于发现护理对象的健康问题。因此应将资料与正常标准进行比较以找出异常所在。这就要求护士根据所学的基础医学知识、护理学知识、人文科学知识，并通过熟练掌握各种正常范围及表现，以发现哪些资料是异常的。如一个3岁的小儿大小便仍不会自理，这是发育迟缓的问题，但是如果原来在家里能够自理，住院以后才出现不能自理的情况，那可能是焦虑所致的退化现象。与正常值比较时，还应考虑不同年龄阶段、不同性别、不同背景条件下的个体差异性，并进行综合分析。

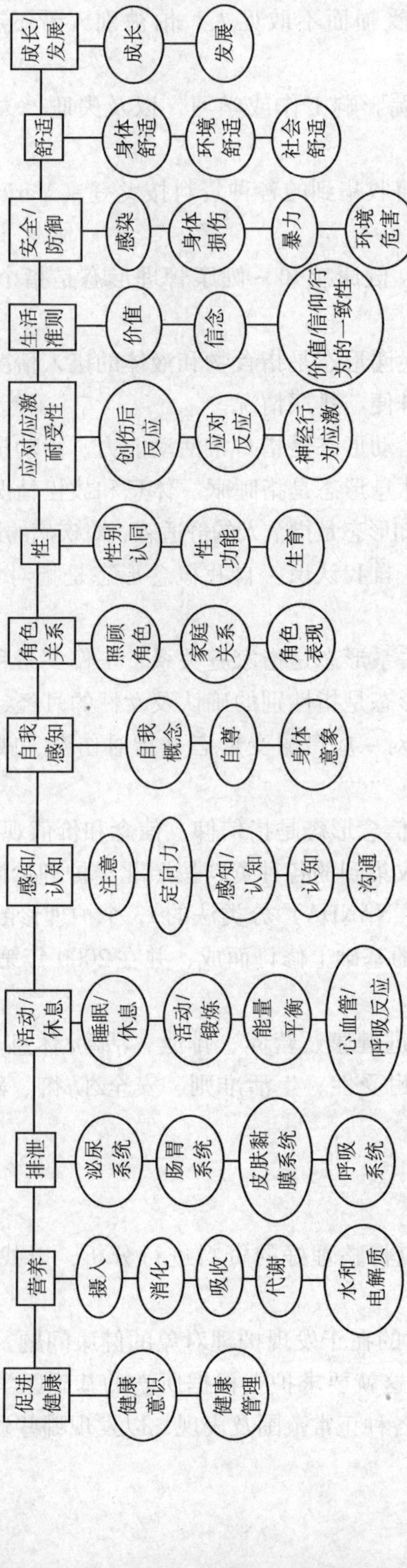

图10-2 分类法中领域和分级组成示意图

2. 找出相关因素和危险因素　分析资料时还应该判断造成异常情况的相关因素和找出潜在的危险因素。如护理对象近期活动无耐力、经常感到头昏心慌，护士可通过观察其有无失血、营养缺乏及查看客观资料中的各种检查报告单，以找出引起异常的原因。有些资料虽然目前还在正常范围，但是由于危险因素存在，若不采取预防措施，以后很可能会出现异常，危害护理对象的健康。找出潜在的危险因素，可以帮助护士预测护理对象今后可能发生的问题，以做好预防工作。如一位脑血栓长期卧床的患者，可能发生皮肤的压疮，护士应该注意到身体长期受压是引起压疮的危险因素，并加以预防。

（四）记录资料

记录资料是护理评估的最后阶段。目前资料的记录一般无统一格式，可以根据资料的分类方法，结合各医院、各病区的特点自行设计可以反映本病区患者特点的评估表。但无论记录的格式如何，在记录资料时应注意以下几方面：

1. 记录应客观、真实、准确　对于患者的主观感受或症状应用引号记录患者的原话，如记录护理对象诉说："头昏心慌"，而不要带有自己的主观判断去推论。记录时要避免使用无法衡量的词语，如好、坏、尚好等，如护理对象食欲不佳，就不如记录早饭1两稀饭、午饭2两米饭等更真实。对于客观资料的描述要使用专业术语，并按客观观察到的情况记录，而不是记录经过主观判断后的结果。如在体检时发现骶尾部有一皮肤破溃，应记录成"骶尾部有一 2cm × 2cm 的皮肤破损，累及皮下组织，未及肌层"，而不要记录成"因长期受压导致骶尾部 II 度压疮"。

2. 及时、认真记录　所收集到的各种资料都应有所记录，记录应及时、认真，字迹清晰、简洁，避免错别字。

3. 记录格式　资料的记录格式应符合以下要求：

（1）能够全面、及时、准确地反映护理对象的情况。

（2）反映不同专科疾病的特点，如神经科病区与产科病区的入院评估表应有所区别，应结合护理对象的特点来设计并记录。

（3）表格简单清楚，一目了然。

（4）方便护士记录。

第三节　护理诊断

护理诊断（nursing diagnosis）是护理程序的第二步，是护士在评估的基础上运用评判性思维对所收集的健康资料进行分析，做出判断，从而确定护理对象的健康问题及引起健康问题的原因。

护理诊断首先于1953年由弗吉尼亚·弗莱（Virginia Fry）在其论著中提出。他指出，欲使护理专业得到发展，首要的工作是制定护理诊断，制定个体化的护理计划。该思想在当时未受到充分重视。直至1973年美国的全国护理诊断分类组在密苏里州的圣路易市召开第一次会议，才正式将护理诊断纳入护理程序，并开始在护理实践中使用护理诊断。同时决定每两年召开一次会议，制订和修改护理诊断。1982 年 4 月召开的第 5 次会议因有加拿大代表参加而改名为北美护理诊断协会（NANDA），至 2011 年 NANDA 已修订确定了 201 个护理诊断。我国卫生部护理中心于 1995 年 9 月在黄山召开第一次护理诊断研讨会，目前我国医院中使用的是被 NANDA 认可的护理诊断名称。

一、护理诊断概述

（一）护理诊断的定义

目前护理诊断所使用的定义是 NANDA 在 1990 年第 9 次会议上提出并通过的，即护理诊断是关于个人、家庭、社区对现存的或潜在的健康问题或生命过程所产生的反应的一种临床判断，是护士为达到护理的预期结果而选择护理措施的基础，这些预期结果应是护理职责范围能够达到的。从护理诊断的定义可以看出：

1. 护理诊断描述的是人类的健康问题或生命过程的反应，而非护理需要和护理措施。

2. 护理诊断涉及与人的生命有关的生理、心理、社会文化、发展和精神等各个方面的问题。

3. 护理诊断所描述的人类健康问题，必须在护理工作范围之内，是能够通过护理职能缓解或解决的问题。

4. 护理诊断所描述的人类健康问题，不仅包括已经存在的问题，还包括潜在的和可能的问题。

（二）使用护理诊断的目的及意义

1. 有利于临床护理质量的提高 护理诊断为护士有针对性地制订护理计划提供了依据，明确了护理的实践范围和护理问题的本质与特性，便于护士有目的、有计划地为护理对象提供高质量的护理，体现了护理以人的健康为中心的护理理念。同时，护士按照统一的术语——护理诊断来记录护理对象的健康问题、具体表现、护理措施和效果，有利于护理经验的总结和交流，可促进临床护理质量的进一步提高。

2. 有利于护理学科的发展 护理学作为一门独立的学科，应该有其独特的服务范畴、知识体系、科研内容、理论基础和专业性组织。护理诊断明确了专业术语，强调了护理的整体性，关注患者的整体性反应，不但包括生理反应，还包括心理、社会、发展、精神等方面的反应，提供了护理知识体系的框架结构，为护理学科的发展奠定了基础。

3. 引导护理教育和研究向专业化方向发展 护理诊断为护理知识的整合提供了框架。这不仅有利于护理教师有条理、有系统地教授护理课程，同时也明确了护理研究的内容和方向。这在很大程度上提高了护理教育和护理研究的条理化程度，将教学和研究的重点放在护理对象对健康问题的反应上，而不是放在疾病诊断、治疗方法等医疗问题上。

4. 促进护理信息管理现代化 现代科学的大量信息及资料都可借助计算机进行储

存与整理，护理诊断的统一命名为护理信息的储存和提取带来了很大的方便，为建立护理信息的数据库或护理信息系统创造了条件，也使应用计算机进行护理资料管理成为现实。

（三）护理诊断的分类

护理诊断可分为现存的护理诊断、潜在的护理诊断和健康的护理诊断 3 种类型。

1. 现存的护理诊断 现存的护理诊断是指护理对象正在感到的不适或存在的反应。患者主要症状和体征的存在是确定现存的护理诊断的重要依据。如一患者呕吐、腹泻、大汗 3 天，其护理诊断为“体液不足：与液体丢失过多有关”，即为现存的护理诊断。

2. 潜在的护理诊断 潜在的护理诊断是指护理对象目前尚未发生问题，但因为有危险因素存在，若不进行预防处理就可能会发生的问题。对于潜在的护理诊断，观察和预防是护理干预的重点。潜在的护理诊断用“有……的危险”进行描述。它要求护士具有预见性，当护理对象有导致易感性增加的危险因素存在时，要能够预测到可能会出现哪些问题。如一肥胖患者长期卧床，虽然目前皮肤完好，但有一潜在的护理诊断“有皮肤完整性受损的危险：与肥胖长期卧床不活动有关。”

3. 健康的护理诊断 健康的护理诊断是对个体、家庭或社区具有加强健康以达到更高水平潜能的临床判断。健康的护理诊断是护士在为健康人群提供护理时用到的护理诊断，如“母乳喂养有效”、“有增强自我健康管理的趋势”。

二、护理诊断的组成部分

NANDA 在其出版的《护理诊断手册》中提出，每一个护理诊断基本上由四部分组成，即诊断的名称、定义、诊断依据及相关因素或危险因素。

（一）名称

名称（label）即问题陈述部分，是对护理对象的健康状态或疾病产生反应的概括性描述，常用受损、增加、减少、无效、缺乏、紊乱、功能障碍、过多、增强的趋势等特定描述语，如“皮肤完整性受损”、“清理呼吸道无效”、“排尿障碍”、“有增强睡眠的趋势”等。

（二）定义

定义（definition）是对护理诊断的一种清晰、精确的描述，并以此与其他护理诊断相区别。NANDA 所批准使用的每个护理诊断名称都有相应的定义，用定义的方式确定每一个护理诊断的特性。因此，护士在使用诊断名称时，应首先仔细了解其定义的内涵。例如：“气体交换受损”这个护理诊断的定义为：个体经受肺泡与微血管之间的气体（氧与二氧化碳）交换减低的状态。“便秘”这个护理诊断的定义为：个体处于一种正常排便习惯发生改变的状态，其特征为排便次数减少和（或）排出干、硬粪便。

（三）诊断依据

诊断依据（defining characteristics）是对护理诊断具体特征的详细阐述，是做出该诊断的临床判断标准。诊断依据常常是护理对象所具有的一组症状和体征以及相关病史等。对于潜在的护理诊断，其诊断依据则是存在危险因素。

诊断依据根据其在特定诊断中的重要程度分为主要依据和次要依据。

1. 主要依据 主要依据是指形成某一特定诊断所应具有的一组症状和体征及有关病史，是诊断成立的必要条件。

2. 次要依据 次要依据是指在形成诊断时，多数情况下会出现的症状、体征及病史，对诊断的形成起支持作用，是诊断成立的辅助条件。

例如，“体温过高”的主要依据是“体温高于正常范围”，次要依据是“皮肤发红、触之有热感、呼吸加快、心动过速”等。再如，“便秘”的主要依据是“粪便干硬，每周排大便不到3次”，次要依据是“肠鸣音减少，自述肛门部有压力和胀满感，排大便时极度费力并感到疼痛，可触到肠内嵌塞粪块，并感觉不能排空”。护士在做出某个护理诊断时，不是凭想当然，而一定要参照诊断依据。

（四）相关因素或危险因素

相关因素（related factors）是指使护理诊断成立和维持的原因或情境。现存的和健康的护理诊断有相关因素，潜在的护理诊断则为危险因素（risk factors）。危险因素是指增加个体、家庭、社区对某一护理问题易患性的因素，如生理、心理、遗传、化学因素及不健康的环境因素等。相关因素和危险因素可以来自以下五个方面：

1. 疾病方面 疾病方面指与病理、生理改变有关的因素。如“体温过高”的相关因素可能是炎症、脱水、排汗能力下降或不能排汗。

2. 治疗方面 治疗方面指与治疗措施有关的因素（用药、手术创伤等）。如化疗患者头发脱落，可以导致患者出现“自我形象紊乱”。

3. 心理方面 心理方面指与患者的心理状况有关的因素。如“营养失调：低于机体需要量”，可能是患者处于较严重的抑郁状态致使长期不能摄入、消化或吸收营养所造成的。

4. 情境方面 情境方面指涉及环境、有关人员、生活经历、生活习惯、角色等方面的因素。如“便秘”可能是患者液体量摄入不足、饮食结构不合理或缺乏活动以及日常生活规律有变化等造成的。

5. 发展方面 发展方面指在生长发育或成熟过程中与年龄有关的因素，包括认知、生理、心理、社会、情感的发展状况，比单纯年龄因素所包含的内容更广泛。如婴儿发生窒息常与婴儿床内放置的枕头、奶瓶等物品有关。

一般情况下，一个护理诊断的相关因素或危险因素往往不只来自一个方面，可以涉及多个方面。如“睡眠形态紊乱”的相关因素可以是手术伤口疼痛、焦虑、连续24小时输液、住院后环境改变或环境嘈杂引起，对于儿童还可能是因独自睡觉恐惧黑暗引起。总之，一个护理诊断可以有很多相关因素，明确诊断的相关因素和危险因素对有针对性地制定解决问题的措施是十分必要的。

三、护理诊断的陈述方式

护理诊断主要有以下三种陈述方式：

1. 三部分陈述 即 PES 公式，具有 P、E、S 三个部分，多用于现存的护理诊断。

P—问题（problem），即护理诊断的名称。

E—原因（etiology），即相关因素。

S—症状和体征（symptoms and signs），即问题的具体表现，也包括实验室和仪器检查结果。

例如：营养失调：低于机体需要量：消瘦，与食物摄入不足有关。

P S E

目前临床上趋向于将护理诊断三部分陈述简化为两部分，即：P+E，省略 S。

例如：皮肤完整性受损：与局部组织长期受压有关。

P E

2. 两部分陈述 即 PE 公式，只有护理诊断名称和相关因素，没有临床表现。两部分陈述多用于潜在的护理诊断，因症状和体征目前尚未发生，因此没有 S，只有 P、E。

例如：有皮肤完整性受损的危险：与肥胖长期卧床不活动有关。

P E

3. 一部分陈述 只有 P，这种陈述方式用于健康的护理诊断。

例如：有增强精神健康的趋势。

P

四、护理诊断与合作性问题及医疗诊断的区别

（一）合作性问题——潜在并发症

临床护理实践是一个不断变化的、复杂的过程，在临床工作中护士常遇到一些情况和面临一些患者问题，而这些情况和问题无法完全包含在 NANDA 认可的护理诊断中，但确实需要护理提供干预。因此，1983 年卡尔佩尼托（Lynda Juall Carpenito）提出了合作性问题（collaborative problem）这个概念。她把护士需要解决的问题分为两大类：一类是经护士直接采取措施就可以解决的，属于护理诊断；另一类是要与其他医务人员尤其是医生共同合作解决的，这部分属于合作性问题。

合作性问题有其固定的陈述方式，即“潜在并发症（potential complication）：××××”。潜在并发症可简写为 PC，例如，“潜在并发症：电解质紊乱”，可简写成“PC：电解质紊乱”。在书写合作性问题时，护士应注意不要漏掉“潜在并发症”或“PC”，否则就无法与医疗诊断相区别。

需要注意的是，并非所有的并发症都是合作性问题，有些可以通过护理措施预防和处理的并发症则属于护理诊断，如皮肤因长期受压而导致的“有皮肤完整性受损的危

险”可通过护理措施来预防或处理，即为护理诊断；对于术后患者的伤口“出血”，仅通过护理措施是无法预防的，这一问题属于合作性问题。关于合作性问题，护士的主要职责在于：

1. 密切监测病情，发现有并发症的危险征兆或表现应立即向医生汇报。
2. 准确、及时执行医嘱，配合采取辅助的护理措施。

（二）护理诊断与合作性问题的区别

护理诊断与合作性问题的区别在于，前者护士需要做出一定处理以求达到预期的结果，是护士独立采取措施能够解决的问题；后者需要医生、护士共同干预，处理的决定来自护理和医疗双方面。处理合作性问题的护理措施较为单一，重点在于监测（表10－1）。

表 10－1　护理诊断与合作性问题的区别

项目	护理诊断	合作性问题
职责范围	在护理职责范围内	护理、医疗共同干预
护理功能	独立性护理功能，是护士独立采取措施能够解决的问题	合作性护理功能，护士的工作重点主要为监测
举例	活动无耐力：与心输出量减少有关	潜在并发症：充血性心力衰竭

（三）护理诊断与医疗诊断的区别

明确护理诊断与医疗诊断的区别十分重要，因为这关系到如何确定各自的工作范畴和应负的法律责任。医疗诊断是医生使用的名词，用于确定一个具体疾病或病理状态，侧重点在于对患者的健康状态及疾病的本质做出判断，特别是要对疾病做出病因学诊断、病理解剖诊断和病理生理诊断。护理诊断是护士使用的名词，用于判断个体和人群对健康状态、健康问题的综合反应，这种反应可以是已经存在的，也可以是由于某些危险因素的存在使发生的可能性增加。每个患者的医疗诊断数目较少且在疾病发展过程中相对稳定，而护理诊断数目较多，并可随着患者病情发展的不同阶段和不同反应而随时发生变化。例如：“乳腺癌”是医疗诊断，医生关心的是乳腺癌患者的进一步诊断和治疗。而护士关心的是患者患乳腺癌后的反应，如患者可能出现“恐惧”、“知识缺乏”、“预感性悲哀”、“自我形象紊乱”等护理诊断。二者的主要区别见表 10－2。

表 10－2　护理诊断与医疗诊断的区别

项目	护理诊断	医疗诊断
临床判断对象	对个体、家庭、社会的健康问题或生命过程反应的一种临床判断	对个体病理、生理变化的一种临床判断
描述的内容	描述的是个体对健康问题的反应	描述的是一种疾病
职责范围	在护理职责范围内进行	在医疗职责范围内进行
适应范围	适用于个体、家庭、社会的健康问题	适用于个体的疾病
决策者	护士	医生
数目	往往有多个	较少
是否变化	随病程的变化而改变	一旦确诊则不会改变

五、书写护理诊断的注意事项

（一）使用统一的护理诊断名称

书写护理诊断应使用NANDA认可的护理诊断名称，不要随意编造护理诊断，这样有利于护士之间的交流与探讨，有利于与国际接轨，有利于护理教学的规范。

（二）护理诊断和健康问题一一对应

一个护理诊断只能针对一个健康问题，并且应规范化。而一个护理对象可有多个护理诊断，并随病情发展而变化。

（三）贯彻整体护理观念

在考虑护理对象存在的健康问题时应全面，应包括生理、心理、社会各方面。列出的护理诊断名称、诊断依据和相关因素或危险因素都应该体现整体护理的观念。

（四）明确找出每一个护理诊断的相关因素

相关因素往往是造成问题的最直接原因，也是护理计划中制定措施的关键。对于相关因素的陈述，一般应使用“与……有关”的陈述方式，并应注意以下问题：

1. 有针对性，并且是护理能够处理的因素　相关因素应具体且有针对性，应该是护理能够处理的因素，以便于制定具体的护理措施。如“清理呼吸道无效：与体弱、咳嗽无力有关”就比“清理呼吸道无效：与肺气肿伴感染有关”要更为确切、更具针对性。因为体弱、咳嗽无力可以通过护理措施改善其咳嗽、咳痰的有效性，而感染则需要医生进行抗感染治疗，因而不属于护理的职责范围。

2. 同一护理诊断可以有不同的相关因素　同一护理诊断可因相关因素不同而具有不同的护理措施。如“清理呼吸道无效：与术后切口疼痛有关”和“清理呼吸道无效：与痰液黏稠有关”这两个护理诊断虽然均为“清理呼吸道无效”的问题，但前者的护理措施是在如何保护切口、不加重疼痛的前提下将痰咳出，后者是如何使痰液稀释易于咳出。由此可见，只有相关因素正确，才能选择有效的护理措施。

3. 避免将相关因素与临床表现相混淆　确定相关因素时，要避免将相关因素与临床表现相混淆。如“睡眠形态紊乱：与醒后不易入睡有关”；“皮肤完整性受损：与骶尾部溃疡有关”都是不正确的，因为“醒后不易入睡”是“睡眠形态紊乱”的表现形式，“骶尾部溃疡”是“皮肤完整性受损”的表现形式，而非相关因素。

（五）有关“知识缺乏”这一护理诊断的陈述

“知识缺乏”在陈述上有其特殊之处，是针对护理对象具体缺乏的知识进行陈述，应为“知识缺乏：缺乏……方面的知识”，而不使用“与……有关”的陈述方式。如“知识缺乏：缺乏母乳喂养的知识”；“知识缺乏：缺乏糖尿病的防护知识”。

（六）护理诊断用词应恰当

书写护理诊断时，要避免使用易引起法律纠纷的词句。如“皮肤完整性受损：与护士未定时给患者翻身有关”；“有受伤的危险：与护士未加床档有关”。此外，制定护理诊断是为了帮助护理对象，而非批评护理对象，要避免价值判断。如“卫生不良：与患者懒惰有关”；“社交障碍：与患者缺乏道德有关”。

护理诊断对于临床护理、护理研究、护理教育以及护理管理都非常重要和必要。然而由于护理诊断尚处于发展阶段，目前 NANDA 所认可的护理诊断并不能覆盖所有的护理执业场所；个别诊断的名称、定义及相关因素或危险因素的陈述也不够清晰、准确，使得使用者无法完全了解其含义，故 NANDA 的护理诊断本身尚需进一步修订和完善。此外，由于东西方文化的差异，目前 NANDA 的个别护理诊断并不完全适用于我国。如何尽快制定出更加完善且适合我国的护理诊断，是护理工作者的一项重要工作。

第四节　护理计划

制定护理计划（nursing planning）是护理程序的第三步，是以护理诊断为依据，系统地拟定护理措施的过程。其目的是要确定护理对象的护理重点，明确预期目标，提供护理评价标准，设计护理措施的实施方案。一个全面的、具体的护理计划能充分体现出护理工作的组织性和科学性。

护士为护理对象做出护理诊断后，就需要根据护理诊断制定护理计划，以预防、减缓或消除健康问题。制定护理计划的过程包括：排列护理诊断的优先顺序、制定预期目标、制定护理措施和护理计划成文。

一、排列护理诊断的优先顺序

一般情况下，护理对象可以存在多个护理问题，即有多个护理诊断以及合作性问题。在实际工作中需要确定解决问题的优先顺序，因而需要对这些护理诊断及合作性问题进行排序，然后根据问题的轻、重、缓、急，合理地安排护理工作，以便护士有条不紊地采取护理行动。

（一）护理诊断的优先顺序分类

在对护理诊断进行排序时，要考虑到护理诊断的紧迫性和重要性，把对护理对象生命和健康威胁最大的问题放在首位，其他的依次排列。一般根据对生命活动的影响程度将护理诊断分为首优问题、中优问题和次优问题三类：

1. 首优问题（high－priority problem）　首优问题是指直接威胁护理对象的生命、需要立即采取行动去解决的问题。如昏迷患者的“清理呼吸道无效”，休克患者的“体液不足”、“心输出量减少”，小儿因各种原因导致的“体温过高”等问题，如果不及时采取措施，将直接威胁护理对象的生命。急危重患者在紧急状态下，常可能同时存在多个首优问题。

2. 中优问题（medium－priority problem）　中优问题是指虽不直接威胁护理对象的生命，但也能导致其身体上的不健康或情绪上变化的问题。如“活动无耐力”、“有感染的危险”、“便秘”、“睡眠形态紊乱”等。

3. 次优问题（low－priority problem）　次优问题是指个人在应对发展和生活变化时所遇到的问题，与此次发病关系不大，不属于此次发病所反映的问题。这些问题并非不重要，而是指在安排护理工作时可以稍后考虑。如小儿惊厥的患儿可能同时存在“营养失调：高于机体需要量”的护理问题，它与此次发病没有直接的联系，在急性期护士会把这个问题列为次优问题，待患儿病情稳定，进入到恢复期后再进行处理。

（二）排列护理诊断时的注意事项

1. 按照人类需要层次理论进行排列　按照马斯洛（Maslow）的人类需要层次理论，生理需要未满足的问题首先解决，如与呼吸有关的“低效性呼吸形态”、“气体交换受损”，与食物有关的“营养失调：低于机体需要量”，与水有关的“体液不足”、“体液过多”，与排泄有关的“尿失禁”、“尿潴留”，与休息有关的“睡眠形态紊乱”，与避免疼痛的需求有关的“慢性疼痛”等。而各种生理需要中，应把对护理对象生命构成危险的生理需要作为首优问题，如对氧气的需要优先于对水的需要，对水的需要优先于对食物的需要等。

2. 注重护理对象的主观感受　在考虑基本需要层次的同时，也应考虑护理对象的需求，尊重护理对象的选择。因为护理对象对自己的需求，特别是较高层次的需求最清楚，也最具发言权，所以排序时在参照基本需要层次的同时，在与治疗、护理方案不冲突的情况下，应尽可能尊重患者的意见，使护患双方对护理诊断的排列顺序能达成共识。

3. 分析和判断护理诊断之间的关系　决定诊断的先后顺序时，应分析护理诊断之间是否存在相互关系以及相互关系的性质，以便先解决问题产生的原因，再解决问题的后果，即如果问题A是构成问题B的相关因素，则应先解决问题A。如一位术前患者存在“焦虑：与即将接受手术有关”和“知识缺乏：缺乏预防术后并发症的知识”。也许护士认为缺乏有关知识易导致术后出现尿潴留、坠积性肺炎等并发症，故把“知识缺乏”放在首位，但实际上患者处于焦虑状态时，往往无法耐心听护士针对知识缺乏而进行的健康教育，健康教育的效果也就可想而知了。在这两个诊断之间，可以认为焦虑是知识缺乏的相关因素之一，故此时护士应先采取措施降低患者的焦虑情绪，然后针对知识缺乏进行有关教育就较为可行了。

4. 护理诊断顺序的可变性　护理诊断的先后顺序并不是固定不变的，是随着疾病的进展、病情及患者反应的变化而发生变化的。因此，护士应该充分运用评判性思维的方法，创造性地进行工作。如急性心肌梗死患者会出现“活动无耐力”的护理诊断。在心肌梗死急性期，这个问题可能与“急性疼痛”、“心输出量减少”、“恐惧”、“潜在并发症：室颤”等严重威胁患者生命的问题相比只能列入中优的护理诊断，但随着病情的好转，患者度过急性期后，如何恢复活动耐力、尽早活动以减少并发症就成为护理的重点了。此时，“活动无耐力”就由中优问题变成首优问题了。

5. “潜在的护理诊断”和“潜在并发症”排序 这两类问题虽然目前没有发生，但并不意味着不重要，有时它们常常被列为首优问题而需立即采取措施或密切监测。如接受化疗的白血病患者，白细胞被破坏至极低水平，出现“有感染的危险”；甲状腺术后患者，有“潜在并发症：出血”问题。尽管这些问题尚未出现，但一旦出现就可能危及生命，需要护士立即采取措施或密切监测，应列为首优问题。因此，护士应根据理论知识和临床经验对潜在的问题全面评估。

6. 科学地安排和解决护理问题 对于护理诊断的排序，并不意味着只有在前一个护理问题被完全解决之后，才能开始解决下一个护理问题。在临床实际工作中，护士可以安排同时解决几个问题，但其护理重点及主要精力还应放在需要优先解决的问题上。

二、制定预期目标

预期目标是护理计划中很重要的部分，每一个护理诊断都要有相应的目标。设置目标可以明确护理工作的方向，指导护士为达到目标中期望的结果去设计护理措施，并且可以把目标作为评价标准对护理效果进行评价。

（一）目标的含义

目标是护士期望护理对象在接受护理后在功能、认知、行为及情感（或感觉）方面的改变。举例如下：

1. 功能改变 如“活动无耐力：与长期卧床有关”；目标：1 周后患者能下床行走 200 米而不出现心慌、气短、头晕等表现。“有感染的危险：与服用免疫抑制剂有关”；目标：住院期间患者不发生感染。

2. 认知改变 如“知识缺乏：缺乏预防胰腺炎复发的知识”；目标：2 日内患者能够复述出引起胰腺炎再发的两个因素。“营养失调：高于机体需要量：与饮食结构不合理有关”；目标：2 日内患者能够说出自己喜爱的食物中哪些是高脂饮食。

3. 行为改变 如“体液过多：与心功能不全导致体循环瘀血有关”；目标：3 日后患者能自觉摄入低盐饮食。“知识缺乏：缺乏护理人工肛门的知识和技能”；目标：7 日后患者能够自己护理人工肛门。

4. 情感（或感觉）改变 如“焦虑：与心绞痛反复多次发作有关”；目标：4 日后患者主诉不安、担心的情绪减轻。又如“疼痛：与手术创伤有关”；目标：1 日后患者诉说疼痛减轻或感到疼痛持续的时间缩短。

每一个护理诊断可同时包括功能、认知、行为、情感（或感觉）方面的多个目标。如“便秘：与痔疮致排便疼痛有关”，目标可以为患者能够：①说出导致便秘的相关因素；②学会减轻排便时疼痛的方法；③自诉在排便时疼痛减轻；④每 1 ~ 2 天排便 1 次。

（二）目标的种类

根据实现目标所需的时间长短可将目标分为短期目标和长期目标。

1. 短期目标（short-term goals） 短期目标又称近期目标，是指在相对较短的时间内（几小时或几天，通常少于1周）要达到的目标，适合于住院时间较短、病情变化较快的患者。如“3天后，患者能在他人搀扶下行走10米”、“24小时后患者学会注射胰岛素”等。

2. 长期目标（long-term goals） 长期目标又称远期目标，是指需要相对较长时间（数周、数月）才能实现的目标。它需要护士针对一个长期存在的问题采取连续的护理措施，常用于出院患者和患有慢性疾病住家庭病床或康复机构的患者。如接受化疗的白血病患者存在“有感染的危险”的护理诊断，其目标是“化疗期间患者不发生感染”。达到这个目标需要护士严格做好预防感染的工作，而且整个化疗期间要持续做好这些工作才能保证目标实现，这个目标即为长期目标。

长期目标往往需要制定一系列短期目标才能更好地实现。一系列短期目标的实现不仅可以使护士分清各阶段的工作任务，也可因短期目标的逐步实现而增强护理对象实现长期目标的信心。如“营养失调：高于机体需要量”的护理对象，长期目标是半年内体重下降12kg，这一目标需要连续不断地完成“每月体重减轻2kg”这样的短期目标来实现。另外，长期目标也可以包括一系列渐进性的短期目标。例如，长期目标是“7天后患者能够自己护理人工肛门”，短期目标为：1天内患者能够说出学会自己护理人工肛门的重要性；1天后在护士为患者护理人工肛门时，患者不回避注视伤口；3天后在护士为患者护理人工肛门时，患者能给予配合协助；5天后患者在护士协助下完成人工肛门的护理；7天后患者能够自己护理人工肛门。

长期目标和短期目标在时间上没有明显的分界。所谓“长期”、“短期”是一个相对的概念。有些诊断可能只有短期目标或长期目标，有些则可能同时具有长、短期目标。

（三）目标的陈述方式

目标的陈述包括主语、谓语、行为标准和状语（时间状语和条件状语）。

1. 主语 目标是期望护理对象能够发生的改变，因此目标的主语应是护理对象，包括患者、孕妇、产妇等。主语也可以是患者的生理功能或患者机体的一部分，如患者的脉搏、皮肤、体重等。虽然有时在目标陈述中会省略主语，但句子的逻辑主语一定是护理对象。

2. 谓语 指护理对象将要完成的动作，也就是行为动词，指患者做什么、学什么，必须是可观察的行为，如说明、演示、走、喝、告诉、解释、陈述等。

3. 行为标准 即行动后所要达到的程度，这个标准可以是时间、速度、距离、数量等。

4. 状语

（1）条件状语：指主语完成某行动时所处的条件状况，用以说明行为改变的时间、地点、方式或范围，如在护士的帮助下、在学习之后、借助拐杖等。条件状语不一定在每个目标中都出现。

（2）时间状语：限定护理对象应在何时达到目标中陈述的结果，即何时对目标进行评价，如3天内、4小时、出院前等。其重要性在于限定了评价时间，可以督促护士有计划地帮助患者尽快达到目标。

下面以三个目标为例进行分析。

例1：住院期间　患者的皮肤　保持　完整、无破损。
　　时间状语　　主语　　谓语　　行为标准

例2：出院前　患者　学会　自我血糖监测。
　　时间状语　主语　谓语　行为标准

例3：1周后　患者　在他人搀扶下　能　行走　50米。
　　时间状语　主语　条件状语　　谓语　行为标准

（四）书写护理目标时的注意事项

1. 目标应以护理对象为中心　目标陈述的是护理对象的行为，应说明护理对象将要做什么、怎么做、什么时候做、做到什么程度，而不是描述护士的行为或护士采取的护理措施。在陈述的开始避免用“使患者”、“让患者”、“允许患者”等语句，因为这种陈述方式是指希望护士实现什么，而不是患者做什么。如“出院前教患者用血糖仪测血糖”就应改为“出院前患者学会用血糖仪测血糖。”

2. 目标要有明确的针对性　一个目标只能针对一个护理诊断，即与护理诊断的问题或相关因素相对应，当目标达到后，护理对象的该问题应得到解决或预防。

3. 一个预期目标中只能出现一个行为动词　如果一个预期目标中包含多个行为动词，则不便于工作结束时的评价。例如“2天内患者能实施有效的咳嗽并每天饮水1500ml”。假如2天内患者只做到了每天饮水1500ml而并未能实施有效的咳嗽，则很难评价目标是否完成。类似这样的情况，可以分别设置几个预期目标，以保证每个目标中只有一个行为动词。

4. 目标必须具有现实性、可行性　目标主体行为、行为条件、完成期限等的设定不仅要考虑临床的实际条件、护理的专业能力，还要考虑护理对象的身体和心理状况、智力水平、既往经历及经济条件等，要在护理对象能力可及的范围内。如让没有能力购买血糖仪的患者“出院前学会用血糖仪测血糖”是不可行的；再如“1周后患者能借助拐杖步行上下五层楼”对于腿严重弯曲的老年人就不现实。

5. 目标必须是可测量、可评价的　行为标准应尽量具体，避免使用“增加”、“了解”、“正常”等含糊、不明确的词句，因为不同的护士对其理解可能不同，而且不方便护士进行观察、测量和评价。例如不应使用“心率正常”、“食欲增强”、“活动适量”等作为预期效果，应加上行为标准使之量化。因此应写成“2天内患者心率维持在70～90次/分”；“3天后患者每餐能吃完医院配制的标准膳食”；“术后3天患者能每天下床活动3次，每次半小时”。

6. 目标不应超出护理范围　目标应是护理范围内通过护理措施可以达到的。如护理问题是“体温过高：与肺部感染有关”，目标是“3天内患者体温降至正常”，这并非通过护理措施所能达到的，它超出了护理的工作范围，故可以将目标改为“发热期间患者主诉舒适感增加”。

7. 目标应由护士和护理对象共同制定 应让护理对象参与目标的制定，这样可使护理对象认识到自己的健康不仅是医务人员的责任，也是自身的责任，使其主观上愿意积极配合护士，护患双方共同努力以保证目标的实现。

8. 关于潜在并发症的目标 潜在并发症是合作性问题，仅仅通过护理措施往往无法阻止其发生，因此，护士的主要责任在于监测并发症的发生及发展。如“潜在并发症：出血”的目标应该是“护士及时发现出血的发生并配合抢救”。应注意这时目标不能是“住院期间患者不发生出血”，因为仅是护理措施是无法保证不发生“出血”这一并发症的。

三、制定护理措施

护理措施描述的是护士为帮助护理对象达到预定目标所需采取的具体方法。护理措施的制定是以护理诊断所陈述的相关因素为基础，结合评估所获得的护理对象的具体情况，运用专业知识和经验做出决策的过程。

（一）护理措施的类型

护理措施可分为以下 3 种类型：

1. 独立的护理措施 指不依赖医生的医嘱，护士能够独立提出和采取的措施。如患者长期卧床有导致“皮肤完整性受损的危险”，护士采取定时为患者翻身、按摩皮肤、在容易发生压疮的部位放气圈等措施，以预防压疮的发生。独立的护理措施主要包括：

（1）帮助护理对象完成日常生活和协助自理活动，如协助洗漱、进食、如厕等自理活动。

（2）治疗性护理措施，如饮食营养护理、吸氧、吸痰、导尿管、T 管等引流管道的护理。护士即使是在遵医嘱提供治疗性护理时，也应发挥独立功能。如遵医嘱静脉输入升压药时，护士不仅仅是按剂量输液，还需要观察护理对象用药后的效果、副作用，定期测量血压，指导护理对象不要擅自调快滴速等。

（3）对护理对象病情和心理、社会反应进行监测和观察，为其提供心理支持。

（4）为护理对象及其家属提供健康教育和咨询。

（5）危险问题的预防，如保护护理对象的安全措施、预防感染的措施等。

（6）制定出院计划。

2. 合作性的护理措施 这类护理措施是要求护士与其他医务人员相互合作采取的。如患者出现“营养失调：高于机体需要量”的问题时，护士为帮助患者恢复理想体重应与营养师或运动医学专家协商、讨论并听取他们的意见和建议，根据具体情况制定护理措施。

3. 依赖性的护理措施 即执行医嘱的措施，给药、输液、诊断、治疗、膳食等均为医生开具处方或监管的范围。如“遵医嘱给药”、“记录 24 小时出入水量”等。

（二）制定护理措施时的注意事项

1. 护理措施应该有针对性 制定护理措施的目的是为了达到预定的目标，因此应针对目标制定。措施还应针对护理诊断的相关因素，否则即使护理措施没有错误，也无法促使目标实现。如肺炎患者有“清理呼吸道无效”的问题，目标是患者能顺利咳出痰液，但如果措施是如何教育患者预防肺炎就不合适了。

2. 护理措施应切实可行 制定护理措施时需考虑以下问题：

（1）*护理对象的具体情况*：整体护理强调要为护理对象制定个体化的护理方案，因此护理措施应符合护理对象的年龄、性别、健康状况、认知情况以及护理对象自己对改变目前状况的愿望及要求等。如在为糖尿病患者进行糖尿病饮食控制的健康教育时，对于有阅读能力的患者可以发给他们宣传材料自学，仅在他们有疑难问题时加以解释；而对于阅读有困难的患者，则需采取面对面为患者讲述的方法。

（2）*设施、设备情况*：制定措施应考虑医院病房现有的条件、设施、设备等是否能实施护理措施。如计划让患者通过看录像了解有关知识，则病房必须有放像机、音响设备、音像制品、放映室等。

（3）*护士的构成情况*：病房是否有足够的护士以及护士的知识与技术水平能否胜任等在制定措施时也要考虑在内。如上面提到的糖尿病饮食健康教育，如果有足够数量的护士，则可以采取护士对患者进行单独宣教的方式，否则可以把病房中的糖尿病患者集中在一起进行宣教。

3. 护理措施不应与其他医务人员的措施相矛盾 制定护理措施时应参阅医嘱和有关病历记录，意见不同时应与医生或其他保健人员一起协商，达成共识。如果护理措施与医疗计划相互矛盾，则容易使患者不知所措，并产生不信任感。

4. 护理措施应具体、有指导性 只有这样，才能使护士和护理对象均能准确、容易地执行措施。如对于“体液过多需摄入低盐饮食”的患者，如果只是“指导患者及家属每日摄盐2～3g，不要进食含钠多的食物”，无论是护士还是护理对象都不容易准确地执行，正确的护理措施应为“指导患者及家属每日摄盐2～3g（即相当于可乐瓶盖的一半），含钠多的食物除咸味食品外，还包括发面食品、罐头食品、熟食和含味精的食物等。”再如监测生命体征，则应注明间隔多长时间测量和观察1次，不能只笼统地描述为“定时测量生命体征”。

5. 护理措施应有科学依据 每项护理措施都应有措施依据，措施依据来自于自然科学、行为科学、人文科学的知识，禁止将没有科学依据的措施用于护理对象。护士应运用最新最佳的科学证据，结合个人技能、临床经验以及护理对象的实际情况，选择并制定恰当的护理措施。

6. 护理措施要保证患者的安全 任何情况下，护士在为护理对象提供护理的过程中，应始终把护理对象的安全放在首要位置。例如，协助冠心病患者开始下地活动时应循序渐进，逐渐增加活动的时间和强度，避免过度活动造成患者不能耐受而发生危险。

7. 鼓励护理对象参与制定 在制定护理措施的过程中，允许护理对象或家属参与，使其乐于接受与配合护理活动，以保证护理措施达到最佳效果。

四、护理计划成文

护理计划成文是将护理诊断、预期目标、护理措施以一定的格式记录下来。完整的护理病历和护理计划是对护理对象的问题做出诊断和处理的记录，体现出护理对象病情发展情况，也是护士之间以及护士与其他医务人员之间相互交流信息资料的工具。它们作为正式文件，是病历中重要的一部分，有利于总结护理临床实践的经验和教训。

护理计划具体的书写格式，因不同医院有各自具体的条件和要求，不同的科室、病房有各自的特点，所以书写格式也是多种多样。但无论采用何种成文格式，只要能够真实反映护理对象的情况和问题，方便护理工作就可采用。下面介绍两种护理计划的书写格式。

（一）个体化的护理计划

针对护理对象的具体情况，做出个体化的护理诊断、目标和措施（表10－3）。

表10－3　护理计划表

科别　循环内科　　病室　12　　床号　4　　姓名　张松　　住院号　00762

开始日期	护理诊断	护理目标	护理措施	效果评价	停止日期	签名
11－6－22	营养失调：高于机体需要量；肥胖：与摄入量过多有关	1.1周内体重下降0.5～1kg	1. 控制每日摄入量在6.8MJ内 2. 鼓励户外散步，每日至少0.5小时 3. 进行1次合理饮食的健康教育	体重下降0.5kg	6－29	钱芳
		2.10日内会制定低脂肪食谱	1. 每日指导患者制定食谱1次 2. 告知患者哪些食物属于低脂食物	能独立制定低脂食谱	6－30	钱芳

这种护理计划是护士根据患者的具体资料制定的个体化方案，针对性较好。缺点是需要花费较多时间书写，护理计划的书写过程大约需要占用护士30%的工作时间。另外，这种方式在制定过程中护士需要不断运用所学的知识积极思考，对于专业知识不够丰富的护士来说不易掌握，因而被更多地用于护理教学。

（二）标准护理计划

为了缩短书写时间，减轻护士的工作负担，护理专家针对常见病和多发病的常见护理诊断，制定了相应的护理目标和护理措施，并用统一的形式书写，形成了标准护理计划（表10－4）。在护理具体患者时，以此为标准，护士只要勾出与患者有关的护理诊断、预期目标和护理措施，注明日期并签名即可。

表10－4 循环内科心力衰竭患者标准护理计划表

护理诊断	预期目标	护理措施
1. 体液过多：与右心室充盈增加、静脉瘀血有关	患者水肿部位皮肤完整、无感染	1. 记24小时尿量或出入量，急性期需每小时记录 2. 教会患者计算和记录液体出入量，指导其每日液体入量 = 前1天出量 + 500ml 3. 指导患者每日摄盐2～3g（即相当于可乐瓶盖一半），进食低钠饮食（含钠多的食物除咸味食品外，还包括发面食品、罐头食品、熟食和含味精的食物等） 4. 遵医嘱给予利尿剂，注意观察利尿治疗的副作用，如乏力、低血钾、低血钠、肌痉挛、低血容量、体位性低血压、代谢性碱中毒，并指导患者遵医嘱补钾 5. 肢体水肿者，抬高患肢促进静脉回流 6. 避免刺激水肿部位皮肤，保持皮肤完整性的措施：如床单清洁、干燥，避免患者搔抓皮肤，变换体位时避免推、拖、拉而擦破皮肤
2. 活动无耐力：与心排出量下降，氧供需失调有关	患者活动时心率、血压正常，无不适感	1. 评估和记录患者对所有活动的耐受水平，患者活动过程中有无心悸、气急、头晕、大汗以及疼痛等出现 2. 制定合适的活动计划，包括活动量与范围 3. 在患者活动耐力范围内，鼓励患者自理 4. 日常用品置于患者容易取放的位置 5. 指导患者正确掌握活动与休息的界限，以出现气急、头晕、胸痛或P、R较活动前加快10%作为停止活动的指征 6. 提供并指导患者使用便于活动又保证安全的设施，如床档、扶手、拐杖等 7. 活动耐力增强时及时鼓励
3. 知识缺乏：缺乏预防心力衰竭的知识	1. 患者、家属能复述心力衰竭常见诱因及其预防方法 2. 患者、家属能复述所用药物的用法、剂量、作用与副作用	1. 评估患者和家属对预防心力衰竭相关知识的了解程度 2. 讲解预防心力衰竭的重要性 3. 讲解引起心力衰竭的诱因 4. 指导患者掌握心力衰竭的预防方法 （1）情绪控制方法 （2）注意休息与适当运动 （3）低盐饮食 （4）预防感冒 5. 指导患者遵医嘱服药，讲解所用药物的剂量、用法、作用、副作用与储存方法，说明擅自停药和加大或减少剂量的危害性，必要时提供详细的药物书面材料 6. 指导患者和家属正确识别需要就诊的症状、体征

这种护理计划单克服了第一种的不足，不仅可减少护士的书写时间，减轻其工作负担，又能便利快捷和较为全面地作出书面护理计划，有利于护士之间的沟通，较适合临床实际。但是由于标准化护理计划并非针对某个具体护理对象而制定，易导致护士只顾按标准施护，而忽视患者的个性化护理。

临床工作中，护士在做护理计划时最好不要急于照搬标准化护理计划，而应该以标准化护理计划为基本框架，根据患者的具体情况，经过评判性思维，做出全面的判断。对标准护理计划中未包括的内容，可在相应的位置上补充患者特殊的护理诊断、预期目标和护理措施，同时删除不适合患者的部分。这样既发挥了标准化护理计划的优点，又可以为护理对象提供个性化的护理。

第五节　护理实施

护理实施（nursing implementation）是护理程序的第四个步骤，是护士为达成预期结果而将计划中的内容付诸行动的过程，是落实护理计划的过程。通过实施，可以解决护理问题，并可以验证护理措施是否切实可行。实施护理措施不仅要求护士具备丰富的专业知识，还要具备熟练的操作技能和良好的人际沟通能力，这样才能保证护理计划协调进行，保证护理对象得到高质量的护理。

一般来讲，实施应发生于护理计划完成之后，包括实施前的准备、实施和实施后的记录三个部分。但在某些特殊情况下，如遇到急诊患者或病情突然变化的住院患者，护士只能先在头脑中迅速形成一个初步的护理计划，并立即采取紧急救护措施，事后再补上完整的护理计划。

一、实施前的准备

这一阶段要求护士思考与实施有关的几个问题，即解决问题的五个“W”。

1. 做什么（what）　包括回顾自己制定好的护理计划，保证计划的内容是合适的、科学的和安全的，与护理对象目前情况相符合，必要时检查和修改护理计划。然后，组织所要实施的护理措施。

虽然护理计划中的措施对应着各自的护理诊断，但在实施时，由于护士每一次接触护理对象可能要同时解决几个问题而执行不同护理诊断所对应的多个措施，因此，应将准备给护理对象实施的措施组织起来，从而提高工作效率。如护士早晨来到某患者床旁的护理工作内容和顺序分别对应于不同的护理诊断，可统一安排为：评估昨晚睡眠情况（睡眠形态紊乱）、协助患者翻身并查看受压部位皮肤（有皮肤完整性受损的危险）、给患者做雾化吸入（清理呼吸道无效）、记录患者24小时尿量（体液过多）。

2. 谁去做（who）　确定某些护理措施是由护工做还是由护士做，是一个护士做还是多个护士做。如护士要为处于昏迷状态、体形肥胖的患者更换体位时，就需要其他人员的帮助。当患者病情加重或需要特殊治疗、护理时，也需要其他人员的帮助。

3. 怎样做（how）　即实施时将使用什么技术或技巧，如果需用到技术操作或仪器操作，则应将操作步骤回顾一下。若护士对某项知识或技能不熟悉，必须查阅资料或请教他人，以弥补自己该方面的不足。此外，实施过程中如果遇到比较棘手的问题，如患者情绪不佳、无法合作，或者实施中出现意外，需用到沟通技巧，还需要考虑在沟通中可能会出现哪些问题，如何应对。

4. 何时做（when）　即选择执行护理措施的时机。护士应根据患者的情况、医疗上的需要等多方面因素选择执行护理措施的时机。如有关患者健康教育应选择在患者情绪稳定、身体状况良好且与其他医疗或护理措施无冲突时进行。当遇到患者身体不适或情绪欠佳，或正准备去做其他检查时进行健康教育则不太合适。有关患者饮食指导的教育，可安排在家属探视时进行效果更好。

5. 何地做（where） 确定实施护理措施的场所也是十分必要的，对于涉及护理对象隐私的操作或谈话，应注意选择较隐蔽且不被干扰的场所。

二、实施

此阶段是护士运用操作技术、沟通技巧、观察能力、合作能力和应变能力去执行护理措施的过程。护理学是一门实践性应用学科。护士在实施护理措施的过程中不仅能使护理问题得以解决，同时也能使护士自身的能力得以不断提高，积累实践经验，并有利于护士和患者之间建立良好的护患关系。执行护理措施的同时，护士也需对患者的情况进行评估，并对护理措施的实施效果进行评价，为进一步修订护理计划提供资料。

实施的内容主要包括：

1. 将所计划的护理活动加以组织落实。
2. 执行医嘱，保持医疗和护理的有机结合。
3. 解答患者及家属的咨询问题。
4. 及时评价实施的质量、效果，观察病情，处理突发急症。
5. 继续收集资料，及时、准确地完成护理记录，不断补充和修正护理计划。
6. 与其他医务人员保持良好的关系，做好交班工作。

三、实施后的记录

1. 记录的意义 护士对其所执行的护理措施及执行过程中观察到的问题进行记录是一项很重要的工作。其意义在于：

（1）可以描述护理对象接受护理照顾期间的全部经过。

（2）有利于其他医务人员了解该护理对象的情况。

（3）可作为护理质量评价的一个内容。

（4）可以为以后的护理工作提供资料和经验。

（5）是护士辛勤工作的最好证明。

2. 记录的要求

（1）护理记录要及时、准确、可靠地反映护理对象的健康问题及其进展状况。

（2）描述要简明扼要、重点突出，体现动态性和连续性。

（3）记录要客观具体，避免使用含糊、不明确的词句，以免引起歧义。

3. 记录的方式 记录可采用文字描述、填表或在相应项目上打“√”的方式。目前各地没有统一规定，比较常用的是采用 PIO 的方式记录护理活动。这是一种既科学又能体现护理程序的记录法（表 10－5）。

（1）P（problem，问题）：P 是指护理诊断/合作性问题。应注意记录提出问题的日期和时间。

（2）I（intervention，措施）：I是针对护理对象出现的问题所进行的护理活动，记录中应遵循“做了什么就记什么”的原则。

（3）O（outcome，结果）：O是对问题处理后按预期结果或病情观察规律进行评价反馈后的记录，并标明记录的日期和时间。

表10－5 护理记录单

科别<u>外二</u> 病室<u>14</u> 床号<u>2</u> 姓名<u>李某某</u> 住院号<u>009532</u>

日期	时间	护理记录（PIO）	签名
11－7－15	8：00	P：知识缺乏：缺乏术前准备知识和术前知识	刘艳
	8：00	I：①向患者讲解术前应练习在床上解大小便，并且应该戒烟，加强营养，防止感冒	
	10：00	②向患者讲解术前备皮、皮试及禁食的意义	刘艳
	17：00	O：患者表示愿意配合各项检查和治疗，并且已能在床上解大小便	刘艳
7－17	21：00	P：急性疼痛：患者自述切口疼痛难忍，且有痛苦面容：与手术创伤有关	张力华
	21：00	I：①检查患肢血运情况，用棉垫将患肢适当垫高 ②解释疼痛的原因及持续时间 ③遵医嘱给患者肌内注射强痛定100mg	
	22：00	O：患者安静入睡	张力华

四、实施过程中的注意事项

1. 贯彻“整体”观念 护理活动的核心是整体的人。在实施护理措施时应尽可能满足患者的需要，全面考虑患者各个方面的情况，如信仰、价值观、年龄、健康状况和环境等。如进行饮食营养方面的指导和护理时，了解患者的习惯、信仰情况十分必要，否则可能会造成不良的影响。

2. 注重科学性 护理活动的实施应以科学知识和护理科研为基础，在制定和实施每一项护理措施的过程中，必须以科学知识为依据。如患者习惯饭后服药，然而患者所服用的药物饭后吸收不佳，这时护士需向患者解释清楚原因，使其改变习惯。

3. 注重安全性 护理措施必须保证安全，预防并发症的发生。如为患者做口腔护理时，动作要轻柔，以免粗暴的动作损伤患者的口腔黏膜。

4. 注重灵活性 护士在实施计划时，不能只是机械地完成护理计划，应合理组织护理活动，而且要把病情观察和收集资料贯穿在实施过程中，根据病情灵活实施计划。

5. 不盲目执行医嘱 护士在执行医嘱时，应明确其意义，对有疑问的医嘱应该在澄清后执行。若医嘱有明显错误可拒绝执行。

6. 鼓励护理对象参与 在实施过程中应注意与护理对象的沟通，鼓励其积极地、主动地参与护理活动，并适时给予教育、支持和安慰。因为护理对象对护理活动的理解和合作有助于提高护理效率。

第六节　护理评价

护理评价（nursing evaluation）是将护理对象的健康状态与护理计划中的预期目标进行比较，并对执行护理程序的效果、质量作出评定的过程。虽然它是护理程序的最后一步，但这并不意味着护理程序的结束，通过评价可以发现新问题，做出新的诊断和计划，或对以往的方案进行修改，而使护理程序循环往复地进行下去。

一、评价的方式与内容

（一）评价方式

1. 护士自我评价。
2. 护士长的检查评价。
3. 护理查房。

（二）评价内容

1. 护理过程的评价　检查护士的护理活动过程是否符合护理程序的要求，如各种护理操作的过程、与护理对象的沟通情况、健康教育的组织开展过程等。

2. 护理效果的评价　为评价中最重要的部分。核心内容是评价护理对象的行为和身心健康状况的改善是否达到预期目标。

二、评价的步骤

护理评价包括以下四个步骤：

（一）收集资料

为评价预期目标是否达到，护士需要收集有关护理对象目前健康状态的资料，资料涉及的内容与评估所包含的内容一致。资料既有主观的资料，又有客观的资料，收集时要注意两者的统一性，并注意护理对象对护理活动的反应。

（二）对比标准，评价目标是否实现

在护理计划中已详细阐明了护理对象的预期目标，这些预期目标就是判断护理活动是否有效的标准。用目标陈述中所规定的期限，将护理对象目前的健康状况与目标中预期的状况进行比较，衡量目标实现与否。目标是否实现或实现的程度可分为 3 种情况：①目标完全实现；②目标部分实现；③目标未实现。

如预期目标为“患者 1 周后能下床行走 50 米”，1 周后的评价结果可能为：

患者 1 周后能下床行走 50 米，无不适感——目标完全实现。

患者 1 周后能下床行走 20 米，因体力不支未能坚持——目标部分实现。

患者1周后刚下床即感心慌，无法行走——目标未实现。

再如，预定目标为“患者在住院期间不发生感染”，其结果就有两种可能：

患者直至出院未发生感染——目标实现。

患者住院期间发生了感染——目标未实现。

（三）分析原因

如果目标部分实现或未实现，应该探寻导致的原因，护士可从以下五方面分析：

1. 所收集的资料是否准确、全面 评估是护理程序的第一步，其准确性的高低势必影响其他步骤的进行。评估偏差的原因可能是护士对护理对象的主观资料没有认真核实，也可能是护士收集的客观资料有问题。如评估患者的睡眠情况时，护士只了解到患者的睡眠时间是每晚4～5小时，便认为患者有“睡眠形态紊乱”。实际情况是每天4～5小时的睡眠对这位患者来说已经足够，并不影响第二天的精神状态，护士因资料收集不全面而导致护理诊断不正确，所定的目标“患者每晚能连续睡眠7～8小时”也就难以实现了。

2. 分析护理诊断是否正确 如果护理诊断不正确，护理措施自然就不能解决患者目前的问题。导致护理诊断不正确的原因包括：①资料收集不够准确，出现偏差，如上例；②护士没有严格按照诊断依据判断患者是否存在问题；③寻找的相关因素不正确；④“潜在的护理诊断”和“潜在并发症”相混淆。

3. 制定目标是否正确 目标不科学、不切合实际，超出了护理专业范围，或者超出了护理对象的能力和条件，从而导致无法实现目标。例如，股骨骨折患者在石膏固定之后护士制定的护理目标是“患者1周后能拄拐行走”。这一目标是患者根本无法达到的，所以是错误的。正确的护理目标应改为“患者在出院时可以拄拐行走”。

4. 分析护理措施的设计是否恰当 如对“清理呼吸道无效：与痰液黏稠有关”这一护理诊断，目标是“痰液顺利咳出”，但如果措施中没有雾化吸入这一重要措施，则目标很难达到。

5. 执行是否有效 如果计划得很全面，措施也一一对应问题的相关因素，但是如果未被有效地执行，也只能是纸上谈兵。原因是多方面的，比如可能由于护理对象主观上对计划的拒绝，或客观因素使患者无法配合，或病情出现了变化，或不具备实施计划所需要的客观条件等。

（四）重审护理计划

评价的目的就是及时发现问题，不断对护理计划进行修订。对护理计划的调整包括以下四种方式：

1. 停止 目标全部实现的护理诊断，也就是护理对象的问题已解决，这时应停止该诊断，同时包括停止其相应的措施。

2. 修订 针对目标部分实现和未实现的护理诊断，应重新收集资料，分析造成效果不佳的原因，找出症结所在，然后对护理诊断、目标、措施中不恰当的地方加以修改。

3. 删除 针对不存在或判断错误的护理诊断，经评估收集资料，若分析或实践验证不存在，则应予以删除。

4. 增加 评价本身也是一个再评估过程，所得到的资料若表明护理对象出现了新的护理问题或以前未发现的护理诊断，应将这一诊断及时加入到护理计划中。

三、评价与护理程序中其他步骤的关系

护理程序的五个步骤间相互联系、相互依赖、相互影响，是一个循环往复的过程，每个步骤的顺利实施都有赖于上一步骤的正确进行。其中，评价是一个十分重要的部分，它相当于开放系统中的反馈。评价虽是护理程序的最后一步，但并不意味着到最后才能评价，事实上从收集资料开始就需要进行评价，因此，评价贯穿于护理程序的各个步骤。在评估阶段，要评价昨天与今天的资料有无改变，不同途径收集的资料之间有无矛盾。在诊断阶段，护士要评价自己所做出的诊断是否有足够的支持资料。在计划阶段，要评价所收集的资料是否足以支持目标的确定，护理措施是否具有科学依据和足够的支持资料。在实施阶段，护士仍需评价护理对象，以确定计划是否适合护理对象的需要。无论在哪一阶段，只要发现有新情况产生，则随后各步骤皆需要重新评价和修改。这样新的一轮护理程序又开始了。

随着医学模式的转变，护理工作的内容和范畴都在不断地扩展，护士在卫生保健领域的责任越来越大，护士的角色也在不断增加。护理程序作为一种科学的工作方法和指导框架，无论对个人、家庭、社区护理，还是对护理临床实践、护理管理、护理教育、护理科研等各方面都起到了积极的作用。这就要求护士必须要学习和应用护理程序这一系统而科学的工作方法，全方位地关照人类的健康，为护理对象提供更系统、更全面、个体化、高质量的健康照顾与服务。

思考题

1. 何谓护理程序？护理程序的基本步骤有哪些？
2. 简述护理诊断的组成部分及陈述方式。
3. 如何区别护理诊断与合作性问题及医疗诊断？

第十一章　护理理论

任何学科都具有自己独特的知识理论体系作为实践的基础，用以指导实践。护理学在发展的早期，主要依赖直觉和经验进行护理实践。20世纪50年代开始，护理实践的先驱者们在吸收社会学、心理学和医学科学理论的基础上，摸索并发展了一些护理学独特的理论和模式，为科学护理学的发展奠定了理论基础，为护理学理论知识体系的建立和发展作出了积极的贡献。其中，对护理实践影响较大的是奥瑞姆的自理理论、罗伊的适应模式和纽曼的系统模式，本章将逐一重点介绍。

第一节　概　述

护理理论是对护理现象和活动的本质与规律的总结，是在护理实践中产生并经过护理实践检验的理论体系。它是由一系列特定的概念、假设、命题（原理）以及对这些概念、假设、命题（原理）严密论证组成的知识体系。

一、护理理论的基本要素

（一）概念

概念（concept）是人们在对经验现象或事实的感性认识基础上经反复抽象思维而形成的逻辑形式，反映事物的本质联系。概念表现为名词和术语，并包含着对事物内涵与外延的规定。内涵反映研究对象的特有本质属性，如“人”这一概念的内涵是“有语言、有思维、会生产制造工具等”。外延是概念中具有其特有本质属性的对象，即概念所指的一切事物，通常称为概念的适用范围，如“人”这个概念的外延可以是古今中外所有的人。

任何一门学科理论都是由一些最基本的概念构成的，因此，可以说概念是构建理论的基本要素。如马斯洛人类需要层次理论，就包含了“生理需要、安全需要、爱与归属的需要、尊重的需要和自我实现的需要”等重要概念；生物学理论可能包括“细胞、组织、器官、生命”等概念；而护理学理论的核心概念是“人、健康、环境和护理”。概念为科学理论提供了具有特定含义的、通约性的术语或语言，是理论构建的逻辑基础。因此，构建科学理论的概念，必须要求定义严谨明确，内涵与外延清楚。

（二）假设

假设（hypothesis）是以现有的事实材料和科学理论为依据而对未知的事实或规律提出的一种推测性说明。假设必须要从事实材料出发，根据已证实的科学理论进行逻辑的论证。同时，假设提出后必须得到实践的证实，才能成为科学原理。因此，假设是一种需要验证的概念间关系的陈述。例如，倾听是心理疏导的主要策略之一，假设护士的倾听可以缓解癌症患者焦虑或抑郁的情绪，但这需要经过反复科学研究的实践证明，才能形成癌症患者心理疏导的相关理论。

（三）命题

命题（proposition）是以概念为基础，对事实或现象进行分类和分析，概括或假设它们之间的逻辑关系，并给予合理的解释。命题是对经验现象或事实基本关系的反映，是一种表现为科学判断的思维形式。在科学理论中命题一般需要表达经验事实过程的条件，对问题的范围进行限定和抽象，反映的是特定条件下事实或现象的规律（关系）。相互关联的命题和观念构成一个系统，由此可以形成一个理论体系的框架。

（四）模式与理论

1. 模式（models） 有时也翻译成模型，是指由相互关联的概念和观念构成一个系统的概念框架，是对现实世界某些方面关系的一种示意性的表达方法。与理论相比，模式通常较简洁、笼统、宏观和抽象。比如现代医学模式常用“生物－心理－社会”这样一个示意性的图形来阐述健康与疾病的实质。

2. 理论（theory） 由一组相互关联的概念、命题和观念组成，用于系统地描述、解释、预测和控制学科领域内的一些客观现象和事实。与模式相比，理论中的概念相对比较具体和深入，一般只解释本学科研究领域中的部分现象，因此理论对现象的描述和预测更具体、更清晰。

在护理学中，并未对护理模式和护理理论进行严格的区分，在文献中经常混合使用。一般认为，护理模式是护理理论的雏形，相对比较宏观和抽象，还需要在实践中进行不断地验证和修正，发展成为较完善的理论。护理理论相对比较成熟、具体和清晰，在护理学科中的接纳程度和传播范围较护理模式强。

二、护理理论的基本特征

美国护理学者朱莉娅·乔治（Julia George）提出护理理论应具备以下七个基本特征，以此作为评价护理理论的重要标准。

1. 理论应能将各种概念以某种方式相互联系起来，为观察和认识特定的现象创造一种方法 如奥瑞姆的自理理论，在明确“自理”、“治疗性自理需求”、“自理缺陷”和“护理补偿系统”等概念的基础上，通过“当个体的自理能力低于治疗性自理需求时，护士补偿其自理缺陷”这一命题将这四个概念联系起来。根据这一理论，护士在护理实践中，必须首先评估患者的自理能力是否能够满足其自理需求，并在不能满足时给予补偿，这为护理实践提供了新的视角和新的方法。

2. 理论应具有逻辑性和系统性　理论是科学解释客观现象的知识体系，其推理过程必须具有严密的逻辑性。理论中概念的定义、文字语意和结构要清晰，概念之间的关系、理论的假设必须相互连贯，前后一致。

3. 理论应相对简单且能推广　简单和容易理解的理论，更有可能在护理实践中被广泛应用。理论的清晰性、概念的数目、概念间关系的复杂性都可以影响理论的简单性。

4. 理论可作为假设的基础而经受检验　理论中的概念，应该能够通过一定的方法观察和测量，以便检验此理论在预测各种关系方面的准确性。

5. 理论可以通过验证性研究来发展学科的知识体系　理论的科学性需要通过实践和研究来证实，在验证的过程中使学科的知识得到丰富。

6. 理论能被实践者用以指导和改进实践　科学理论具有解释和预测本领域内各种现象的功能，从而指导人们正确认识和解决问题。因此，发展理论的根本目的就是指导实践，这是理论最重要的一个特征。

7. 理论必须与其他已证实的理论、定律和原理相一致，但留有进一步探讨的空间　科学理论应该反映客观规律，但是人们对客观现实的认识是不断发展的，因此，理论也会不断更新，使科学认识不断地逼近客观真理。

三、护理理论的发展过程

护理理论的发展离不开护理学科的发展，现代护理学的创始人南丁格尔最早创建了“护理环境学说”。南丁格尔通过克里米亚战争的护理实践，认识到护理的核心是为伤员创造良好的休养环境。良好的休养环境主要包括提供良好的通风、适宜的光线、温暖而安静的病室、清洁的被褥和敷料、安全的饮水及食物等理化环境，也包括重视与患者的沟通交流和心理关怀。她写下了著名的《影响英军健康、效率与医院管理的要素摘记》，详细论述了环境对伤员康复的重要性。虽然护理环境学说从严格的科学意义上不属于护理理论，但是为护理理论的发展奠定了良好的基础。一百多年来，南丁格尔的护理环境学说一直指导着护理实践。

20 世纪 50 年代，美国高等护理教育的发展为护理专业培养了一批具有科研能力和博士学位的护理师资，有力地促进了护理研究和护理理论的发展。这一时期，受其他学科的影响，护理学开始借鉴社会学和心理学等学科的理论，如“人类需要层次理论”、“成长与发展理论”、“应激与适应理论”和“一般系统理论”等，用于指导护理教学和护理实践。

20 世纪 60 年代，美国护士协会提出将发展护理理论作为护理专业的首要任务，开始意识到护理作为一门独立的学科，应该发展自己的理论体系。20 世纪 70 年代以后，美国涌现出一批护理理论家，陆续发表了自己的护理模式或理论，如莱温（Levine，1967 年）的护理实践守恒模式、罗杰斯（Rogers，1970 年）的生命过程模式、罗伊

（Roy，1970 年）的适应模式、奥瑞姆（Orem，1971 年）的自理理论、金（King，1971 年）的达标理论、纽曼（Neuman，1972 年）的系统模式和约翰逊（Johnson，1980 年）的行为系统模式等。护理理论进入了一个快速发展的新时期。

世界护理理论的发展非常不平衡，到目前为止，较有影响的护理理论都由美国护理学者提出。我国是一个人口大国，有五千年的文明历史，中医和中医护理的历史源远流长，具有许多独特的技术和手段，但由于我国的护理长期以来依附于医学，不注重理论的发展，造成护理学科的发展落后于西方发达国家。近 30 年来，我国护理与国际护理的交流日益增加，以美国为代表的先进护理理念、护理程序、护理理论对我国的护理实践产生着影响，促进了我国护理学科的发展。应该看到，引进的护理理论在我国的护理实践应用中存在着文化差异等问题和困惑，因此，我们不仅需要学习和研究国外的护理理念，更需要发展符合我国国情、具有中医护理特色的护理理论，以更好地指导我国的护理实践，为护理学科的发展作出我们的贡献。

四、护理理论的意义

理论是人类对客观现实进行科学认识的一种成果，是解释客观现实变化规律的体系。建构护理理论的意义主要是指导护理实践和护理研究，同时，护理实践和护理研究又进一步促进护理理论的完善和护理学科的发展。

1. 护理理论指导护理实践 护理理论为护理实践提供观察护理现象、判断和分析护理问题、选择护理干预措施的正确认识和方法，可以使护士正确地预测护理的结果和患者的反应。当行动的结果和预期的结果相吻合时，不但可以加强我们的责任感，还能加强对实践的控制，增加护理的自主性，提高护理的效率和护理的质量。

2. 护理理论指导护理研究 护理理论为我们提供了科学认识护理现象的理论框架和分析手段，借助理论，我们可以有效地假设问题来源、问题的变量、问题与变量之间的关系等，为护理研究提供理论依据。

3. 护理理论促进护理学科发展 护理理论指导护理实践，促进和提高护理实践的效果，同时，护理理论也在护理实践中得到验证、完善和获得支持。护理理论指导护理研究，研究的结果使科学知识得以积累，进一步丰富和发展护理理论。护理实践、护理研究和护理理论的相互促进、不断发展，最终促进护理学科的整体发展和提升。

第二节 奥瑞姆的自理理论

多罗西亚·E·奥瑞姆（Dorothea Elizabeth Orem）是美国著名护理理论家，1914 年出生于美国马里兰州（Mary Land），1934 年毕业于华盛顿普鲁维修斯医院的护士学校，1939 年获美国天主教大学护理学学士学位，1945 年获天主教大学护理教育硕士学位，1976 年获乔治城大学荣誉博士，并于 1980 年获得天主教大学校友会护理理论成就奖，1984 年退休。奥瑞姆一生从事过护理临床、护理教育、护理管理和护理理论的研究和创建等工作，丰富的护理实践经验和严谨的科学态度为自理理论（theory of self－care）

的创建奠定了基础。奥瑞姆于 1971 年正式出版《护理：实践的概念》（Nursing：The Concept of practice）一书，详细阐述自理理论，并在 1971 年到 2001 年的 30 年时间里，对该书进行五次修订，使自理理论更加丰富和完善。

一、奥瑞姆对护理学四个基本概念的论述

（一）人

奥瑞姆认为，人是一个有别于动物的具有生理、心理、社会需要（needs）的整体。人为了生存、维持健康和适应环境，就自然存在自己满足上述需要的必要，即自理的必要（requisites），而人的这种自己满足需要的能力称为自理能力。人与动物的最大区别是人能反映自身及其周围环境，能够表达自己的体验，总结经验，使用符号进行思考和交流，因此，人能够学习。人的自理能力不是先天具备的，而是通过后天学习不断获得和发展的。

（二）环境

奥瑞姆认为，环境是存在于人周围的所有因素。人与环境是统一的，环境能够影响人的自理能力，人也能够利用环境来满足自己的需要。人的环境可分为物质环境和社会文化环境两大类。奥瑞姆通过分析社会环境中人的自理能力方面的社会价值观认为，现代社会有两种价值观可以影响人的自理能力：①人生活在社会中，都希望能够照顾自我，并对自己的健康及其依赖者（如未成年的子女或自理能力严重受损的家人）的健康负责任；②人们能够接受那些因为疾病等原因而不能满足自理需要的人，并愿意根据各自的能力提供帮助。可见，自我照顾和帮助他人都是社会认可的有意义的活动，而护理正是体现了这种价值观。因此，是社会非常需要的活动。

（三）健康

奥瑞姆支持 WHO 的健康定义，认为良好的生理、心理和社会适应是健康不可缺少的组成部分。人的健康是动态的，不同的时间有不同的健康状态，强调健康是最大限度的自理。

（四）护理

奥瑞姆认为，护理是帮助护理对象克服自理局限性，预防自理缺陷发展，或为不能满足自理需要的个体提供照顾活动。随着个体健康的恢复，或个体已经学会自我照顾时，个体对护理的需要也就逐渐减少直至消失。护理的最终目标是恢复和提高个体的自理能力，从而促使个体担负起自我照顾的责任。

二、自理理论的内容

奥瑞姆的自理理论由三个相互关联的理论构成，即自理理论、自理缺陷理论和护理系统理论。

（一）自理理论

奥瑞姆认为，自理活动是个体为了满足自身的需要而采取的有目的行为。在正常情况下，人有能力满足自己的各种需要，即人有自理能力。自理理论强调以自我照顾为中心，描述和解释了什么是自理以及人有哪些自理需要。

1. 自理（self－care） 自理即自我照顾，是个体为维持生命、健康和功能完好而需要自己采取的有目的的行为，包括进食、穿衣、洗漱等日常生活，也包括社会交往、适应环境变化等方面的个体活动，还包括疾病预防、寻求帮助和治疗服药等患病时的活动。对于儿童和老人等不能自理的个体，由其父母或照顾者完成维持生命、健康和功能完好的一系列活动，奥瑞姆把这种情况称为依赖性照顾（dependent－care）。

2. 自理能力（self－care agency） 自理能力是指个体完成自理活动的能力。一般情况下，人都有自理能力，但是自理能力存在个体差异，即使是同一个人，在不同的生命阶段或处于不同的健康状况下，自理能力也会发生变化。

许多因素可以影响人的自理能力。由于每一种具体的自理活动都涉及一系列环节，任何因素只要影响任何一个环节的有效进行，都会降低个体的自理能力。例如，拿最简单的进食自理活动来说，个体需要完成从采购、储藏、烹调到咀嚼、吞咽等一系列行为，任何一个环节不能有效进行，都会使个体的自理能力受到限制，影响机体对营养需要的满足。一般情况下，大多数健康成人都有能力完成食物的采购、烹调、咀嚼和吞咽等一系列行为，但也有一部分人可能需要营养知识或烹调技能的指导。高龄老人、小孩和患者在独立完成全部活动时会有一定困难，需要提供帮助；昏迷患者则连咀嚼和吞咽都不能有效进行，因此，就需要鼻饲或经静脉维持营养。

日常生活中贯穿着许多自理活动，个体的自理能力通过实践和学习而不断得到发展。影响个体自理能力的因素除了年龄、发展状态和健康状况以外，还受家庭、社会、文化、信仰、习俗和生活方式等影响。

3. 自理需要（self－care requisites） 奥瑞姆分析人的自理需要包括3个部分。

（1）一般的自理需要（universal self－care requisites）：一般的自理需要是所有人在生命周期的各个发展阶段都存在的，是维持自身结构正常和功能完好所必须满足的需要。包括八个方面：①空气；②食物；③水分；④排泄；⑤活动和休息（睡眠）；⑥独处和社会交往；⑦预防有害因素的侵袭；⑧增进个体功能及发展潜力。

（2）发展的自理需要（developmental self－care requisites）：指在人的生长发育过程中，各个不同的发展阶段所存在的、或在特定的条件下产生的必须满足的特定需要。如人进入老年阶段，在不断衰老过程中产生的生理、心理调节需要；在上学、求职、结婚、生子、空巢、丧偶等特定条件下产生的心理适应、人际交往和生活调整等特殊需要。

（3）健康不佳时的自理需要（health deviation self－care requisites）：指在患病、创伤或诊断治疗过程中产生的、必须满足的需要，常包括以下几类：①健康状态改变时及时就医的需要；②了解疾病过程和预后的需要；③有效地执行治疗方案的需要；④了解与治疗方案有关的潜在问题的需要；⑤改变自我概念，接受患病的事实，适应患者角色的需要；⑥患病后做出相应的生活方式改变，以适应健康状态改变和治疗方案的需要，以预防疾病复发或恶化。

4. **治疗性自理需要（therapeutic self－care demand）**　奥瑞姆对治疗性自理需要的概念阐述不是很清晰。从具体应用过程来看，一般可以将治疗性自理需要理解成个体当前存在的全部自理需要。评估患者当前存在哪些治疗性自理需要，是判断患者是否存在自理缺陷，是否需要提供护理帮助的重要前提。由于人的自理需要由三部分组成，因此，评估患者的治疗性自理需要，也应该从患者一般的自理需要、发展的自理需要和健康不佳时的自理需要三个方面进行评估。

（二）自理缺陷理论

自理缺陷理论（theory of self－care deficit）是整个理论的核心部分，描述和解释个体在什么时候需要护理帮助和为什么需要护理帮助。自理缺陷是指自理能力不足时出现的治疗性自理需要与自理能力之间的差异，即当一个人的治疗性自理需要大于其自理能力时，就出现了自理缺陷。奥瑞姆认为，当个体的自理能力能够满足其治疗性自理需要时，个体处于平衡状态，是健康的；当个体的自理能力无法满足其治疗性自理需要时，即出现自理缺陷，平衡被破坏，此时，就需要护理提供帮助。护理的目的是弥补患者的自理能力不足，满足其治疗性自理需要，同时，帮助患者克服其自理局限性，发展自理潜能，提高自理能力，尽快恢复自理。因此，评估患者存在哪些治疗性自理需要以及评估患者当前的自理能力能否满足其治疗性自理需要，是判断患者是否存在自理缺陷的依据，也是决定采用哪一类护理方式、提供哪些护理帮助的关键。一旦确定自理缺陷存在，即可实施护理帮助（图11－1）。

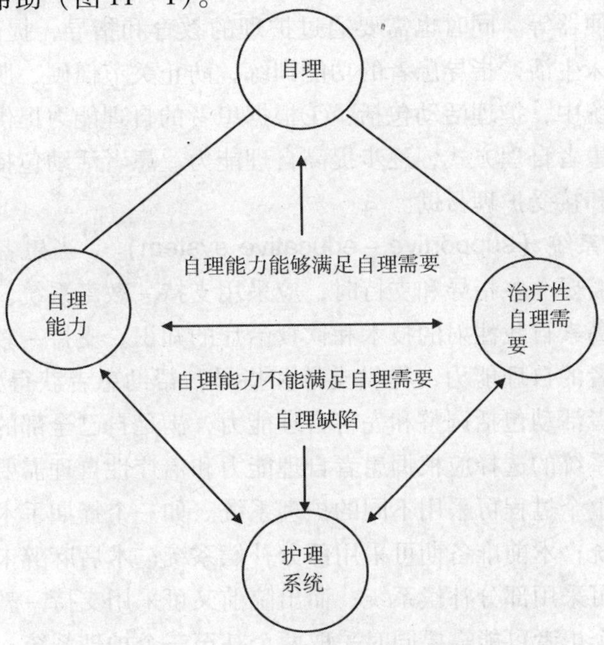

图11－1　自理缺陷理论结构示意图

自理缺陷存在两种情况：一种是个体的自理能力无法满足自己的治疗性自理需要；另一种是照顾者的自理能力无法满足被照顾者的治疗性自理需要，如父母不能满足小孩的治疗性自理需要。

（三）护理系统理论

护理系统理论（theory of nursing system）主要描述和解释通过什么护理方式可以帮助有自理缺陷的个体，满足其治疗性自理需要。奥瑞姆提出了三种护理系统，明确了不同情况下患者和护士各自需要承担的工作。

1. 完全补偿系统（the wholly compensatory system） 当患者完全没有能力满足其治疗性自理需要时，护理应采用完全补偿系统给予全面的帮助。护理活动包括满足患者的全部治疗性需要，代偿患者在自理方面的无能为力，支持和保护患者并与患者家属保持密切联系等。患者活动主要是接受护理照顾。完全补偿系统常应用于以下情况：

（1）患者在意识和体力上均没有能力从事自理活动，如昏迷患者。此时需要护士提供全面的护理帮助，满足所有的治疗性自理需要。

（2）患者意识清醒，知道自己的治疗性自理需要，但缺乏必要的体力，如高位截瘫患者以及医嘱限制其活动的患者。

（3）患者虽然具备体力，但存在严重精神障碍，无法满足治疗性自理需要，如智障患者、精神分裂症急性期患者。

2. 部分补偿系统（the partly compensatory system） 当患者的自理能力仅能完成部分治疗性自理需要，而另一部分需要护理提供帮助来完成时，应采用部分补偿系统。如下肢骨折卧床的患者，可以完成洗漱、穿衣、进食等自理活动，但需要别人帮助端水、端饭、提供便器等。同时也需要通过护理的教育和指导，提高患者的自理能力。如帮助患者适应卧床生活，指导患者的功能训练，防止关节僵硬、肌肉萎缩等并发症。

在部分补偿系统中，护理活动包括：①根据患者的自理能力提供帮助，满足治疗性自理需要；②调整患者自理方式，逐步提高自理能力。患者活动包括提高自理能力以满足治疗性自理需要和接受护理帮助。

3. 支持－教育系统（supportive－educative system） 当患者有能力自己满足治疗性自理需要，但需要一些指导和支持时，应采用支持－教育系统。如糖尿病患者需要通过学习，掌握胰岛素自我注射的技术和饮食治疗的知识。支持－教育系统的护理活动包括调整及完善患者的自理能力，提供支持和指导，帮助患者获得必要的知识和技能，提高自理能力。患者活动包括调整和完善自理能力，满足自己全部的治疗性自理需要。

以上三种护理系统的选择应根据患者自理能力和治疗性自理需要灵活掌握，对一个患者从入院到出院整个过程可采用不同的护理系统。如一个择期手术的患者，入院时可选择支持－教育系统；术前准备期可采用部分补偿系统；术后麻醉未清醒时可采用完全补偿系统；清醒后可采用部分补偿系统；而出院前又可采用支持－教育系统。有时，在同一时期，对同一个患者可能需要同时采取两个甚至三个护理系统。因此可以认为，选择正确的护理系统就是选择正确的护理方法。

在奥瑞姆的三种护理系统中，护士和患者各自的行为见表11－1。

表11－1 奥瑞姆护理系统中的护患行为

护理系统	护士行为	患者行为
完全补偿系统	完成患者全部治疗性自理需要 补偿患者自理能力的缺失	接受全部护理照顾
部分补偿系统	完成患者部分治疗性自理需要 补偿患者自理能力的不足 帮助患者调整和完善自理能力	接受部分护理照顾 完成部分治疗性自理需要 调整和完善自理能力
支持－教育系统	指导患者完成自理 帮助患者调整和完善自理能力	完成全部治疗性自理需要 调整和完善自理能力

三、自理理论在护理实践中的应用

随着社会的发展和疾病谱的改变，慢性疾病将成为影响健康的主要问题。慢性疾病大多不能根治，成为终身疾病，治疗和护理主要围绕改善生活质量、控制疾病、预防并发症的目的进行。这就要求患者有一定的自我照顾能力。帮助患者适应疾病，克服疾病带来的不利影响，提高自理能力是护理工作的重要任务。奥瑞姆的自理理论正好适应了这一要求，在护理实践中得到广泛应用。

奥瑞姆的护理系统理论设计了三种护理系统，护理实践中应根据患者的自理能力选择合适的护理系统。原则是护士应在患者现有的自理能力基础上，补偿其自理的不足，同时帮助患者调整和完善自理能力，从而提高患者的自理能力。护士不应无原则的包揽患者全部的自理活动，这样不利于患者的康复和发展。当然，提倡发挥患者的自理能力并不是把护理工作推给患者和家属去做，护士应起到指导、教育和促进自理的作用。

奥瑞姆于2001年将在临床护理实践中应用自理理论的过程模式（process models）分为以下三个步骤：

1. 诊断 此期相当于护理程序的评估和诊断阶段，主要通过评估手段确定患者目前的和潜在的治疗性自理需要、患者的自理能力以及发展潜力，最后确定存在哪些自理缺陷。

2. 设计与计划（design and planning） 相当于护理程序的计划阶段，包括选择适合患者的护理系统，设计护理方案。

3. 实施与控制（production and control） 相当于护理程序的实施和评价阶段，包括实施护理方案，观察患者反应，评价护理效果。

四、自理理论的护理应用案例

张某，男，48岁，汉族，已婚。大专文化程度，某合资企业经理。平时工作压力大，周末经常加班，个性较强，缺乏知心朋友。经常感到时间不够用："我的工作总也做不完"，"没有人可以帮助我完成工作"。嗜好吸烟，平均两三天抽一包烟。喜欢吃肉，不喜欢吃蔬菜，体重在正常范围的高限。缺乏运动："我几乎没有时间锻炼身体"。有一个上初三的儿子，学习成绩一般，夫妻在教育子女方面有矛盾，一度关系紧张："我妻子太溺爱孩子，我很担心孩子考不上重点高中。"患者无心脏病史："我平时身体健康，从不参加公司组织的身体检查。"

患者两天前突然心前区压榨样疼痛，面色苍白，出冷汗，恶心呕吐，急诊入院。心电图显示：急性心肌梗死。查体：T 38.2℃，P 80，R 20，BP 140/90mmHg，意识清醒，24 小时尿量 1450ml。

（一）诊断

通过评估手段评估患者在一般性、发展性和健康不佳时三个自理需要层面的治疗性自理需要、自理能力以及发展潜力，确定自理缺陷。

1. 一般性自理需要层面的治疗性自理需要及自理能力 评估一般性自理需要的八个方面的需要，以及患者的自理能力，以确定是否存在自理缺陷。

（1）空气需要：急性期心肌缺血缺氧，吸烟史。需鼻导管给氧 4l/min，戒烟。

（2）食物需要：①心肌急性缺血性坏死，心功能低下，需限制钠盐摄入，不宜过饱，并增加新鲜蔬菜和水果防止便秘，以免增加心脏负担；②体重在正常高限，需控制总热量，进易消化低脂饮食；③急性期需卧床，且无家人陪住，不能自己获得食物，需协助进食。

（3）水分需要：①饮水不限；②心肌急性缺血性坏死，心功能低下，静脉输液速度宜慢；③急性期需卧床，且无家人陪住，不能自己获得饮水，需协助进水。

（4）排泄需要：①急性期需卧床，需在床上排便，且不能用力，易发生排便困难或便秘，需在急性期训练床上排便，出现排便困难及时给予缓泻剂；②卧床和限制活动，需及时提供便器；③心肌急性缺血性坏死，心功能低下，需注意观察尿量；④出汗增加，需观察出汗情况，保持皮肤清洁。

（5）休息和活动需要：①急性期，监护系统和监护室环境会影响患者的休息和睡眠，需保证患者的休息和睡眠；②急性期严格卧床休息，限制活动；③恢复期根据病情制定活动计划，逐步增加运动量。出院后，一般需在家休息 2～6 个月，逐步恢复工作，适当增加体育锻炼。

（6）独处和社会交往需要：夫妻关系紧张，缺乏知心朋友，需要克服自理的局限性和个性缺陷，改变对工作的认识，建立支持性、能够缓解压力的朋友关系和家庭关系。

（7）预防危害的需要：心肌梗死急性期需识别和预防再梗死、心律失常和心功能不全。

（8）增进个体功能及发展潜能的需要：患者有足够的自理能力，无自理缺陷存在。

2. 发展性自理需要层面的治疗性自理需要及自理能力 评估发展性自理需要及自理能力，确定自理缺陷。患者处于中年期，承担丈夫、父亲、公司经理多种社会角色，需要处理好子女教育问题，调整夫妻关系。急性心梗带来较大的心理压力，需要心理支持。康复期可以跟病友及病友家庭建立联系，交换预防疾病发作、积极生活的体会，建立康复的信心。

3. 健康不佳时自理需要层面的治疗性自理需要及自理能力　健康不佳时自理需要及自理能力从六个方面进行评估，以确定自理缺陷。

(1) 健康状态改变时及时就医：从不参加公司组织的身体检查，需要改变其就医意识和就医行为。

(2) 了解疾病过程和预后：①首次诊断为冠心病，突然发病，不了解疾病及预后。②有与医护人员进行有效沟通的能力，有学习疾病知识的能力，有预防疾病复发的动机。需让患者了解心梗的先兆症状和早期征象及处理措施，随身携带硝酸甘油，避免过于紧张和情绪激动。家庭成员应了解心脏骤停、心梗急性发作时的应急措施。

(3) 有效地执行治疗方案：长期服用治疗冠心病的药物，需确保患者坚持治疗，在心绞痛发作时进行自我处理，在心肌梗死发生时及时识别，采取正确的紧急处理措施和行动。

(4) 了解与治疗方案有关的潜在问题：不了解扩血管药物的副作用及预防措施，需获得扩血管药物的副作用及预防方法的知识。

(5) 改变自我概念，接受患病的事实，适应患者角色：认为自己身体健康，不能接受突发的改变，需使患者理解并接受急性心肌梗死后造成的限制，调整工作、生活和活动方式。

(6) 改变生活方式，适应健康状态改变和治疗方案的需要：存在工作压力大，嗜好吸烟、喜欢吃肉、不喜欢吃蔬菜、几乎没有时间锻炼身体等不良生活方式。患者需要舒缓工作压力，长期戒烟，调整饮食习惯，增加锻炼，控制体重和将药物治疗整合到日常生活中。

(二) 设计与计划

针对此患者情况选择护理系统。

1. 急性期采用完全补偿系统　患者绝对卧床，一切生活护理均由护士提供帮助，满足患者全部治疗性自理需要，并给予心理支持，建立良好的护患关系。

2. 恢复期采用部分补偿系统　患者可床边活动，生活护理需要护士提供部分帮助，保证医嘱的正确执行，患者自己完成部分治疗性自理需要。及时给予鼓励和提供疾病好转的信息，与患者共同制定早期康复计划。

3. 恢复后期采用支持－教育系统　通过患者教育，补充患者缺乏的相关知识，使患者形成良好的生活方式，如戒烟、适当运动、调整个性、低脂饮食、多食新鲜水果和蔬菜等，以预防疾病复发。

第三节　罗伊的适应模式

卡利斯塔·罗伊（Sister Callista Roy）1939 年出生于美国加利福尼亚州洛杉矶市，1963 年获洛杉矶圣玛丽学院护理学学士学位，1966 年获加利福尼亚大学护理学硕士学位，以后又获得加利福尼亚大学社会学硕士和博士学位。罗伊引用系统论、适应理论、应激理论以及人类需要层次理论的观点，提出人是有复杂适应能力的系统，能够不断适应内外环境的变化，阐述了人适应环境变化的调节机制和行为反应模式，于1970年正式发表于《护理展望》杂志上。以后又进一步出版了论述适应模式（adaptation model）的专著《护理学入门：适应模式》、《护理理论构建：适应模式》、《罗伊的适应模式》等。

一、罗伊对护理学四个基本概念的论述

（一）人

罗伊认为，人是一个复杂生命系统，是具有生物、心理和社会需要的整体。人是开放系统，与环境进行物质、信息与能量的交换。人具有适应能力，周围环境在不断变化，人为了维持自身的完整性，必须不断改变自己，与环境相互作用，持续适应环境变化。

罗伊还认为，人是护理的对象，护理对象可以进一步扩展为家庭、群体、社区或社会，但不管规模如何，在护理实践中都将其作为一个有适应能力的整体系统（adaptation system）看待。

（二）健康

罗伊认为，“健康是一个整体人和完整人的一种状态和过程”。人的整体性和完整性表现为有能力达到生存、成长、繁衍、自主及自我实现等目标。她认为，健康与疾病是人生中无法回避的一种状态，反映了人与环境的适应过程。如果人能够适应环境变化，表现出适应性的行为反应，就能有效维持系统的整体性和完整性，从而保持健康。反之，如果人不能适应环境变化，表现出无效反应，机体的整体性和完整性则受到破坏，失去健康，也就是处于疾病状态。

（三）环境

罗伊认为，“环境是围绕并影响个人或群体行为与发展的所有情况、事件及因素”。环境因素可以是积极的，也可以是消极的，任何环境的变化都需要个体和群体付出更多的精力和能量去适应。罗伊将作用于个体的环境因素称为刺激。刺激是输入人体系统的信号，诱发人体的行为反应，并根据刺激对人体影响的大小分成主要刺激、相关刺激和残余刺激3种。

（四）护理

罗伊认为，护理的目标是促进人与环境之间的相互作用，增进人在生理功能、自我概念、角色功能和相互依赖四个方面的适应性反应，从而促进和维护健康。护士在了解个体的适应水平和所有作用于个体的环境刺激的基础上，通过控制个体面临的各种刺激，减小刺激强度，或通过扩展人的适应范围，提高人的适应水平，最终使所有刺激都

落在人的适应范围之内，使人的适应水平高于刺激强度，从而能够从容应对刺激，促进适应性反应的发生。此外，罗伊还根据适应模式创造了独特的六步骤护理程序，以配合适应模式在护理实践中的运用。

二、适应模式的内容

（一）适应模式的主要概念

1. 刺激（stimuli） 内外环境中促使个体发生反应的因素包括信息、物质或能量单位。罗伊根据刺激在引发个体反应的过程中所起作用的不同，将刺激分成3种：

（1）主要刺激（focal stimuli）：个体当前直接面临的、必须作出适应反应的内外刺激。

（2）相关刺激（contextual stimuli）：环境中所有可对主要刺激所致行为产生正性或负性影响的其他原因。

（3）残余刺激（residual stimuli）：残余刺激有时也翻译成固有刺激。罗伊于1999年将残余刺激定义为个体内外环境中可能影响主要刺激的所有其他现象，但其影响不确切或未得到证实。

2. 适应水平（adaptation level） 适应水平是指个体所能承受或有效应对的刺激范围和强度。由于不同的个体以及同一个体在不同时期所具备的身体素质、经验、能力和其他可利用的应对资源是不同的，故适应水平具有个体差异性和变化性。

3. 应对机制（coping mechanism） 应对机制是指个体应对刺激时内在的控制和调节机制。应对能力既与先天因素和生物本能有关，又与后天学习和经验的积累有关。应对机制有两个亚系统：

（1）生理应对机制（regulator）：与先天身体素质有关，是通过神经－化学介质－内分泌系统的自主性反应进行调节的过程。

（2）心理应对机制（cognator）：是通过认知、信息加工、学习、判断、情绪情感控制来应对刺激的调节过程。

4. 适应方式（adaptive modes） 环境刺激作用于机体，通过生理和心理的调节机制，在四个层面表现出机体应对的行为变化。

（1）生理功能（physiological function）：通过生理调节机制来适应内、外环境的变化，维持生理功能的稳定，包括与氧合、营养、排泄、活动与休息、体温调节、体液与电解质的平衡、神经与内分泌等需要和功能相关的适应性反应。生理功能适应方式反映个体的生理完整性。

（2）自我概念（self－concept）：自我概念是个体对自己的看法，包括躯体自我（physical self）和人格自我（personal self）。躯体自我是个体对自己的外形、容貌、身体功能的感知与评价。人格自我是对自己能力、气质、性格、理想、道德、社会地位等心理社会方面的感知与评价。自我概念的适应方式主要通过改变认知，调整期望值等来适应环境的变化。自我概念适应方式反映人的心理完整性。

（3）角色功能（role function）：角色功能是指个体对其承担的社会角色应尽职责的

表现。角色是个人所承担的社会责任，一个人同时可以承担多种角色。角色通常可分为三级：一级角色是最基本的角色，是由人的性别和年龄等不可选择的因素决定的角色。二级角色是在一级角色的基础上派生出来的，可选择的、较持久的角色。三级角色是由二级角色派生的，可选择的暂时性角色。比如，某一青年女性，是一级角色；同时是护理学院的学生，属于二级角色；被选为班长或学习组长，这是三级角色。个体在角色功能的适应方式中，越是基本的角色越重要，是首先要适应好的角色。角色功能反映个体的社会完整性，角色扮演得好，则表示社会功能完整。

（4）相互依赖（interdependence）：指个体与其重要关系人和各种支持系统相互间的依存关系，包括爱、尊重、支持、帮助、付出和拥有。个体面对难以应对的刺激时，常需要从相互依赖的关系中寻找帮助和情感支持。相互依赖适应方式反映个体人际关系的完整性。

5. 应对结果 罗伊认为，个体面对刺激时，通过调节和控制，在四种适应方式层面产生适应性反应或无效性反应两种反应结果。

（1）适应性反应（adaptive responses）：如果应对行为能够很好地适应环境变化，促进人的完整性，满足人生存、成长、繁衍、自主和自我实现的需要，则称为适应性反应。

（2）无效性反应（ineffective responses）：如果应对行为不能适应环境变化，对人的生存、成长、繁衍、自主和自我实现起威胁和阻碍作用，甚至破坏个体的完整性，则称为无效性反应。

（二）适应模式的概念框架

罗伊将一般系统论中输入、输出、控制和反馈特征用来阐述人的适应过程，形成了适应模式的基本概念框架，用于说明机体的适应机制。适应模式认为，人是一个整体的适应系统，由两个次系统组成：①控制过程：即机体的应对机制，包括生理应对和心理应对两种应对机制。②效应器：包括生理功能、自我概念、角色功能和相互依赖四种适应方式，是机体进行生理、心理应对活动的表现。人在与环境互动过程中，环境中的各种刺激作用于人体，通过生理和心理两个应对机制的活动，在四个适应方式方面表现出各自的应对行为，这些行为变化最终又反馈给人体。如果行为变化得当，能够促进人的完整性，有利于健康的发展，则为适应性反应。适应性反应使人继续与环境保持平衡。如果行为变化不利于促进人体的健康，破坏人的完整性，则为无效性反应。此时，人必须改变原有适应方式，通过寻求帮助、积极治疗和康复、改变认知或学习知识等方法，重新适应环境（图 11-2）。

三、适应模式在护理实践中的应用

罗伊以适应模式为基础，在护理实践中，采用其独特的六步骤护理程序，促进护理对象的适应性反应，以维持最佳健康状况。护理程序的步骤如下：

1. 一级评估（first level assessment） 一级评估又称为行为评估（behavioral as-

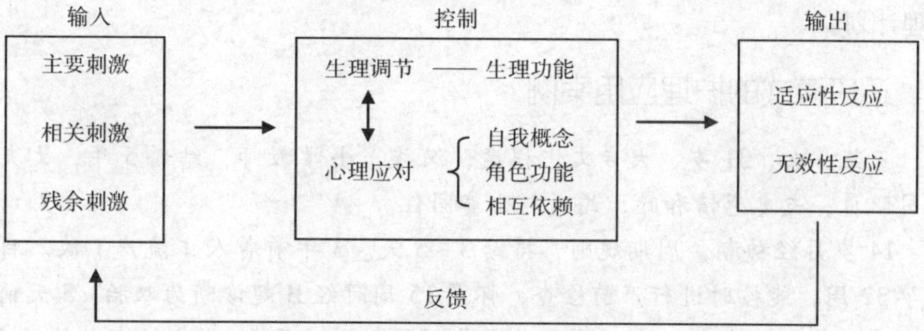

图 11－2　罗伊适应模式

sessment）。通过观察、交谈、检查等方法收集患者生理功能、自我概念、角色功能和相互依赖四个方面的行为反应资料，然后判断其行为是适应性反应还是无效性反应。以下列出主要的无效性反应。

（1）生理功能方面的无效性反应：常表现为病理的症状和体征，如缺氧、休克、循环负荷过重、水和电解质紊乱、营养不良或过剩、恶心呕吐、腹胀腹泻、大小便失禁、尿潴留、失用性萎缩、失眠、昏迷、瘫痪、褥疮、运动和感觉障碍等。

（2）自我概念方面的无效性反应：如自我形象紊乱、性行为异常、自卑、自责、焦虑、无能为力、自我评价过高或过低等。

（3）角色功能方面的无效性反应：表现为不能很好承担起自己的角色责任，如角色差距、角色转移、角色冲突、角色失败等。

（4）相互依赖方面的无效性反应：如分离性焦虑、孤独、无助、冷漠、人际沟通和交往障碍等。

2. 二级评估（second level assessment）　二级评估是对引起反应的刺激进行评估。收集有关影响因素的资料，识别主要刺激、相关刺激和残余刺激。例如：一位股骨颈骨折的老年患者，长期卧床，并发肺炎。分析引起肺炎的直接原因是病原微生物的感染，因此，主要刺激是病原微生物的感染；骨折后不得不卧床，促使肺炎的发生，因此，卧床是肺炎的相关刺激；年老体弱、营养不良、情绪焦虑等可能也与肺炎的发生有关，但不确切，有待证实，是肺炎的残余刺激。

3. 护理诊断（nursing diagnosis）　护理诊断是对个体适应状态的陈述，主要针对四个适应方式方面的无效性反应和引起反应的刺激，提出护理问题。

4. 制定目标（goal setting）　制定目标是对患者实施护理干预后，预期的适应性行为表现的陈述。

5. 干预（intervention）　干预主要通过控制各种刺激和提高个体的适应水平来达到护理目标。控制刺激不仅应针对主要刺激，还应注意对相关刺激和残余刺激的改变和控制；提高个体适应水平应了解其生理调节和心理应对的能力和特点，给予针对性的支持和帮助。

6. 评价（evaluation）　检查护理干预对行为的影响，判断是否为适应性行为，是否达到护理目标。对尚未达到目标的护理问题，找出原因，以确定继续执行护理计划或修改护理计划。

四、适应模式的护理应用案例

王某，女，31岁，大专文化程度，汉族，小学教师，结婚5年，丈夫是公司职员，夫妻感情和睦，婚后与公婆同住。

14岁月经初潮，周期规则，持续3~5天。3年前曾人工流产1次。目前怀孕32周，能按时进行产前检查，怀孕15周时经B超诊断为双胎。3天前因腹疼伴阴道点状出血入院。子宫胎儿监测器测得：每6~8分钟有一持续5~10秒的子宫收缩，胎儿情况尚可，胎心音正常。医疗诊断：先兆早产，采取保胎治疗。

根据罗伊适应模型的六步骤护理程序，需对王某进行评估、诊断和计划。

（一）一级评估

评估患者的行为反应。

1. 生理功能 ①住院安胎要求严格卧床休息，进食、排泄、个人卫生等一切活动需要他人照顾，王某感到非常不习惯，就采用控制饮水的方法来减少床上排尿的次数；②应用保胎药物后因呼吸心跳加快而感到不舒适；③整天卧床感到精神疲惫和头疼；④患者贫血，血红蛋白8g，给予铁剂提高血红蛋白浓度，王某出现恶心反应。

2. 自我概念 能够接受怀孕引起的身体外观的变化，有自豪感。希望能拥有两个健康的宝宝，但也非常担心胎儿的健康，担心早产或生下不健康的婴儿，害怕自己的理想破灭，心理压力大。

3. 角色功能 非常渴望自己能成为两个孩子的成功母亲。医生告之早产儿存活率低，故非常担心早产，担心母亲角色失败。为了保证胎儿的健康，愿意为保胎治疗付出辛苦。

4. 相互依赖 怀有双胎后，得到丈夫和公婆的特殊关心和照顾。住院以来，白天主要由婆婆照顾，王某既感激又不安。夜晚由丈夫陪伴，感觉很放松。希望白天也能得到丈夫的照顾，但又不希望影响丈夫的工作和事业发展，左右为难。

（二）二级评估

评估引起反应的刺激。

1. 主要刺激 双胎妊娠32周，子宫收缩，先兆早产。

2. 相关刺激 接受安胎治疗，卧床使生活不能自理、药物反应。

3. 残余刺激 第一次住院，扮演患者角色，对丈夫的依赖，接受长辈照顾的压力，家人对孩子的渴望。

（三）护理诊断

针对患者行为中的无效性反应或不完善的适应性反应提出护理诊断，以便采取护理措施。

1. **焦虑** 与担心胎儿健康有关。

2. **舒适的改变** 与卧床和药物反应有关。

3. **进食、如厕、沐浴和卫生自理缺陷** 与卧床有关。

（四）护理目标与护理措施

针对以上三个护理诊断，分别制定目标和措施。

1. **诊断一** 焦虑：与担心胎儿健康有关。

（1）目标：患者1周后说出心中的担心已减轻。

（2）护理措施：陪伴并鼓励患者说出心中的担忧和感受。刚入院时患者哭着述说，担心会失去孩子或生下不健全的孩子，责任护士握住患者的手，表示能充分理解她的心情。检测胎儿心率及子宫收缩状况，评估胎儿健康状况，及时告之正确信息，以增强信心。介绍保胎的有关知识和成功的例子。

2. **诊断二** 舒适的改变：与卧床和药物反应有关。

（1）目标：①患者能主动描述具体的不适；②能运用减轻不适的技巧。

（2）护理措施：向患者说明卧床休息的重要性，尽量侧卧位有利于胎儿的血液供应。指导在床上做肢体关节的活动，提供枕头支持身体，提高舒适度。教会患者做头部和颈部按摩，学会放松技巧。鼓励听音乐、看有兴趣的报刊以分散注意力。指导饭后服用铁剂，以减轻胃肠道反应。监测心率和呼吸，并告知患者已及时向医生反映她的不适症状。

3. **诊断三** 进食、如厕、沐浴和卫生自理缺陷：与卧床有关。

（1）目标：患者在家人的帮助下学会床上生活自理的技巧。

（2）护理措施：将水杯、便器等日常用品放在方便患者取用的位置。鼓励多饮水，进食动物蛋白、新鲜蔬菜和水果等富有营养的食物，纠正贫血，预防便秘和泌尿系感染。强调卧床的必要性，对患者的进步给予鼓励。将患者受长辈照顾的不安感受告之患者家属，鼓励患者说出感激之情，促进相互间的沟通。

（五）评价

1周后子宫收缩减轻，B超显示胎儿发育正常，但体重偏低。患者表示要多吃营养丰富的食物，增加两个胎儿的体重，有信心分娩两个健康的宝宝。患者已适应卧床休息，白天不需要家属陪伴，将日常用品放置床边，基本生活能自理。说明护理干预有效，基本达到护理目标。

第四节 纽曼的系统模式

贝蒂·纽曼（Betty Neuman）1924年出生于美国俄亥俄州（Ohio）。1947年毕业于俄亥俄州护士学校，1957年获护理学学士学位，1966年获加利福尼亚大学精神保健硕士学位，1985 年获西太平洋大学临床心理学博士学位。纽曼在精神保健护理领域开创了独特的护理教育和实践方法，为系统模式（system model）的发展奠定了基础。1972 年在美国《护理研究》杂志上首次公开发表自己的护理学说，1982 年正式出版《纽曼系统模式：在护理教育与实践中的应用》（The Neuman Systems Model：Application to Nursing Education and practice），比较系统地阐述了她的护理观点。以后该书又于 1989 年、1995 年、2002 年 3 次再版，书中纽曼不断完善与更新她的系统模式。

一、纽曼对护理学四个基本概念的论述

（一）人

纽曼系统模式的核心就是运用系统论的观点将人看成一个整体系统，是一个由生理、心理、社会文化、生长发育和精神五个相互关联的变量组成的综合体。其中生理是指机体的结构和功能；心理是指心理过程和关系；社会文化是指社会和文化功能及其相互作用；生长发育是指生命的成长发展过程；精神是指信仰与信念。人是一个开放系统，不断与环境相互作用，并且发生持续的变化，并有抵御环境中各种应激源侵袭、维持系统稳定的能力。纽曼进一步将人的概念扩展到家庭、群体和社区，因此，纽曼系统模式不仅适用于个体，也适用于家庭和社区。

（二）环境

纽曼认为，环境是所有影响人的内外因素的总和。纽曼将环境中能改变系统稳定的因素称为应激源（stressors）。应激源又分为个体内因素、人际间因素和个体外因素三种。个体内应激源与内环境相关，个体外应激源和人际间应激源构成人的外环境。

除了机体的内环境和外环境，纽曼还提出了自身环境的概念（created environment）。自身环境是指护理对象在面对环境中各种应激源时，自发地动员系统所有 5 个变量的力量以达到系统的完整和稳定。因此，自身环境反映了护理对象的防御系统对应激源做出的反应。

（三）健康

纽曼认为，健康是系统的最佳稳定状态。当系统的需要得到满足时，系统的生理、心理、社会文化、生长发育和精神五个方面与系统整体相协调，机体处于最佳稳定状态，这种状态就是健康。反之，系统的需要得不到满足，则机体的健康水平下降。纽曼重视机体能量与健康的关系，认为机体应对环境中的应激源时需要消耗能量。当机体产生和储存的能量多于消耗时，个体的完整性、稳定性增强，健康水平提高；当能量的产生与存储不能满足机体需要时，则完整性与稳定性减弱，健康水平下降。

（四）护理

纽曼认为，护理是一门独特的专业。护理的任务是帮助护理对象保存能量，使系统储存的能量能够满足机体应对应激源时的消耗，减轻应激源造成的危害，维持和促进系

统的稳定，或者重建和恢复系统的稳定。要达到这一目的，她主张早期采取护理干预，提出护理干预就是预防的概念，并将护理干预措施分为一级预防、二级预防和三级预防措施。

为了促进系统模式在护理实践中的应用，纽曼将护理过程分成三个步骤：护理诊断、护理目标和护理结果。她的护理方法反映了系统论的思想，认为系统变化过程和护理措施都是有目的、有方向的活动。

二、系统模式的内容

纽曼系统模式主要包括三个部分：机体防御机制、应激源、反应与护理预防措施。

（一）机体防御机制

纽曼将机体抵抗有害应激源的侵袭，维持系统自身的稳定和完整的复杂机制归纳成三种防御线。

1. 应变防御线（flexible lines of defense） 应变防御线又称弹性防御线，是一种动态易变的、位于机体最外层的防御力量。它首先接触应激源，阻止有害因素入侵，同时又允许对机体发展有利的因素穿过正常防御线，进入机体。因此，应变防御线对正常防御线起缓冲和过滤作用，保护正常防御线的完整。

2. 正常防御线（normal line of defense） 正常防御线位于应变防御线和抵抗防御线之间，是人的第二层防御力量。当应激源突破应变防御线后，正常防御线会迅速做出一系列的调整和适应，以加强防御力量，保护抵抗防御线的完整，维持机体的稳定与健康。如果机体经过应对和调整后不能达到稳定状态，正常防御线被突破，机体就会发生应激反应，出现症状和体征。因此，维持正常防御线的完整是健康的标志。纽曼认为，个体的健康适应范围是动态变化的，正常防御线也具有一定的伸缩性，当个体健康状况良好时，其正常防御线的适应范围就宽阔，抗衡应激源的力量就强大；当个体健康状况下降时，其正常防御线的适应范围就狭窄，抗衡应激源的力量也变弱小。

3. 抵抗防御线（lines of resistance） 抵抗防御线是机体最内层的防御力量，具有维持机体基本结构正常运转、维护生命的功能。当来自外环境的应激源入侵到正常防御线的时候，抵抗防御线即被激活，做好抵抗应激源的准备。如果应激源突破正常防御线，则抵抗防御线会发挥作用，保护机体基本结构的完整和促进正常防御线的修复。一旦抵抗防御线被击穿，则机体的基本结构会遭到破坏，能量逐渐耗竭甚至死亡。

应变防御线在机体的最外层，容易被破坏，常处于波动之中，它具有缓冲和过滤的作用。正常防御线居中，它是防御系统的主体，通过生理、心理、社会文化、生长发育和精神五个方面的变化适应应激源的作用，保持系统的稳定。抵抗防御线位于最里层，保护系统的基本结构不被破坏。三层防御力量的防御机制，既有先天赋予的，又有后天获得的。其防御强度受生理、心理、社会文化、生长发育和精神五种变量相互作用的影响，也与基本结构的特征、能量供应是否充足有关（图 11-3）。

机体的基本结构是生命的核心，由生物体共存的基本要素组成，包括基因类型、解剖结构和生理功能，也包括个性特点等。基本结构通过不断的新陈代谢，持续产生能量，供机体维持生命活动和生长发育的需要，以及适应环境和抵抗各种应激源侵袭的需要，故纽曼将基本结构又称为能量源。

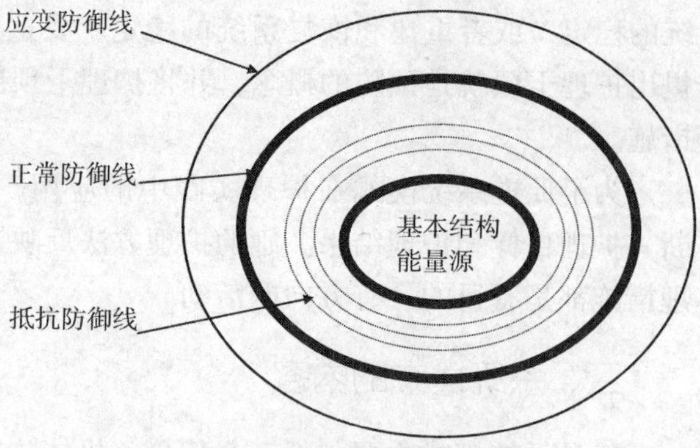

图 11-3 纽曼系统模式示意图

（二）应激源

应激源是指内、外环境中所有可引起紧张和威胁人体稳定与平衡的因素。这些因素在生理、心理、社会文化、生长发育和精神五个层面上影响人体。纽曼认为，应激源可以来自于体内，也可以来自于体外；可以单独存在，也可以多个应激源同时作用于机体。纽曼将应激源具体分成以下 3 种：

1. **个体内（intrapersonal）应激源** 指来自于体内的应激源，如头痛、恶心、失眠、体温升高等生理性因素，以及焦虑、愤怒、自我评价过低等心理性因素。

2. **人际间（interpersonal）应激源** 指来自于人与人之间的应激源，如夫妻关系、家庭关系、邻里关系、同事关系、护患关系等人际间关系的紧张、不协调或沟通障碍。

3. **个体外（extrapersonal）应激源** 指来自于身体外的应激源，如气候变化、地理和社会文化环境变化、失业、经济困难等机体外因素。

当应激源过强，或几种因素综合作用时，就可以超过人的防御能力，突破正常防御线，破坏系统的稳定，出现症状和体征；进一步突破抵抗防御线，则损害机体的基本结构，威胁生命。同时也指出，应激源产生的作用是不确定的，因人而异，因时间、质量和数量的不同而不同。因此，系统模式要求护士仔细评估特定的应激源对特定系统的意义。

（三）反应与护理预防措施

应激源穿透正常防御线，导致系统的不稳定称为反应。针对个体应对应激源时所产生的反应强度，纽曼提出了三级护理预防措施。

1. **一级预防（primary prevention）** 当应激源可疑存在，或应激源已经确定，应变防御线正抵抗应激源的侵袭，但没有明显的应激反应出现时，护理应采取一级预防措施。一级预防措施主要是减少个体与应激源接触的可能性，或增强个体应对应激源的能力，增强应变防御线的抵抗能力，保护正常防御线的完整，防止发生反应。

2. **二级预防（secondary prevention）** 当正常防御线被应激源突破，发生反应和出现症状时，护理应采取二级预防措施。二级预防措施是一种治疗措施，主要是积极处理出现的症状，并增强抵抗防御线的防御能力，减轻反应以及反应造成的危害。

3. **三级预防（tertiary prevention）** 是在实施二级预防后，病情基本稳定时采取的措施。主要强调通过调整使系统重获稳定状态，恢复健康。

三、系统模式在护理实践中的应用

纽曼将护理程序分成诊断、目标和结果三个步骤。

1. 护理诊断 在诊断阶段，护士运用评估手段收集资料，并进行分析，做出具体的护理诊断。

（1）评估：纽曼于1995年指出需从以下7个方面对护理对象进行系统的评估：①评估个体基本结构和能量源的状况及强度；②评估个体的防御能力，主要评估三条防御线的特征、潜在的反应及反应后重建的潜能；③确定和评价潜在的或现存的应激源；④评估护理对象与环境之间潜在的和/或现存的个体内部、人际间和个体外的互动，在评估时需考虑所有的5个变量；⑤评价护理对象既往、目前和将来的生命过程和应对方式对其系统稳定性的影响；⑥确定和评价有利于护理对象最佳健康状态的现有的和潜在的内部和外部资源；⑦确定和解决照顾者与护理对象之间的认识差异。

（2）做出护理诊断并排序。

2. 护理目标 护理目标包括制定护理目标和选择干预方式两个方面，后者即选择不同层次的预防措施（表11－2）。

表11－2 三级预防的选择、目的及性质

类别	一级预防	二级预防	三级预防
应激源	潜在的或已存在的	明显的，已存在的	遗留的，可以明显也可以隐蔽
机体反应	可能发生但尚未发生	发生应激反应，出现症状和体征	遗留症状
干预目的	防止发生反应，维持和促进个体的稳定性和完整性	减轻反应的程度	巩固治疗效果，重新获得系统的稳定并维持尽可能高的健康水平
措施性质	预防性干预	治疗性干预	康复性干预

3. 护理结果 主要包括：

（1）评价是否达到预期目标。

（2）结束护理程序或修订目标和措施。

四、系统模式的护理应用案例

张某，男，50岁，初中文化，工人，糖尿病史5年，不规则服药，血糖控制不稳定。右足背因蚊虫叮咬后感染，逐渐加重，溃烂1月余入院。其母有糖尿病史。查体：双下肢皮肤苍白，主诉有麻木。右足背创面8cm×7cm×2cm，有大量渗出，伴有恶臭。实验室检查：空腹血糖289mg/dl，餐后血糖325mg/dl，血酮体（－）。

患者平时爱好吃肉，不爱吃蔬菜和水果，认为糖尿病除不能吃甜食以外，其余食物可以随便吃。无运动习惯，认为上班很累，上班就是运动。工厂效益不好，医药费不能及时报销，同时担心病假时间长会失去工作。患者与家人沟通、互动关系良好，妻子是同厂的退休工人，有一个上高中的女儿，妻子和女儿每日都到医院探视。

（一）确定护理诊断

1. 评估

（1）基本结构：有糖尿病家族史，基本结构可能有先天缺陷，具有糖尿病易患倾向。患糖尿病5年，血糖控制不稳定，有糖尿病足症状，已造成基本结构的改变。

（2）防御能力：防御能力的评估包括三方面：①应变防御线：由于对糖尿病的认识不足，对患病事实的接受度差，不能坚持服药，认为药物的副作用大，对糖尿病饮食治疗、运动和足部护理的知识缺乏，导致应变防御线被应激源穿透；②正常防御线：血糖高，下肢溃疡，出现症状和体征，说明系统的稳定性破坏，正常防御线被击穿；③抵抗防线：已被激活，保卫系统基本结构的完整性。

（3）应激源：应激源包括：①个体内应激源：生理方面有血糖升高，足背溃疡；心理方面有担心疾病预后、医疗费用负担以及失去工作等的焦虑；②人际间应激源：目前没有明显的人际间应激源；③个体外应激源：工厂不景气，医药费不能及时报销，可能失去工作。

（4）应对方式与可利用资源：与家人关系密切，遇事愿意与妻子商量。家人一直能给予关爱和支持，是恢复健康的可利用资源。患病后相信民间治疗糖尿病的饮食偏方，有时会延误糖尿病的正规治疗。

2. 诊断

（1）皮肤完整性受损：与血糖过高、不能正确处理伤口有关。

（2）知识缺乏：缺乏糖尿病饮食、服药、皮肤护理、运动等相关知识。

（3）焦虑：与担心疾病预后、经济负担过重等有关。

（二）制定护理目标

该病例的应激源是明显的，已经突破应变防御线，侵犯正常防御线，发生反应和出现症状，因此，护理应采取二级预防措施。主要是积极处理出现的症状，并增强抵抗防御线的防御能力，减轻反应以及反应造成的危害。

1. 诊断一 皮肤完整性受损：与血糖过高、不能正确处理伤口有关。

（1）目标

①创面不继续扩大，并保持创面清洁。

②1周后创面缩小，有新鲜肉芽组织生长。

③出院前学会正确进行足部护理。

（2）措施：包括遵医嘱服用降糖药、加强饮食护理、控制血糖、清创换药、抬高患肢和指导患者进行足部护理的练习等措施。

2. 诊断二 知识缺乏：缺乏糖尿病饮食、服药、皮肤护理、运动等相关知识。

（1）目标

①能与护士共同制定糖尿病护理计划。

②能说出糖尿病服用降糖药，饮食治疗，运动，足部皮肤护理的目的、原则和注意事项。

③能在行为方面有改变，达到自我照顾、控制血糖、预防并发症的目的。

（2）措施

①利用糖尿病健康教育手册，结合患者病情，与患者一起学习讨论糖尿病的病因、表现、治疗和护理措施，重点介绍药物治疗、饮食治疗、足部护理的具体方法和重要性。

②与患者共同制定护理计划。

3. 诊断三 焦虑：与担心疾病预后、经济负担过重等有关。

（1）目标：情绪稳定，能平静地接受治疗和护理。

（2）措施

①多在床边陪伴，了解患者的期望和担忧，解释血糖控制后症状可以缓解，每次换药后及时向患者和家属反馈创面好转的信息，使其树立治愈疾病的信心。

②鼓励和支持家属的陪伴。

③向医生反映患者的担心，选用价廉效优的药物，以降低经济负担。

（三）评价护理结果

1周后右足背创面缩小至5cm×4cm×1cm，渗出减少，开始有新鲜肉芽组织生长。血糖控制在正常范围内。

与护士共同制定糖尿病护理计划，并能认真执行。在得知即将出院时，能主动向护士索取糖尿病健康教育宣传材料，表示回家后要严格遵医嘱服药，遵守饮食治疗原则。能口述糖尿病日常食品交换方法和足部护理的注意事项。

情绪平稳，对溃疡愈合、控制血糖、预防并发症有信心。

通过以上评价，得出患者基本达到护理目标。再进一步根据患者目前情况，制定出院后的健康教育计划，采用三级预防措施。目标是巩固治疗效果、重新获得系统的稳定和维持尽可能高的健康水平。

思考题

1. 解释概念与理论的关系，为什么护理理论家要对理论中的概念进行明确定义？
2. 请比较模式与理论的异同点？
3. 一个完善的护理理论应具备哪些特征？
4. 为什么护理学需要建构自己的理论？
5. 试在护理实践中应用奥瑞姆的自理理论、罗伊的适应模式和纽曼的系统模式各护理一个具体的患者。
6. 总结护理的体会，并评价奥瑞姆的自理理论、罗伊的适应模式和纽曼的系统模式在护理实践中的意义和局限性。

第十二章　健康教育

健康是人的第一需要，是人的基本权利。我国《宪法》明确规定，维护全体公民的健康和提高各族人民的健康水平，是社会主义建设的重要任务之一。WHO 在《阿拉木图宣言》中指出："达到尽可能高的健康水平是世界范围内一项最重要的社会性目标，而其实现则要求卫生部门及社会各部门协调行动。"为响应 WHO 的要求，各国政府均根据本国国情制定相应的健康教育与健康促进政策。健康教育已成为衡量社会文明与进步的重要标志。护士的重要职责之一是帮助人们获得健康知识，改变不良的生活习惯，掌握自我保健的方法和技术，建立健康行为。因此，学习有关健康教育知识可以使护士掌握最佳的健康教育方法与途径，更好地为促进人类的健康水平服务。

第一节　概　述

健康教育学是研究健康教育和健康促进的理论、方法与实践的科学。近年来，随着人们对健康教育发展基本要素认识的日益深刻，健康教育的理论与实践都有了极大的进步。健康教育的对象是包含所有个体的整个社会，健康教育的本质是通过教育活动使人们获得健康相关知识，并促进环境、经济和社会的改变，从而增进人们的健康。

一、相关概念

（一）健康教育

1. 健康教育的定义　健康教育（health education）作为一种理论应用于人类的健康事业已有 100 多年的发展历史，国外开展健康教育专业也有 60 多年了，但是直到目前，对于"健康教育"仍无一致的标准定义，原因在于健康与疾病概念的演变以及保健服务的需求变化不断赋予它新的重要职能；世界各地生产力水平、社会经济文化、人口素质、卫生保健等发展的不平衡；世界各地人民对保健需求的不同，以及各地健康教育工作者的数量、业务水平、知识水平等的不一致。1984 年美国出版的《健康教育概论》一书附录中列举了美国健康教育协会等组织和著名学者所提出的定义达 18 种之多。

1954 年 WHO 在《健康教育专家委员会报告》中指出："健康教育和一般教育一样，关系到人们知识、态度和行为的改变。一般来说，健康教育致力于引导人们养成有益于健康的行为，使之达到最佳状态。健康教育是一种连接健康知识和行为之间的教育过程。”

1981年WHO健康教育处前处长幕沃勒菲博士提出：健康教育是帮助并鼓励人们有达到健康的愿望，并知道怎样做以达到这样的目的；每个人都尽力做好本身或集体应做的努力；并知道在必要时如何寻求适当的帮助。

1988年第十三届世界健康教育大会提出：“健康教育是研究传播保健知识和技能，影响个体和群体行为，预防疾病，消除危险因素，促进健康的一门学科。”

我国学者对健康教育的定义为：健康教育是通过信息传播和行为干预，帮助个人和群体掌握卫生保健知识，树立健康观念，自愿采取有利于健康的行为和生活方式的教育活动与过程。其目的是消除和减轻危害健康的因素，预防疾病，增进健康，提高生活质量。

2. 健康教育的内涵 虽然各国学者对健康教育定义的表述不同，但基本内涵是一致的。

（1）*健康教育是有计划、有组织、有评价的社会和教育活动*：健康教育是连续不断的学习过程，按照健康教育的原理和方法对人们不健康的行为进行干预、帮助目标对象实现认知、信念和行为改变。然而行为与生活方式的改变并非易事，因为许多不良的行为是个人、家庭、社会等多方面作用的结果，并不是个人有了健康知识和愿望就可以改变的，许多不良行为和生活方式受社会习俗、生活条件、文化背景、卫生服务等影响。所以行为和生活方式的改变还必须依赖于充分的资源、良好的社区管理、有力的社会支持和有效的帮助技能等等。这需要一系列有计划、有组织、有系统的教育活动，方能达到改变不良行为、促进健康的目的。健康教育活动已经超出保健的范围，不仅涉及整个卫生体系和卫生服务的开展，还涉及非卫生部门如农业、大众媒介、教育、交通和住房等。健康教育需应用多学科的理论、知识和技能，如预防医学、传播学、社会学、教育学、行为学、心理学、社会市场学等。因此，健康教育不仅是教育活动也是社会活动。

（2）*健康教育是一项干预措施*：从学术研究的角度，健康教育是一门学科，但实质上，健康教育是一种干预措施。健康教育的核心问题是通过卫生知识的传播和行为干预，促使个人或群体改变不健康的行为与生活方式，尤其是组织的行为改变。帮助人们改变不健康行为和建立健康行为是健康教育的工作目标。

3. 健康教育与卫生宣教的区别 20世纪30年代，健康教育一词引入我国。卫生宣教是新中国成立以后随着爱国卫生运动的兴起，人们运用“宣教”的方法动员群众“讲卫生、爱清洁”，从此有了“卫生宣教”的提法。至今，仍有很多人认为健康教育就是卫生宣教，其实，两者是有区别的。卫生宣教是指卫生知识的单向传播，其对象比较泛化，内容常常没有针对性，不关注反馈信息和行为改变效果。健康教育除了传播健康知识外，更注重促使人们树立健康理念，采取有利于健康的行为和生活方式。因此，实际上卫生宣教是实现特定行为目标的一种重要手段，是健康教育的一部分。

（二）健康促进

健康促进（health promotion）一词早在20世纪20年代就在公共卫生文献中提出，随后引起广泛的关注。

1986年11月WHO第一届国际健康促进大会发表的《渥太华宪章》提出："健康促进是促使人们提高、维护和改善他们自身健康的过程。"表明健康促进活动范围更广泛，涉及整个人群的健康，包括日常生活的各方面，而非仅限于造成疾病的某些特定危险因素。

美国教育学家劳伦斯·格林（Lawrence W. Green）提出："健康促进是指一切能促使行为和生活条件向有益于健康改变的教育与环境支持的综合体。"其中教育是指健康教育；环境包括社会的、政治的、经济的和自然的环境；支持指政府承诺、政策、立法、财政、组织、社会开发以及群众参与等。此定义更具有可操作性。

WHO前总干事布伦特兰在2000年的第五届全球健康促进大会上则作了更为清晰的解释："健康促进就是要使人们尽一切可能让他们的精神和身体保持在最优状态，宗旨是使人们知道如何保持健康，在健康的生活方式下生活，并有能力做出健康的选择。"

健康促进的概念范畴要比健康教育更为完整，因为健康促进涵盖了健康教育和生态学因素（环境因素和行政手段）。健康促进包括一切能促使行为和生活条件向有益于健康改变的教育与生态学支持的活动。健康促进是新的公共卫生方法的精髓，健康促进是健康教育发展的结果，是"人人享有卫生保健"全球战略的关键要素。健康促进的内涵体现在以下几个方面：

1. 健康促进涉及整个人群的健康和生活的各个方面，并非单纯的预防疾病。
2. 健康促进直接作用于社会行为、卫生服务、生态环境等多种影响健康的因素。
3. 健康促进是运用传播、教育、立法、组织行为、财政以及人群维护自己健康的自发行为等多种手段来促进人群的健康。
4. 健康促进强调健康－环境－发展三者的整合。

（三）健康相关行为

健康相关行为（health related behavior）是指人类个体和群体与健康和疾病有关的行为。按照行为对自己和他人健康状况的影响分为促进健康的行为（健康行为）和危害健康的行为（危险行为）两种。

1. 健康行为（health behavior） 健康行为是指人们为了增强体质和维持身心健康而进行的各种活动，如充足的睡眠、适当的运动、平衡的营养等。健康行为不仅能够帮助人们不断增强体质，预防各种行为、心理因素引起的疾病，维持良好的身心健康，而且能帮助人们养成良好的健康习惯。健康行为是保证身心健康、预防疾病的关键所在。

（1）健康行为至少有以下几个基本特征：①有利性：即行为表现对自身、他人、社会、环境有益；②规律性：如起居有常、饮食有节等；③合理性：即行为表现可被自己、他人和社会所理解和接受；④同一性：即行为表现为外在行为与内在思维动机协调一致，与所处的环境条件无冲突。

(2) 健康行为分为5大类：①基本健康行为：指日常生活中一系列对健康有益的行为，如积极锻炼、合理膳食、适量睡眠等；②预警行为：指预防事故发生和事故发生后正确处理的行为，如车祸、地震、火灾等意外事故发生后的自救与他救，使用安全带等；③保健行为：指正确合理利用卫生保健服务，维护自身身心健康的行为，如预防接种、定期体检、发病后及时就诊、配合治疗等；④避开环境危害：指主动地避开自然环境和心理、社会环境中对健康有害的各种因素，如离开污染的环境、积极应对引起心理应激的生活事件等；⑤戒除不良嗜好：如戒烟、不酗酒、不滥用药物等。

2. 危险行为（risky behavior） 危险行为是指偏离个人、他人甚至社会的健康期望，不利于健康的行为。危险行为分为四类：

(1) 不良生活方式和习惯：如高脂、高盐饮食，缺乏运动，吸烟，酗酒等。

(2) 不良疾病行为：如疑病、瞒病、讳疾忌医、不及时就诊、不遵从医嘱、迷信、自暴自弃等。

(3) 致病行为模式：致病行为模式是导致特异性疾病发生的行为模式，如A型行为模式即易患心脏病者所共有的行为模式和C型行为模式即癌症易感性行为模式。

(4) 违反社会法律、道德的危害健康行为：如吸毒、性乱等。

二、健康教育发展史

几千年来，人类在为求得生存繁衍而与恶劣环境的斗争中，经过无数代人的实践和牺牲无数生命，换来了防病治病的知识与技能，并通过口授等形式加以积累、修正、发展与提高，逐步形成了健康教育的雏形。但是健康教育作为一种理论应用于人类健康事业，起源于20世纪初期。尤其是近几十年来，健康教育与健康促进的理论与实践获得蓬勃发展，较完整的科学体系逐步形成，随着全球性健康促进活动的兴起，健康教育与健康促进作为卫生保健的总体战略得到全世界人们的关注。

（一）我国健康教育发展史

我国古代就有许多关于健康教育的思想及论著，比如在《黄帝内经》、《伤寒杂病论》等著作中就有许多关于疾病预防和养生保健的记载。到了20世纪初，随着西方医学知识的引入，健康教育理论开始引进我国。1915年中华医学会成立，这是我国最早、最有影响力的西医组织，首任会长严福庆在成立大会上宣布“中国医生们从此登上了中国卫生（健康）教育的舞台”。1930年中华教育学会的成立对我国健康教育的发展起到了积极的推动作用。1934年陈志潜编译的《健康教育原理》一书，是我国最早的健康教育论著。1935年胡安定、邵象伊等发起组织了“中国卫生教育社”，同年成立了“中华健康教育研究会”。这两个全国性健康教育群众性学术团体的成立，为健康教育事业的发展起了积极的推动作用。1939年中华健康教育协会在上海成立。该会与中华医学会合办了《中华健康杂志》。该刊创办以后，以大量篇幅宣传、普及卫生知识，并注重心理、社会和环境的健康教育。1953 年起，全国开展了具有伟大意义的"爱国卫生运动"，在全民中普及卫生知识。20 世纪 80 年代中期，世界卫生组织提出的健康促进理论、联合国儿童基金会提出的社会动员理论使我国的健康教育理论提高到一个新的水平。国务院颁发的《21 世纪议程》和《中国卫生发展与改革纲要》把开展全民健康教育作为战略重点。1997 年"中国健康教育协会医院健康教育学术委员会"在海口市宣布成立，标志着我国医院健康教育和健康促进全国网络的形成。目前，我国医院健康教育正朝着健康促进的方向发展。

（二）国外健康教育发展史

发达国家健康教育事业起步较早，但真正被重视是近 40 年的事。1971 年，美国成立健康教育总统委员会，在卫生、教育、福利部设立健康教育局，并成立了全国健康教育中心。1974 年被认为是健康促进新纪元的开端，加拿大政府发表了里程碑式的政策性宣言——《加拿大人民健康的新前景》，宣布卫生政策的侧重点由疾病的治疗转移到疾病预防和健康促进。同年，美国国会通过了《健康信息和健康促进法》，建立了健康信息和健康促进办公室，并通过了《国家健康教育规划和资源发展法案》，明确规定健康教育作为国家优先卫生项目之一。1979 年美国卫生总署发表的《健康人民 2000 宣言》，开始了"美国历史上的第二次公共卫生革命"。据统计，美国开设健康教育相关课程并授予健康教育学士的高校有近 300 所，开设健康教育硕士和博士学位教育的高校有 20 余所。美国健康教育起步早、发展快，在理论和时间方面都比较完善，处于世界领先地位。

健康教育的国际性民间学术组织——国际健康教育联盟（international union of health education，IUHE）于 1951 年在法国巴黎成立，联盟的宗旨是"通过教育来促进健康"。随着健康教育和健康促进的快速发展，1994 年该组织更名为"国际健康促进与健康教育联盟"，每 3 年组织一次国际性大型专题研讨会，对世界各国的健康教育和健康促进起到了极大的推动作用。

综观世界健康教育发展史，健康教育事业的发展与医学模式的演变和世界疾病谱、死亡谱的变化是分不开的。大致可以分为以下三个阶段：

1. 医学阶段 20 世纪 70 年代以前是以疾病为中心的医学时代，强调以疾病为中心的生物医学模式。所以健康教育活动也是从人的生物学特性出发，对疾病重治轻防，健康教育的主要内容和手段是进行一般的卫生知识宣传，忽视公众自我维护健康的能力，使社区的作用受到限制。

2. 行为阶段 20 世纪 70 年代早期，人们认识到疾病谱已发生根本性的变化以及生物学手段在预防疾病方面的局限性，开始引进行为（或生活方式）的手段，提出不良生活方式即行为危险因素的观点，使医学理论增加了教育理论、行为理论、社会市场和政策理论等。其特征是开展针对不良生活方式的健康教育，拓宽了健康教育的领域。

3. 社会、环境阶段 20 世纪 80 年代以后，随着经济的发展和社会的进步，人们进一步认识到行为与生活方式的改善很大程度上受到社会与自然环境因素的制约。健康教育从单纯改变个体的生活方式逐渐扩大到重视社会文化因素及生态环境对健康的影响；从解除人体结构和功能的病变，扩展到预防、保健、治疗、康复为一体的全程服务。健康促进强调以群体为基础，以健康和人类发展为中心，即以“生态－群体－健康”为纲。

三、健康教育的意义

1. 健康教育是提高人群自我保健意识和能力的需要　当今社会，影响人类健康的主要因素是心脑血管疾病、肿瘤、精神疾病等，不良行为和生活方式是导致这些慢性疾病发病和病情加重的主要因素。因此，降低这些疾病的发病率或延缓疾病的进展和恶化，关键在于消除不良行为和生活方式。实践证明，通过健康教育可以促进人们自觉地接受健康的生活方式和行为，提高个人的自我保健能力。通过健康教育与健康促进，政府及社会对健康的责任更加明确，促使公众更有效地做出有利于健康的选择。

2. 健康教育是实现“人人享有健康保健”目标的重要策略　1978年，国际初级卫生保健大会上发表的《阿拉木图宣言》把健康教育列为初级卫生保健八项任务之首，并指出健康教育是所有卫生问题、预防方法及控制措施中最为重要的。1983年，WHO提出“初级卫生保健中的健康教育新策略”，强调健康教育是策略而不是工具，把健康教育作为联系各部门的桥梁以协调各部门共同参与初级卫生保健和健康教育活动。实践证明，健康教育是实现所有健康目标、社会目标和经济目标的基础和保证。

3. 健康教育可以有效地降低医疗费用　许多国家的研究表明，开展健康教育对节省医疗费用的开支有很大的影响。开展健康教育不需要购置昂贵的医疗仪器，不需要对健康教育对象进行一系列的检查和实施一系列的药物和介入性治疗手段，它是通过一系列有计划、有组织、有系统的社会活动和教育活动使健康教育对象自愿放弃不良的行为和生活方式，减少自身造成的危险，追求健康目标。通过健康教育，可以降低发病率、延缓疾病的发展或使疾病逆转，减少住院天数，减少慢性病患者的重复住院率。因此，可以降低诊断和治疗的费用。实践证明，健康教育能有效防止心脑血管病和恶性肿瘤等疾病，世界各地的研究和个案调查均已提供了令人信服的证据。由此可见，开展健康教育可以降低医疗费用。

4. 健康教育有利于护理学科的发展　护理学的研究任务已从恢复人体正常功能的单一的护理活动转变为以满足人的身心健康需要为目的的保健活动和教育活动。健康教育也就成为护理的主要手段之一，形成了“健康教育与临床护理一体化”的护理新模式。这就要求护士必须具备健康促进规划设计、实施和评价的基本技能，具备开拓健康促进资源、传播健康信息的能力。因此，护士必须不断扩展自己的知识结构，培养独立分析问题和解决问题的能力，并且需要通过研究来回答健康教育中所面临的问题。从这个意义上讲，开展健康教育可以促进护理学科的发展。

四、健康教育的原则

1. 科学性　健康教育是一项科学、系统的工作。健康教育的内容和方法应科学、正确、详实才能达到教育效果。教育的内容必须有科学依据，引用数据必须真实、准确，并注意应用新的科学研究结果。教育的深度与难度应恰到好处，否则易产生逆反心理，造成事与愿违。教育者必先受教育，理论应与行为一致，否则将失信于民，比如健康教育实施者当众吸烟，其教育别人戒烟的效果就难以保证。

2. 社会性 健康教育是一项社会系统工程，其社会性十分明显。健康教育已成为爱国卫生运动的首要战略，与初级卫生保健、社区卫生服务、创建国家健康城市等密切相关。WHO 提出的每年的“卫生日”就是结合的典范。

3. 同步性 健康教育必须与社会发展同步，社会经济发展作用于健康教育的发展，健康教育的发展又反过来影响社会经济的发展。我国加入世界贸易组织后，社会经济进入一个新的阶段，人们的服务观念、内容、形式与方法等都相应发生转变，卫生部将在医院进行的健康教育讲座作为收费项目。目前，人们的自我保健意识在增强，防治老年病的需求日渐提高，健康教育大有作为。

4. 可行性 教育对象的不良行为或生活方式受文化背景、社会习俗、经济条件和卫生服务等多方面的影响，改变个人或群体的行为和生活方式不能依靠简单说教或个人良好愿望来实现。健康教育必须考虑制约因素，开展符合当地经济、文化及风俗习惯的健康教育项目，以促进健康教育目的的实现。

5. 针对性 健康教育计划应在全面评估健康教育对象的年龄、性别、健康状况、个性、文化背景、学习需要、学习能力等的基础上制定，这样才能保证计划的有效可行。在实施健康教育计划时，应因地制宜、因人而异选择适宜的教育方法和教学活动。

6. 通俗性 开展健康教育时，应尽量采用大众化、通俗易懂的语言，避免过多地使用医学术语，以保证教学效果。

7. 合作性 健康教育活动不仅需要教育对象、教育者参与，也需要家庭、社会支持系统的合作参与，如父母、子女、同事、朋友的支持参与，以帮助教育对象达到健康的行为。

五、健康教育的实践领域

健康教育的实践领域非常广泛，可以说，只要有人的地方，就需要进行健康教育。按照健康教育的目的或场所可以将健康教育分为社区健康教育、学校健康教育、工作场所的健康教育和医院健康教育。

（一）社区健康教育

社区健康教育（community health education）是指以社区为单位、以社区人群为教育对象、以促进社区居民健康为目标所采取的有组织、有计划、有评价的健康教育活动。其目的是发动和引导社区居民树立健康意识，关心自身、家庭和社区的健康问题，积极参与健康教育和健康促进规划的制订和实施，养成良好的卫生行为和生活方式，以提高自我保健能力和群体健康水平。中共中央、国务院《关于卫生改革和发展决定》指出的“改革城市卫生服务体系，积极发展社区卫生服务，逐步形成功能合理、方便群众的卫生服务网络，实现预防、保健、临床、康复、计划生育技术和健康教育一体化服务”的方针，充分体现了以社区健康为服务中心的方向。

（二）学校健康教育

学校是进行健康教育效果最好、时机最佳的理想场所，中外健康教育的发展多从中小学开始，然后扩展到大学和社会。学校健康教育（school health education）是指通过综合性学校健康项目（comprehensive school health program），促使学生获得健康行为。所谓综合性学校健康项目是指一系列有计划、有顺序、依托于学校的策略、活动和服务，强调通过学校、家长和学校所属社区内所有成员的共同努力，给学生提供完整的、积极的经验和知识结构，包括设置正式和非正式的健康教育课程、创造安全健康的学习环境，提供合适的健康服务，促进学生在身体、心理和社会各方面的最佳发展和健康。学校是促进国家健康水平的重要资源。

（三）工作场所的健康教育

工作场所的健康教育（worksite health education）或称为职业人群的健康教育，指采用多学科、多部门及多手段干预措施，以期改善作业条件，增进健康生活方式、控制健康危险因素，降低病伤和缺勤率，从而达到促进职工、家属及其所在社区居民的健康。其包括两个方面：其一是根据不同职业人群的职业特点，针对所接触的职业危害因素所进行的卫生知识和防护知识的教育，以便个人和群体都能树立和提高自我保健意识，从而促使其自觉主动地采取预防措施，防止各种职业危害因素对健康造成损害。其二是根据单位职工的行为习惯和生活方式，通过一系列的健康促进活动，如戒烟、应激的处理、减肥、营养、锻炼、安全生产等，促使职工自觉放弃不良的行为和生活方式，从而达到消除危险因素、预防疾病和促进健康的目的。

（四）医院健康教育

狭义的医院健康教育（hospital health education）又称患者健康教育（patient health education），简称患者教育（patient education），有时又称为病人指导（patient teaching），是指以患者为中心、针对到医院接受医疗保健服务的患者及其家属所实施的健康教育活动。其教育目标是针对患者个人的健康状况和疾病特点，通过健康教育，实现三级预防和促进心身康复的目的。广义的医院健康教育是以健康为中心、以医疗保健机构为基础，为改善患者及家属、社区成员和医院职工的健康相关行为所进行的有组织、有计划、有目的的教育活动。其教育对象已经由患者扩展到社区群体和医院职工，包括患者教育、社区卫生服务中的健康教育、社会性宣传教育和医护人员的教育四个方面，因此，患者健康教育仅是医院健康教育的组成部分。

患者教育是指与具体的健康问题或疾病有关的健康教育，是一个促使个体获得维持和促进健康所需的知识、态度和技能以及影响患者行为的过程。根据实施患者教育的场所不同可以分为门诊教育、住院教育和随访教育。

1. 门诊教育 门诊教育是指对患者在门诊诊疗过程中实施的健康教育活动。门诊患者教育的形式主要有以下几种：

（1）候诊教育：候诊教育是通过宣传栏、黑板报、卫生科普读物、广播和闭路电视等形式，针对候诊知识和该科常见病对候诊患者所进行的健康教育活动。

（2）随诊教育：随诊教育是在诊疗过程中针对患者的具体情况所进行的简短的讲解和指导，目前我国的随诊教育主要由医生承担。

（3）门诊咨询教育：门诊咨询教育是对患者及家属提出的有关疾病和健康问题进行解答。

（4）门诊专题讲座和培训班：定期将患有同种疾病的患者或需要接受相同保健服务的人集合起来，进行疾病保健知识的讲座或某些技能的培训，如孕期保健、围产期保健等。

2. 住院教育 住院教育是指在患者住院期间所进行的健康教育。由于住院患者与护士的接触时间较长，故护士更有利于对患者进行有计划、有系统、有针对性的个体化健康教育。

3. 随访教育 随访教育又称出院后教育，是住院教育的延伸和继续，也是医院开展社区服务的一项内容。针对有复发倾向、需长期接受健康指导的慢性疾病患者，通过书信往来、定期或不定期家访、电话咨询等方式，给患者以长期、动态的健康咨询和指导。

六、健康教育者应具备的能力

1. 评估健康需求的能力 健康教育者应具备在不同的生活条件和社会环境中，利用不同的评估方法判断不同人群的某些健康影响因素和行为需要改变的能力。换言之，健康教育者应能够帮助人们认识到危害个体健康的因素及现存的和潜在的健康问题，能够判断出在特定的条件下采取哪一种干预措施可以改变人们的健康水平，并对这些措施的可行性和有效性进行评估。

2. 设计、组织与实施健康促进规划的能力 健康促进规划能否成功，关键在于对全过程周密严谨的设计。在全面考虑自然因素、社会因素和学习者接受能力和效果的基础上，制定出本规划要达到的预期目标、评价措施以及人员分工、时间安排、资金分配等组织管理办法。组织较大规模的健康促进规划时，教育者要首先制定一个试验性的示范规划以确定该规划的可行性。一旦全面开展该项健康教育，教育者应具有管理规划实施的能力，尤其是人员培训和建立质量保证体系的能力。

3. 评估健康促进计划实施效果的能力 健康教育者应掌握各种有效的评估方法，对健康教育的结果做出科学、全面、定量的评估；应能够撰写完善的评估报告，并通过合适的渠道得到迅速而准确的反馈。这种评估能力对该健康教育项目能否赢得领导的信任和增强群众的信心，最终取得圆满的效果是极为重要的。

4. 开拓健康教育资源的能力 为实现健康教育的目的，教育者应积极说服领导对健康促进计划的政治承诺，获得政策支持，通过挖掘各部门、各组织的人力和物力资源，促使有限的卫生保健资源合理地应用于健康教育中，并保证卫生资源获得的可持续性和利用的有效性，同时争取国际组织的支持。

5. 健康信息传播的能力 健康教育者应具备科学、准确地传播健康信息的基本技能。比如，传播技能、传播信息制作及传播作品的预实验、评估传播效果等。

七、护士在健康教育中的作用

护理学的根本任务是“预防疾病、促进健康、维护健康和恢复健康”。因此，通过健康教育，鼓励人们采取和维持健康的生活方式、改善生活环境、提高健康水平是护士的重要职责。护士在健康教育中扮演组织者和实施者、联络者和研究者的角色，其重要作用有：

1. 护士是健康教育具体的组织者和实施者 护士可以根据人群的不同特点和需要，策划和决定健康教育计划，选择健康教育内容和方法，控制教学进度。有目的、有计划、有评价的教育活动是通过护士来组织和实施的。护士组织能力的强弱直接影响教育的效果，因此，护士只有掌握健康教育的基本原则、方法和技能，才能做好健康教育的组织实施工作。

2. 护士是健康教育的联络者 健康教育是有计划、有组织、有评价的社会和教育活动，是一个完整的教育系统，在实施教育计划的过程中，需要各类相关人员的密切配合，护士是医生、检验人员、营养师、康复治疗师、社会各职能部门等人员的联络者，担负着协调的作用。

3. 护士是开展健康教育的研究者 随着我国经济的发展、生活方式的变化和人口的老龄化，冠心病、糖尿病等慢性非传染性疾病迅速增长，日益增多的农村人口向城镇转移导致城市过分拥挤和环境的破坏，加之旧传染病的死灰复燃以及新传染病的发生等因素，我国健康教育的重要性日益受到国家的重视，健康教育领域不断涌现新的课题。护士在实施健康教育时，应注意健康教育的科学研究，以及成果的介绍，以便更好地为广大群众服务。

第二节 患者教育的理论基础

健康教育是多门学科相互渗透、相互补充的综合性学科体系，是一门以研究知识传播和行为改变理论、规律和方法以及健康教育的组织、规划和评价的理论与方法为重点的应用科学。健康教育的主要理论基础来自于教育学、健康心理学和健康行为学的相关理论。本节重点介绍患者教育常用的理论基础。

一、教育学原理与活动

（一）教学过程

依据教育学的理论，构成教学过程的基本要素包括教育者、受教育者和教学内容与手段。其中，学生是最重要的结构因素，因为任何教学活动都是为了学习者的学习而展开的。教师的作用是引导、协调和促进学生的有效学习。患者教育是通过护士和患者之间教与学的过程来完成的。患者教育过程是护士、患者与家属、教学内容、教学手段与方法等基本要素组成的完整和互动的教学过程。在这个过程中，护士是教育的主体，职责是促进患者的学习行为，并对患者的学习效果做出评价。护士要根据教育目标的要求向患者传授健康知识，并通过个别辅导、行为干预等手段使患者把所学的知识转化为自我保健与自我护理的能力，以实现健康教育的根本目的。患者是受教育的对象，是学习的主体。患者的职责是积极地参与学习，并通过学习不断地完善自己的行为。患者能否积极参与也是学习的重要条件。因此，在患者教育过程中，护士应认真分析患者的学习需要，强化患者的参与意识，激发患者的学习动机，使教学过程真正成为能够实现健康教育目标的互动过程。

教学过程是分阶段进行的，不同的教学理论有不同的观点。现代教育派代表人物杜威从其实用主义哲学观出发，提出了教学过程的五个阶段学说：

1. 情境 情境即为受教育者创造一个真实的经验情境，使受教育者从正在从事的活动中产生困惑、迷乱和怀疑等情感体验。

2. 问题 受教育者在上述疑难的情境内部产生一个急需解决的问题，作为思维的刺激。

3. 假设 为受教育者提供必要的知识资料，使其能够提出一系列设想作为解决上述问题的假设。

4. 解决 受教育者根据假设进一步考察事实，推断每一个假设的结果，确定解决问题的方法。

5. 验证 为受教育者提供通过应用检验其想法，并明确这些想法的意义，发现是否有效的机会。

（二）教学模式

教学模式是指依据一定的教学思想和教学理论而形成的相对稳定的、系统化和理论化的教学活动范型。任何一个完整的教学模式应包括教学指导思想、教学目标、操作程序、教学策略和评价五个基本要素。根据教学指导思想和教学目标的不同，可将教学模式分为三种：

1. 以教育者为主的教学模式 这是我国现行的教育体制中最传统、最常见的教学模式，主要特点是教育者单向地传授教学内容，学习者被动地接受。在患者教育中，这种模式适用于以护士为主导的集体教育活动。例如，孕妇的产前指导、高血压患者的健康教育、糖尿病患者的健康教育等。可以将具有共同学习需求的护理对象集中起来，以讲座的形式向护理对象传授健康知识。其优点是护士可以很好地控制教学时间和教学内容，形式简单方便，容易实施。缺点是单向的教学使患者没有机会参与学习活动的设计，护士与患者之间没有交流和互动，患者只能被动地接受，而且护理对象的年龄、文化程度、性格等各方面的个体差异，使得教育对象的接受能力参差不齐，可能影响教学效果。

2. 以学习者为主的教学模式 学习者可以主导自己的学习，教育者仅仅起到指导或辅助的作用。这种教学模式是对传统教学模式的挑战。在患者教育中，适用于学习需求高、学习积极主动、有一定文化程度的患者。例如，护士指导患者阅读一些有关疾病预防知识的材料或书籍，患者有不懂的问题可以向护士提问。其优点是患者可以根据个体的需求自行掌握学习的时间及学习内容，有利于知识的掌握。护士只是作为辅助人员，提高了工作效率。缺点是没有强有力的监督，有些患者可能缺乏学习的自觉性，适用范围小，大部分患者不能通过这种方式获得健康的行为。而且这种放任自流的学习，使得学习进度和学习效果很难控制。

3. 教育者和学习者共同参与的教学模式 这种教学模式综合了前两种教学模式的优点，是最理想的教学模式。教育者和受教育者在教学活动的前、中、后共同参与教学目标的确立、教学计划的制定和教学效果评价。在“教学相长”的教学理念指导下，通过两者之间的沟通和交流，教育者可以了解到“为什么教”、“教什么”和“怎样教”，受教育者可以了解到“为什么学”、“学什么”和“如何学”。在患者教育中，护士通过与患者的交流，可以全面了解患者的学习需求，从而更能满足患者的需要。由于这种模式需要护患双方共同策划，共同制定教学目标和教学计划，因此，护患之间在教学态度、知识水平和教学理念上的差异，可能使教学计划的制定难以达成一致意见，一方面会影响教学效果，另一方面会增加护士的工作量，比较耗时费力。

（三）教与学的三个领域

布卢姆（B. S. Bloom）是美国著名的教育目标分类专家。以他为首的一批教育家和心理学家自1948年开始对教育目标分类进行研究，并分别于1956年、1964年、1972年先后公布了他们的研究成果——《教育目标分类学》。该书根据学生智能活动的过程，从知识（认知领域）、态度（情感领域）和技能（精神运动领域）三个方面提出了教与学的三个领域理论，这一理论同样适用于患者教育。

1. 认知领域（cognitive domain） 认知是人们对客观世界的认识能力。认识过程包括感觉、知觉、记忆、想象和思维等心理现象，主要与智力有关。布卢姆将其分为六个层次水平。

（1）知识：即对知识的记忆，是认知领域的初级水平。知识的目标十分强调记忆的心理过程和功能。

（2）领会：领会是最低层次的理解和领悟，指掌握学习材料一般含义和主旨的能力。护士可以利用“领悟”来判断患者是否真正学懂了所学内容。

（3）运用：运用是将掌握和理解的知识正确地运用到具体的实践中，以解决实际问题的能力。它是评价患者“懂得如何”的基本方法。

（4）分析：分析是指将整体分解为若干构成要素，并了解事物内部联系的能力。

（5）综合：综合是指把所学到的片断概念、知识、原理、原则统合成新的整体的能力，是高级的认知行为。

（6）评价：评价是指以某种特定的标准做出价值判断的能力，评价是认知领域的最高层次。

例如：通过对糖尿病患者的教育，患者了解到与糖尿病饮食有关的知识（知识），进而能用自己的话说出糖尿病饮食有关的注意事项（领会），然后能运用知识指导自己日常的饮食（运用），更深入的了解，患者可以分析出糖尿病饮食与糖尿病之间的关系（分析），并且能举一反三，知道哪一类的食物是禁止食用的（综合），最后能评价控制饮食对于糖尿病的治疗作用（评价）。

2. 情感领域（affective domain） 情感是人对某种事物是否符合人的需要而产生的态度和体验。情感包括态度、信念和价值观等。布卢姆将情感领域的教育目标分为接受、反应、价值判断、价值组织和价值的定型五个层次。在进行患者教育中，根据患者教育的特点，可分为三个层次。

（1）接受或注意：指患者能接受某种治疗的过程，如患者能接受插胃管过程中的恶心感觉。

（2）反应：指患者能做出自觉的反应，配合治疗过程，如患者能配合插胃管的过程。

（3）价值内在化：即患者对待健康和疾病的价值观与患者及其家属相适应，可以达到一致的教育目标，如患者能从插胃管对于疾病的治疗作用中体会到这项操作的价值，不与内心的价值观发生冲突。

3. 技能领域（psychomotor domain） 技能领域又称精神运动领域，是关于人在实践过程中形成的对某种运动技能和操作技能的熟练程度。在该领域中，布卢姆将教育目标分为模仿、技巧化、精密化、分节化、自然化五个层次。患者教育可分为三个层次。

（1）模仿：模仿指患者能模仿护士示范的动作，如患者能模仿做出有效咳嗽。

（2）操作：操作指患者能在模仿的基础上，独立地完成操作过程，如糖尿病患者能自我进行胰岛素注射。

（3）自动化：自动化指操作的熟练程度提高，如哮喘病人能很熟练地进行药物吸入。

二、健康相关行为改变的理论

人类的健康相关行为是一个复杂的活动，受到心理、社会、自然等众多因素的影响，健康相关行为的改变也是一个十分复杂的过程，各国学者为了更好地改变人们的健康相关行为，促进人类健康，提出了多种转变行为的理论，应用较多的有知信行模式、健康信念模式、行为转变阶段模式和保健教育过程模式。

（一）知信行模式

知信行模式（knowledge attitude belief practice，KABP）是有关行为改变的比较成熟的理论模式。知即知识和学习，主要指人们对卫生保健知识和卫生服务信息的知晓和理解，是行为改变的基础；信即信念和态度，主要指对健康信息的相信，对健康价值的态度，是行为改变的动力；行即行为，包括产生促进健康行为、消除危害健康行为等行为的改变过程，是行为改变的目标（图 12－1）。

信息 → 知 → 信 → 行 → 增进健康

图 12－1　知信行模式

如关于艾滋病的教育，教育者通过各种途径和方法将艾滋病的严重性、传播途径和预防措施等知识传授给受教育者，受教育者接受知识后，加强了保护自己和他人健康的责任感，形成了杜绝艾滋病传播和战胜艾滋病的信念和态度，在强烈的信念支配下，能够摒弃各种不良性行为，并确信只要人类杜绝传播艾滋病的途径，就一定能战胜艾滋病。由此逐步建立起预防艾滋病的健康行为模式。

但是人们从接受知识到转化为行为的改变是一个复杂的过程，有很多因素可能影响知识到行为的顺利转化，有了健康的知识并不一定带来行为的改变。知识、信念和行为三者之间虽然存在着因果联系，但并不存在必然性。在健康教育的实践中，常可遇到“明知故犯、知而不行”的现象。因此，在向个体或群体传授保健知识时，要全面掌握知、信、行转变的复杂过程，及时、有效地消除各种不利因素的影响，促进有利环境的形成，进而达到行为改变的目标。

（二）健康信念模式

健康信念模式（health belief model，HBM）是用社会心理学的方法解释健康相关行为的重要理论模式，由霍克巴姆（Hochbaum）于 1958 年首先提出，1984 年贝克（Becker）等学者完善。健康信念模式认为，个体的主观心理过程如期望、思维、推理和信念对行为具有主导作用，强调健康信念是人们接受劝导、改变不良行为和采纳健康促进行为的关键。

健康信念模式是最常用于各种健康相关行为改变的一种模式。人们通过自身的或他人的实践经验，或者是接受他人的劝告，从而激发内在的动机，相信自己有能力改变不健康的行为并取得预期的结果。健康信念模式在产生促进健康行为和摒弃危害健康行为的实践中需要经历三个阶段：

1. 获得“暗示”（提示因素）　即个体从媒体的宣传、医护人员的教育中得到行动的“暗示”。如一位 40 岁的女性在听了护士关于乳房自检与乳腺癌的健康教育（暗示）后就会考虑自己患乳腺癌的可能性，这是形成健康信念的起始。

2. 知觉到威胁　即让人们对自己目前的不良行为感到害怕，包括两个方面：①知觉到易患性：即患者建立起不良行为与疾病的联系，形成疾病易患性的信念。如通过让受教育者综合分析自己的年龄、月经史、生育史、家属史及朋友、同事的经历等，得出自己可能会患乳腺癌的结论（对疾病易感性的认识）。②知觉到严重性：设法使受教育者意识到疾病会引起的严重后果，如死亡、残废、失业等（对疾病严重性的认识）。在这两个因素的作用下，受教育者就会产生威胁感，即知觉到威胁。

3. 对行为效果的期望　包括两个方面：①知觉到利益：即让人们坚信一旦他们改

变不良行为，就能得到非常有价值的结果。如让受教育者了解和相信乳房自我检查可以早期发现乳腺癌，从而可以降低严重性。②知觉到困难：即认识到在改变行为过程中可能会遇到的困难，如上述受教育者会想到做乳房自检需要花时间，而且常常会忘记。这时，受教育者就要分析和权衡采取健康行为（乳房自检）的利益和困难，决定是否要采取健康行为（乳房自检）。知觉到降低威胁的利益大于所遇到的困难，就会采取健康行为，反之则不会采取健康行为（图 12－2）。

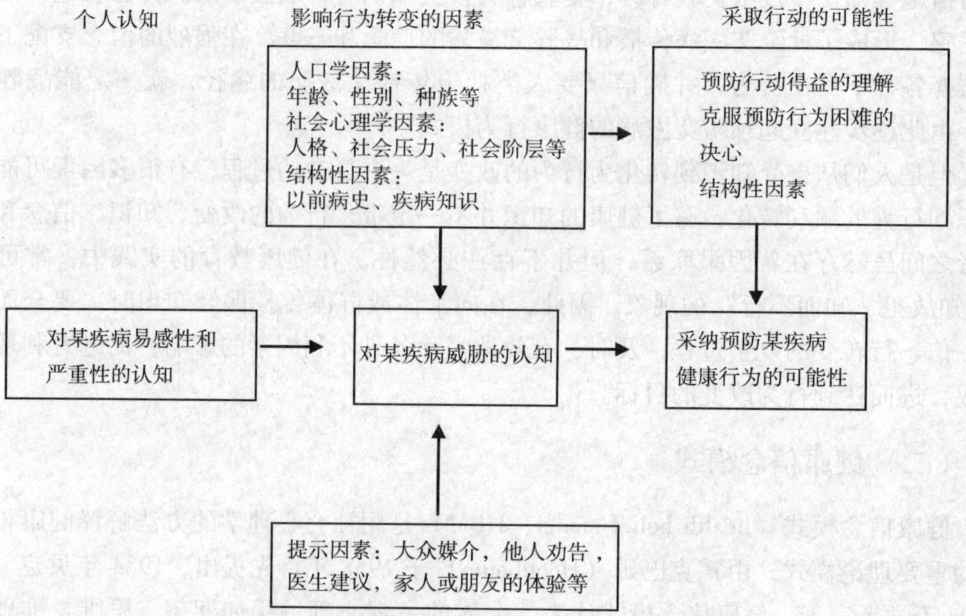

图 12－2 健康信念模式

（三）行为转变阶段模式

转变人们固有的行为和生活方式是一个十分复杂的过程，往往一次干预仅有少数行为转变成功，大多数是失败的，或者半途而废，尤其是吸烟、喝酒、药物滥用等成瘾性行为。因为人群中所处的行为转变阶段是不同的。心理学家 James Prochaska 和 Carlos Di Climente 博士通过大量研究提出了行为转变阶段模式（stages of change model）。该模式着眼于行为变化过程及对象需求，理论基础是社会心理学。他们认为，人的行为转变是一个复杂、渐进、连续的过程，可分为五个不同的阶段，即没有准备阶段（precontemplation）、犹豫不决阶段（contemplation）、准备阶段（preparation）、行动阶段（action）和维持阶段（maintenance）。

1. 没有准备阶段 处于这一阶段的人对行为转变毫无思想准备，不知道或没有意识到自己存在不健康行为的危害性，对行为转变毫无兴趣。

2. 犹豫不决阶段 开始意识到存在问题及其严重性，考虑应该转变自己的行为，但是仍犹豫不决。如"我知道吸烟不好，将来有一天我会戒烟的，但我现在还不想戒烟"。

3. 准备阶段 即将改变的时期，开始做出行为转变的承诺，并有所行动。

4. 行动阶段 已经开始采取行动，如“我已经开始戒烟”。这一阶段许多人因为没有行为转变的具体计划和目标，没有别人的帮助，往往导致行动失败。

5. 维持阶段 已经取得行为转变的成果，并加以巩固。如“我已经成功戒烟 6 个月”。这一阶段有些人会放松警惕，因经不起诱惑等原因而复发。

人的行为变化是一个连续的、动态的、逐步推进的过程，在不同的行为阶段，每个改变行为的人都有不同的需要和动机，对目标行为会有不同的处理方式。该模式适用于戒烟、酒精及物质的滥用、慢性非传染性疾病的人群干预（饮食失调及肥胖、高脂肪饮食）、AIDS 的预防等。

（四）保健教育过程模式

美国学者劳伦斯·格林（Lawrence W. Green）在 1980 年首先提出保健教育过程模式（precede – proceed model）。该模式的特点是从结果入手，首先明确“为什么要制定该计划”，对影响健康的因素做出诊断，进而帮助确定干预手段和目标。此模式广泛应用于健康教育和健康促进计划的制定、实施和评价。保健教育过程模式主要由 3 个阶段、7 个基本步骤组成。

1. 评估阶段 是指应用倾向、促成及强化因素等对教育、环境进行诊断和评估，具体包括社会学评估、流行病学评估、行为及环境评估、教育及组织评估、行政管理及政策评估。

（1）社会学评估：评估群众的健康需求、健康问题及其影响因素，如经济水平、卫生保健服务、居民生活状况、个人卫生行为、生物、遗传等。

（2）流行病学评估：通过对流行病学资料如发病率、死亡率、致残率等进行调查、研究，确定人群特定的健康问题和目标。

（3）行为及环境评估：确定在流行病学评估阶段选定的健康问题是否因行为因素（如危险行为、不良生活方式等）影响所致，并区分行为是否重要，以及与环境因素（物理、社会、服务等环境因素）的相关性。

（4）教育及组织评估：是指对影响行为与环境的倾向因素、促成因素及强化因素的评估。倾向因素指有助于或阻碍个体或群体动机改变的因素，包括知识、信念、态度、价值观及对健康行为或生活方式的看法。促成因素指支持或阻碍个体或群体行为改变的相关因素，包括技能、资源和阻碍因素。强化因素指对于个体或群体健康行为改变后，各方面正性和负性的反馈，如同伴影响、社会支持、朋友与父母等的鼓励和反对等。

（5）行政管理及政策评估：即分析和判断实施健康教育或保健计划过程中行政管理方面的人员能力、政策方面的优势与缺陷，实施计划的范围、组织形式和方法等。

2. 执行阶段 执行阶段指应用政策、法规和组织的手段对教育和环境进行干预。实施工作包括以下 5 个环节：制定实施时间表、控制实施质量、建立实施的组织机构、配备和培训实施工作人员、配备和购置所需的设备物品。

3. 评价阶段 包括过程评价和效果评价。

（1）过程评价：对实施项目计划过程中各个环节进行评价，包括对计划项目的目的、实施方法、影响因素等的评价。

（2）效果评价：效果评价分为近期效果评价、中期效果评价和远期效果评价。近期效果评价主要包括认知（知识、态度、信念）、促成因素（资源、技术等）的评价，行为是否发生改变及改变的程度，是否制订改善环境的法规与政策。中期效果评价主要包括是否达到行为目标，环境状况是否得到改善。远期效果评价主要包括是否达到相应的指标，如发病率、死亡率的变化，以及评估成本－效益和成本－效果，为领导提供决策。

第三节　患者教育的程序

患者教育是医院健康教育的主体，是整体护理的重要组成部分，是解决护理问题、达到护理目标的重要措施之一。1986 年美国公共卫生协会的公共卫生教育组织，在对医院健康教育进行大量研究的基础上，提出患者教育的五步骤模式：确定患者及其家属的教育需要；建立患者与其家属的教育目标；选择教育方法；执行教育计划；评价教育效果。根据这一模式，具体的患者教育程序应该是评估学习需要；确定教育目标；制定教育计划；实施教育计划和评价。

一、评估学习需要

此阶段护士收集资料的目的是评估患者的学习需要和影响学习的因素，为制定有针对性的教育计划提供依据。

（一）评估方法

患者教育的评估是护理评估的一部分，由于患者教育的评估需对患者的健康保健知识、健康信念、态度和行为进行全面而客观的评估，因此，除了通过临床交谈、观察等常规的护理评估手段收集与患者教育有关的资料外，还需要采用一些特殊的评估手段，如问卷法、心理测量法等。

1. 问卷调查 针对患者的情况，可以设计不同的问卷，通过对问卷的归纳和整理，了解患者的学习需求。这种方法适用于有一定文化水平的成年患者。

2. 心理测试 主要运用心理学量表来测试患者的心理反应和情绪状态，以便利用患者的积极情绪，消除消极情绪，进行及时、有效的心理指导。

（二）评估的内容

患者教育的评估内容包括患者的学习需求、学习时机、学习能力和学习方式、学习障碍和学习资源 5 个方面。

1. 患者的学习需求 评估患者的学习需求应针对病情和健康状况，时刻抓住五个问题：患者现有的健康知识、态度和行为是什么？患者需要哪些知识？需要形成或改变哪些态度、认识和行为？需要学习哪些技能？影响患者态度和行为改变的因素有哪些？

（1）客观需求：即评估患者及其家属对目前的疾病或健康问题的知识、认识与行为表现，以便了解在客观上需要对教育对象进行哪些知、信、行方面的健康教育干预。

（2）主观需求：即患者的学习愿望和动机。患者对学习需要的看法是影响其学习动机的主要因素。根据患者教育所依据的理论和原理，当患者知道自己需要学习某些知识并且在主观上产生学习的愿望时，学习的效果最好。如果患者应该学习的知识与患者想要学习的东西不相符，或患者未意识到自己学习的重要性，就会缺乏学习动机，此时即便护士再怎么努力地去指导患者，也难以取得满意的健康教育效果。

2. 患者的学习时机　对患者学习时机的评估也就是评估患者的学习准备状态。学习的准备状态除了学习愿望和学习动机外，还需要评估患者在身体上和心理上是否处于有利于教育和学习的状态：

（1）生理状态：如意识障碍、剧烈疼痛、身体不适、极度疲劳、病情危重时患者的学习愿望和学习能力均下降，不宜进行健康教育。护士应选择在疾病恢复期、病情比较稳定、身体比较舒适的情况下进行健康教育。

（2）心理状态：影响患者学习效果的心理反应有恐惧、否认、愤怒等，此时不宜进行健康教育。焦虑对患者学习效果的影响具有两面性：在患病初期，患者常常由于关注自己的疾病和健康而产生焦虑情绪，如果为轻度焦虑，患者常迫切希望获得有关疾病的知识，有强烈的学习动机和浓厚的学习兴趣，是护士进行健康教育的有利时机；但当患者处于中度或以上的焦虑时，由于注意力、接受信息能力和沟通能力的下降，患者的学习能力大大降低，不利于进行健康教育。

3. 患者的学习能力和学习方式　学习能力包括患者文化水平、阅读能力、理解能力和动手能力，学习能力将决定健康教育的方法。学习方式是指患者比较偏爱的学习方法，有的人偏爱自学、有的人喜欢听讲解、有的人希望学完后有实践和动手的机会等。因此，在进行健康教育时要注意在讲解的同时提供相应的与患者的文化程度和阅读能力相符的书面材料。另外，研究也表明，成年人的积极参与其学习效果最好，同时成年人都希望有机会实践新学会的技能，因此，应为患者提供积极参与和实践的机会。

4. 患者的学习障碍　这是评估患者是否有任何感觉和认知缺陷，如视力障碍、听力障碍、注意力障碍、沟通障碍等影响信息接收和处理的因素。若要进行动作技能的指导，还要评估患者有无影响操作的身体缺陷存在，如要教会糖尿病患者注射胰岛素，首先需要评估患者是否患有严重的关节炎而导致手的严重畸形和功能障碍。当患者有学习障碍存在时，就需要考虑采用特殊的教学手段。

5. 患者的学习资源　包括家庭经济状况和家庭成员的支持程度。一般来说，经济状况好的患者学习的积极性较好，同时，较多的或强有力的家庭及朋友的支持会使患者增强学习的信心，有利于学习。

二、制定教育目标

教育目标主要用来说明护士在教育活动中要给患者教什么和将要达到什么结果，是护士制定患者教育计划的依据。

患者教育的目标应侧重于患者所需要学习的知识、养成的行为和掌握的知识及行为动作的熟练程度，目标陈述的形式同其他护理诊断的目标陈述方式，即主语 + 谓语 + 行为标准 + 条件状语。在这里，主语应该是患者或患者家属或陪护者。如对于一位新近发生心力衰竭的患者会存在“知识缺乏：缺乏心力衰竭的预防知识和技能”，护士为患者制定的教育目标之一可以是“1 周内患者至少能够列举 6 个心力衰竭的诱发因素”。

1. 患者教育目标的种类 根据布卢姆的教育目标分类和健康教育的知、信、行模式，患者健康教育的目标分为知、信、行三级目标。

（1）知识目标：指患者对所需接受的健康知识要达到的目标。目标陈述形式如患者能复述……，患者能解释……，患者能比较……等。

（2）态度目标：指患者通过健康知识的学习和理解产生的健康态度形成和改变的目标。如患者能配合……，患者能接受……等。

（3）技能目标：指患者通过护士的讲解、示范和指导而掌握某种技能及熟练程度的目标。如患者能演示……，患者能操作……，患者能使用……等。

例如，高血压患者健康教育的三级学习目标的陈述分别为：

患者能说出患高血压病的危险因素（知识目标）。

患者能配合降压药的服用（态度目标）。

患者或其家属能使用血压计正确测量血压（技能目标）。

2. 制定目标的注意事项

（1）患者教育目标的主语是患者或其家属，而非护士，是通过护士的健康教育活动，使患者或家属能够达到的结果。如上述心力衰竭患者的健康教育目标不能写成“1 周内至少教授患者 6 个心力衰竭的诱发因素”。

（2）制定目标的基础是评估所得的资料。根据患者的学习需求、学习时机、学习能力和学习方式、学习障碍以及学习资源分阶段制定目标，做到由简到繁，循序渐进，分阶段进行。而且制定的目标要符合患者的实际情况，是患者通过努力能够实现的目标。

（3）制定的目标要明确，有针对性。

（4）目标应由护士与患者或其家属共同制定，以便调动患者的积极性，使目标与患者的学习需求、学习愿望相一致。同时制定的目标应与各阶段的治疗和护理要求相一致。

（5）制定的目标应是能够观察到的并且有可测量、可评价的客观指标作为评价的标准。

三、制定教育计划

制定教育计划是对患者教育的教学目标、教学内容、教学结构和教学方法作出规定，是对患者实施系统化健康教育的依据。

（一）确定教学内容

护士根据对患者的学习需求评估、确立的教育诊断（即护理诊断）和制定的教育目标，选择合适的教学内容。通常患者教育的内容包括以下几个方面：

1. 疾病的防治知识　根据不同的患者和不同的病种进行相应的指导，包括疾病的病因、危险因素、诱发因素、发病的机理、主要的临床表现、并发症、预后、预防措施、疾病的自我检查及急救措施等。

2. 日常生活起居　包括患有不同疾病的患者需要在饮食、睡眠、活动、清洁卫生等方面的调整，如高血压患者进低盐低脂饮食、糖尿病患者进低糖或无糖饮食、肝昏迷患者进低蛋白饮食、心血管患者要根据心功能的情况循序渐进地进行活动、骨科患者手术后的康复活动等。

3. 心理健康　包括正确对待疾病、控制情绪的方法和建立良好的人际关系等，使患者在疾病的治疗过程中保持乐观情绪，处于最佳的心理状态，积极配合治疗。

4. 合理用药　包括患者所用药物的适应证、禁忌证、毒副作用、用药方法、用药时间和药品保管等。强调遵医嘱服药的重要性，避免滥用药物。

5. 特殊检查和治疗的教育　对于需进行特殊检查或治疗的患者应做好相应的教育指导。主要内容包括：检查治疗的适合范围、注意事项、并发症、配合要求等。如对肝穿刺患者的术前、术中、术后教育；对外科手术患者的术前、术后教育等。

6. 健康行为的干预　健康行为的干预是指针对性地协助患者学习和掌握必要的技能，改变不良的行为和习惯，采纳健康行为，如戒烟戒酒、康复训练、放松技巧、增强依从性等。

（二）确定教育方式与方法

为了使患者教育的内容更容易被患者所接受，产生良好的教育效果，达到患者教育的目标，需要选择适当的教学方式和方法。由于患者教育需要有较强的针对性，因此最常用的方式是一对一的教育方式（one - to - one education）。这种教育方式适用于需要讨论比较敏感或隐私性的话题，常常针对门诊就诊患者、住院患者和居家患者的具体健康问题进行。其优点是针对性强，可以根据每个患者的具体学习需求、愿望、能力、时机和学习障碍安排健康教育的内容，效果较好。缺点是不够经济，消耗护士的大量时间。对于具有相同学习需求的患者也可以采用集体教学的方式。

集体教学又称小组教学（group teaching），其优点是经济，小组成员之间可以互相支持，而且可以从其他小组成员的提问中学到自己尚未想到的问题。缺点是针对性不强。

教学方法是指教育者选择的向受教育者教授健康保健知识和技能的具体方法，包括：

1. 专题讲座　指护士对教育目标和教育内容相同的一类患者进行的健康教育形式。适用于相同病种或同样治疗方法的患者集体学习。其特点是以语言为工具直接交流，通过护士的讲解增加患者对卫生知识的理性认识。优点是简单方便，工作效率高。不足之处是其针对性差。

2. 小组讨论 组织相同情况的患者在护士的指导下展开讨论，相对于专题讲座而言，小组讨论增加了双向交流的机会，促进了患者学习的积极性。不足之处是讨论可能被某个人控制或出现离题现象，而且比较费时费力。

3. 病例教学 可以采用患者现身说法或护士举例的形式。患者现身说法是一种非常受患者欢迎的行之有效的教学方法，对于患者的教育会起到事半功倍的效果。如对于一个对手术非常恐惧的患者，可安排另一个做过同样手术并且恢复得很好的患者现身说法，谈谈他自己的切身体会，帮助患者顺利地度过手术期。

4. 示教、训练和回示 示教、训练和回示也称实践技能培训，主要用于某种技能操作的教学。先通过护士的解释和示范某项技术的操作方法和步骤，然后让患者在护士面前模仿整个的操作，并且通过不断地练习使之达到熟练的程度，最后能自己独立完成操作。如教会患者自测血糖、尿糖、乳房的自检、自我注射胰岛素、深呼吸、有效咳嗽等。

（三）教具和教学设备的选择

1. 书面材料 书面材料是通过一定的文字传播媒介来传递健康教育的内容，包括健康教育手册、宣传栏、医学科普读物、报纸杂志、仪器药物的说明书等。采用这种方式要求患者有一定的文化水平和阅读能力。

2. 多媒体工具 多媒体工具是运用现代化的声音、图像设备，向患者传授健康教育的知识，如采用电视机、电影机、幻灯机、投影仪、计算机多媒体等。这种方式形象逼真，发挥了视听并存的优势，使患者容易接受。

3. 实物工具 实物工具是通过各种实物器具、标本、模型、图片等向患者传授健康信息。如血糖测定仪、尿糖试纸、注射器、呼吸练习器等。这种方式形象、直观、生动，患者容易理解和接受，可加深印象。

（四）教育时间和环境的选择

1. 教育时间 在选择患者教育的时间时，除了要考虑患者的学习时机外，还要考虑患者的病情和诊疗安排。一般宜将患者教育安排在与患者的治疗、检查、进食、探访等时间不相冲突的时间段进行；入院教育最好在入院 24 小时内完成；危重症患者的教育应安排在病情稳定期和恢复期；出院教育应尽量提前，一般在出院前 3 天开始进行，使患者有足够的时间学会各种自理和自我保健的知识和技能。

2. 教育环境 教育环境的选择和布置应以有利于教育活动的实施和减少分散注意力的刺激为原则。因此，实施教育活动的环境应安静，光线柔和，避免刺眼的光线或光线过暗，温度应适宜，椅子应舒适。如果是讨论敏感性或隐私性的话题，应为患者提供一个隐私的环境。

四、实施教育计划

实施是将患者教育计划中的各项教育内容落实到教育活动的过程。在实施教与学的互动过程中，护士需要掌握各种专业理论知识和教育技巧，以激发患者的学习动机，使患者或家属积极、主动、自愿地学习。另外，护士还要尽量消除各种不利学习因素的影响，提高健康教育的效果。

（一）实施教育计划的原则

1. 患者需要优先原则 护士在对患者或其家属进行健康教育时，必须首先考虑患者的需要。在制定教育计划时，应充分考虑患者及其家属的意见，与他们共同协商制定。在患者疾病的急性期、危重期要首先满足患者的生理需要，维持生命。

2. 科学性原则 患者教育是一项科学、系统的工作，护士应以科学、严谨的工作态度严格要求自己，科学地将专业的保健知识准确地用患者能接受和理解的方法传授给患者，同时注意保持所述观点的前后一致性。

3. 实用性原则 患者教育的内容丰富，形式多样，而患者最感兴趣的是与自己疾病密切相关的健康知识和技能，因此，在选择患者教育的内容时，要考虑患者的实际和需要，制定的教育目标要符合患者的实际情况，使患者容易接受。如对于糖尿病患者的教育，重点应放在饮食的调整、降糖药的服用、胰岛素注射技术和预防并发症等方面，使糖尿病患者能够进行自我护理。

4. 循序渐进原则 患者在住院期间要经历疾病发展的不同阶段，需要接受的教育内容也非常多。护士应根据患者身心发展的不同阶段，按照一定的逻辑顺序，由易到难、由浅入深、由简到繁循序渐进地进行教育活动。

5. 整体性原则 在患者教育过程中，要把患者作为一个生理、心理和社会的统一整体来进行教育。在教育内容上要把疾病的防治知识、心理卫生的指导和行为的干预结合起来，在教育对象上要注意把对患者的教育和对患者家属的教育结合起来。教会患者及家属一定的自我护理和家庭护理技巧，以促进健康，预防疾病，提高生活质量。

（二）实施教育计划的注意事项

护士在实施教育计划时，要注意以下几点：

1. 对待患者的态度要热情，尊重患者的反应和感受，保护患者的隐私。

2. 为患者创造良好、愉快的学习环境，因人施教，灵活地安排教育的时间，使用患者能理解的通俗易懂的语言，避免使用医学术语。

3. 征求患者的意见，满足患者的学习需求，利用患者以往的学习经历进行有针对性的教学。

五、评价

评价是整个健康教育活动中不可或缺的一环。评价的目的在于根据评价结果及时修改和调整教育计划，改进教学方法，完善教学手段，以取得最佳的教学效果。

（一）评价的内容

1. 学习需求 包括患者的学习需求是否得到满足，患者是否积极参与到学习过程，是否与患者的其他需要产生冲突等。

2. 教学方法 包括教学的时机是否合适，教学工具是否适宜，教学方法是否合理，教育者是否称职，教学的进度、气氛如何。

3. 教育目标 教育目标是否实现。

4. 患者的知识、信念和行为 患者掌握知识的程度，患者的态度是否转变，患者的行为是否改善。

（二）评价的方法

1. 观察法 主要用于对患者行为的评价。利用护士的感官直接观察患者的健康行为，或者通过间接的途径如患者家属的描述、病历记录、影像记录等了解患者的健康行为，如患者能主动地配合治疗、有良好的卫生习惯、无不良嗜好、保持乐观愉快的情绪、有良好的人际关系、良好的适应能力等。

2. 评分法 用标准试卷的形式进行测评。护士可以根据教育目标，对患者应掌握的知识、技能用考试的方式进行测评，以了解患者的学习效果。

（三）评价的注意事项

1. 应用观察法时，应将直接观察法和间接观察法结合起来使用，这样可起到互补的作用。

2. 评价应贯穿患者教育的全过程。在健康教育的过程中，护士应及时对患者教育的效果做出评价，以便及时修订教育计划，促进教育计划的实施。

3. 采用评分法进行评价时，试卷的设计要符合患者的实际情况，题目不宜太多，试题要通俗易懂，简练明确。另外还可以采用口头提问的方式对患者知识掌握的情况进行评价。

【案例】 杨某，男，27岁，教师，大学文化。干咳少痰，潮热，口燥咽干，舌质红少津，脉细数，消瘦1月余。诊断：肺痨。入院体检：咳嗽、咳痰、消瘦，测体温37.7℃，脉搏110次/分，血压110/70 mmHg，呼吸23次/分，肺内可闻及痰鸣音。治疗：异烟肼0.4g口服，每日1次；利福平0.45g口服，每日1次；吡嗪酰胺0.5g口服，每日3次；五脂片3片口服，每日3次。

健康需求评估：患者有学习能力和学习愿望，愿意接受健康教育，渴望了解结核病的预防、治疗、药物副作用观察以及饮食注意事项等知识。

教育目标：提高患者自我保健意识，建立遵医嘱服药行为。

学习目标：①了解结核病的发病特点、易感人群和治疗过程；②了解药物的作用与副作用；③掌握有效咳痰的技巧。

教育内容：①肺结核病的传播途径和预防方法；②药物的作用与副作用；③肺结核病饮食原则；④有效咳痰的技巧；⑤有关的化验检查指标及意义。

教育方法：①讲解肺结核有关知识；②指导阅读肺结核保健书籍以及健康教育手册；③演示咳嗽排痰的技巧。

效果评价：①提问能回答肺结核的相关知识；②能有效咳嗽；③住院期间能遵医嘱服药。

第四节 患者教育的技巧

健康教育是联系卫生知识和健康行为的桥梁，患者教育是健康教育的重要组成部分。患者教育几乎都是通过语言和文字形式，并配和适当的教学器具向患者及其家属传播卫生知识，促使其转变信念，最后导致行为改变的。因此，只有熟练掌握并灵活运用人际传播、讲授和行为干预等健康教育基本技能，才能确保患者教育计划的顺利实施，不断提高患者教育的水平。

一、人际传播技巧

人际传播又称亲身传播，是采用听、说、问、答和躯体语言来传递健康信息，使双方充分交流，达成共识。人际传播具有信息沟通、思想沟通和情感沟通 3 个基本功能，是健康教育最基本和最重要的途径之一。在人际传播中，听、说、看、问、答、动作及表情等是其基本方式。每一种方式的运用都有一定的技巧，这些技巧运用的好坏会直接影响健康教育的效果。因此，人际传播技巧是护士必须掌握的基本功。

就传播健康而言，人际传播有其独特的优势。因为人际传播是通过人际关系的运转进行传播的，传播者处于主动地位，所以是更有针对性地进行的信息传递，可以比较容易以情感打动受教育者，使对方易于接受。人际传播活动中，由于是面对面的交往，不需要经过传播媒体的中介作用，而且可以使用大量的语言和非语言符号，因此，信息的反馈更为迅速，双方也更易于建立起相互信任和合作的关系。

（一）沟通的技巧

在患者教育中常用的沟通技巧包括倾听、重复、澄清、提问、反映、阐明、沉默、移情、自我暴露和幽默等。详见第七章“人际关系与沟通”。

（二）组织小组讨论的技巧

在健康传播活动中，当患者之间存在一些共同的学习需求时，如戒烟、戒酒、某种疾病的预防等，护士也可以采用小组讨论的方式进行患者教育，小组成员各抒己见，畅所欲言，共同学习与交流经验，可在轻松愉快的气氛中获得知、信、行的转变。

1. 打破僵局的技巧 护士要提前到达，热情接待每一位来参加讨论的人。在小组讨论正式开始前，可以谈论一些轻松的话题，使人们放松，且尽快地熟悉起来。讨论正式开始时往往会出现僵局，护士可以通过向大家说明讨论的目的和主题，以及自我介绍等打破僵局。开场白应通俗易懂，简单明了，有幽默感，并表明每一位成员对于讨论都是十分重要的，使他们感到自己的作用和参加讨论的意义。

2. 鼓励发言的技巧 可以通过提问的方式（开放式问题）来鼓励大家积极发言。对踊跃发言的患者应给以适当的肯定性反馈；对发言不积极者可以通过个别提问、点名征求意见的方法促使其发言。如头脑风暴法，又称快速反应法，是西方国家倡导的发现性教育方法的一种。首先由主持人提出一个开放性问题，如“为什么结核病近年来有迅速增长的趋势?”“为什么我国糖尿病患者逐年增多”等等，然后让患者各抒己见。

3. 控制局面的技巧 当讨论出现偏离主题时，护士要及时提醒回到主题上来。若出现“一言堂”局面，护士要有礼貌地插话，如“您的想法的确很好。某某，您是怎么看待这个问题的?”这样通过向他人提问来改变对话方向。当出现争论时不要急于制止，待每个人都已表达了自己的见解后再做出小结，并转向其他问题。

4. 结束讨论的技巧 讨论结束时，护士应对讨论的问题做出小结，并对大家的参与表示感谢。

（三）专题讲座的技巧

专题讲座法即就某个健康方面的问题以课堂讲授的形式向学习者传授知识的方法。专题讲座法能在有限的时间内传递系统、大量的知识，是一种传统和最常用的健康教育方式。

1. 做好有针对性的备课 充分备课是讲好一堂课的关键和前提。与课堂教学相比，健康教育的备课有其独特的特点。护士需要评估患者的学习需求和影响学习的因素，针对患者的需求和兴趣以及目前的健康需要选择教学内容、制订教育计划，并编写相应的讲义，以促进患者对学习材料的理解和记忆。

2. 讲授环境的布置 提供适宜的视听教具，如电视机、录像机、幻灯机等，尽量提供安静、光线充足、温度适宜的良好环境。

3. 传递正确信息 为了确保护士在进行患者教育时正确地向患者及其家属传递健康知识，首先，要求讲授的内容应科学正确，观点明确，无论是对理论的叙述、数据的引用还是对观点的解释都应该准确可靠。

其次，讲授要有系统性和逻辑性，根据内容各个部分之间的联系，由浅入深，条理清晰，层次分明，重点和难点要讲解透彻、明白。

第三，避免使用医学术语，尽量采用通俗易懂、口语化、患者易于理解的语言。如向患者讲解一些操作性的术语时可换成口语化的语言，如肌肉注射改为打针，备皮改为刮汗毛，输液改为打吊针等。

第四，口齿清晰，声音洪亮，语速平稳，要让在场的每一个人都能听清楚，避免出现“嗯”、“啊”、“吧”、“啦”等口头禅。

第五，灵活运用板书、幻灯、多媒体等辅助教学手段，以补充单纯听讲可能造成的误听，促进记忆；另外能够强化主题，加深印象，并能营造生动活泼的讲课气氛。

4. 内容要简明扼要 时间不宜过长，一般以30～60分钟为佳；在讲座结束后应鼓励患者提问，形成双向沟通。

二、行为干预技巧

患者教育的主要目标是使患者树立健康观念，改变不良的行为和生活方式，建立和巩固有利于健康的行为和生活方式，从而达到促进康复、预防疾病的恶化或发生新的疾病、增进健康的目的。为了有效地帮助患者改变不良的行为和生活方式，护士必须掌握行为干预的技巧，包括行为指导和行为矫正两个方面。

（一）行为指导

行为指导是指通过语言、文字、声像等材料和具体的演示指导，帮助教育对象形成健康态度，做出行为决策，学习和掌握新的行为方式。护士所进行的健康教育活动，大量的行为干预属于这一范畴，包括自理能力、疾病适应能力和康复运动技能三个方面，如母乳喂养指导、糖尿病病人自我注射胰岛素的指导等。进行行为指导的主要技巧有演示和技能训练。

1. 演示 演示主要用于动作技能的教学和指导，如教会患者深呼吸、有效的咳嗽、注射胰岛素等技术。

（1）演示前要精心准备：演示之前，要准备好教具，检查设备是否处于完好状态。技能演示要尽量做预演，以确保效果。

（2）演示中要严密组织，提高演示效果：演示要适时、适当；位置和方向要合理；内容较复杂时，可事先利用视听教具，如录像带，说明操作的步骤及原理，然后再演示；演示动作不宜太快，应将动作分解，让学习者能清楚地看到，同时，应配合口头说明，以提高演示效果。

（3）演示结束要及时总结：在演示结束时应安排一定的时间让学习者练习，发现问题及时纠正，并加以分析。

2. 技能训练 演示后要指导参与者反复练习，以达到熟练掌握的程度。练习时可先分解动作，然后练习整个操作。最后需重复所学的技能并进行评价，做出反馈。

（二）行为矫正

行为矫正（behavior modification）是按照一定的期望，在一定的条件下，采用一定的措施促使行为干预对象改变自身特定行为的行为干预过程。行为矫正是现代心理治疗的一种重要技术，是采用条件反射的方法消除或矫正行为干预对象的不良行为习惯，以建立起新的行为方式。其特别适用于戒除吸烟等成瘾性行为、减肥以及矫正儿童的不良行为。目前，行为矫正技术已经成为快速取得健康教育干预效果的一种有效手段。常用的行为矫正方法有脱敏法、强化法、消除法、厌恶法等。行为矫正的实施步骤包括：

1. 选择一个可以矫正的行为，如吸烟。在行为矫正时要注意每次只选择一个不良行为加以矫正。

2. 建立准确的基线资料。在实施行为矫正前，应评估该行为的发生频度，如18岁开始吸烟，每天吸2包。

3. 制订行为矫正目标。如1个月后减少到每天吸1包。注意制订的目标一定要现实和可以达到（如在前20天每2天减少1根，后10天每天减少1根），遵循循序渐进的原则，并得到患者的认可，待上述目标实现后再制订下一步的目标。

4. 确定干预方法并实施行为矫正。如患者每天能够达到上述目标，就给予连续的正向刺激；反之，则给以连续的合理的负向刺激，如用厌恶法矫正吸烟行为。

5. 一旦达到预期要求应逐步减少各类刺激，直至目标行为内化为患者的日常行为。

【案例】 李某，男，27岁，物流工人，初中文化。因搬运物件中不慎摔倒在地，左锁骨剧痛，局部红肿。诊断：左锁骨中段骨折。护理体检：体温37.7℃，脉搏84次/分，血压16/10kpa，呼吸24次/分，患者左上肢红肿。治疗：在全麻下左锁骨切开复位钢板螺丝钉内固定术。一级护理。

健康需求评估：患者有学习能力和学习愿望，愿意接受健康教育，渴望手术后能尽快康复，重返工作岗位，表示能主动配合治疗。

术后教育计划：

教育目标：提高病人术后配合能力，减少并发症。

学习目标：①了解骨折术后常见并发症预防知识；②了解术后早期功能锻炼的方法；③了解全麻后注意事项；④学会生活自理方法。

教育内容：①全麻术后的注意事项；②骨折术后常见并发症的预防知识；③早期功能锻炼方法；④营养需求知识。

教育方法：①指导阅读骨折保健书籍以及健康教育手册；②床边演示各种技巧。

效果评价：①提问能回答有关骨折的相关知识；②住院期间能演示上肢功能训练方法，未发生失用性萎缩。

思考题

1. 健康教育应遵循哪些原则？

2. 赵某，男，59岁，诊断为糖尿病入院治疗。患者口干，多饮，纳差，乏力，睡眠欠佳，空腹及餐后2小时血糖明显升高，间断饮酒，量不多。请根据患者情况，运用所学知识为患者制定一份健康教育计划。

第十三章　文化与护理

在当今时代，经济一体化、科学技术标准化势必带来发展全球化。同时，随着跨国界、跨民族文化交流的日益频繁，多元文化的社会体系日趋形成。为适应社会发展的需求，从多角度透视事物、认识世界是当代护理的一大特征。研究和学习多元文化护理，准确理解服务对象的各种行为，明确并满足不同文化背景服务对象的需要，以适应多元文化的发展及生物－心理－社会医学模式的转变，是对当今护理工作与时俱进的要求。

第一节　文化概述

文化是一定历史、地域、经济、社会和政治的反映。人类社会生活的各个方面都可以归结为各种文化现象，包括社会化、社会互动、社会群体、社会制度、社会变迁等。

一、文化

文化现象联系着社会生活和社会运行的各个方面。例如，当在国外的公园里远远地看见一位老人在打太极拳，会不会首先想到他可能是位中国人，因为太极拳是我们中国特有的，属于我国文化的一部分。当和朋友到一家日本餐馆吃饭，盘着腿坐在榻榻米上的时候，会不会强烈感觉到自己进入另一种文化？在印度，当看到人们用手抓着吃香辣扑鼻的咖喱饭的时候，会不会感到一种陌生文化的冲击？因此，护士有必要了解有关文化的基本知识，进而理解文化与护理的关系，以便更好地对不同文化背景的患者提供护理服务。

（一）文化的概念

1. 文化　文化（culture）一词源于拉丁语中的“cultura”，意为“耕作”，以及“colere”所包含的“开发”语义，原意是对庄稼的耕作和家畜的驯养，20 世纪后用于描述人的能力的发展。文化是一种社会现象，是人们长期创造形成的产物，同时又是一种历史现象，是社会历史的积淀物。美国文化人类学家、社会学家克鲁克洪指出：文化是无处不在的。确切地说，文化是指人类在社会历史发展过程中所创造的物质文明和精神文明的总和。它是某一特定群体在生活中形成的，并为其成员共有的生存方式的总和。其内涵极为丰富，包括一个国家或民族的历史、地理、风土人情、传统习俗、生活方式、文学艺术、行为规范、思维方式、价值观念等。

2. 文化现象 文化现象就是普遍存在的一种精神思想表现，一般包含三个方面：人们活动的物质财富、精神产品以及活动方式本身。文化现象的三个方面又可以称之为物质文化、精神文化和方式文化。物质文化是一个社会普遍存在的物质形态，如机器、工具、书籍、衣服、计算机等。精神文化指理论、观念、心理以及与之相联系的科学、宗教、符号、文学、艺术、法律、道德等。方式文化包括生产方式、组织方式、生存方式、生活方式、行为方式、思维方式、社会遗传方式等七个方面，是文化现象的核心和最基本的内容。

3. 主流文化与亚文化 任何社会都有主流文化与亚文化之分。

（1）主流文化：主流文化是统治阶层和主流社会所倡导的文化，代表了社会的主要发展方向。

（2）亚文化：亚文化又称集体文化或副文化，指与主流文化相对应的那些非主流的、局部的文化现象。当社会某一群体形成既包括主流文化的某些特征，又包括一些其他群体所不具备的文化要素的生活方式时，这种群体文化被称为亚文化。

（3）二者关系：主流文化与亚文化两者之间的关系就像中国古代哲学所说的，世界万事万物都由阴阳两方面组成，社会的主流文化与亚文化也是社会文化的阴阳两个方面，二者是相辅相成、不可分离的。主流文化仅仅是一个社会文化的组成部分，代表了社会的一个侧面，而不能代表一个社会的全部。只有对一个社会的主流文化与亚文化作全面地分析与了解，才会对那个社会有正确、全面的认识。亚文化是仅为社会上一部分成员所接受的或为某一社会群体所特有的文化，一般不与主流文化相抵触或对抗。亚文化可以围绕着职业种类发展而成，如医学或军事部门的亚文化；亚文化可能是基于种族或民族的差异，如中华民族文化是汉、满、蒙、回、维、藏等多种民族亚文化交融的结果；亚文化还可能是源于地区的差异，如中国的南北地区的文化差异。

（二）文化的构成

价值观、信念和信仰、习俗不但是构成文化的核心要素，而且与健康密切相关。人类学家将文化的构成用金字塔的形式表述出来，顶层是社会群体文化中的习俗，可视性最强，可以通过外在行为观察，最具体且易于表达；中层为信念与信仰；底层是社会群体的价值观。中层和底层的可视性都不强，深层又抽象，因而较难评估（图 13－1）。

1. 价值观 价值观是关于事物的价值关系及其变化规律的观念体系，是人类意识的重要形式，用以指导人们的行为和思想，使之按照自己的客观需要而对不同事物采取不同原则、立场和行为取向。简单地说，它代表着一个人对周围事物的是非善恶和重要性的评价。价值观是在长期的社会化过程中逐步形成的，是通过后天的学习获得的，是信念、态度和行为的心理基础，并在人的社会生活中起着重要的作用。

2. 信念与信仰

（1）信念：信念是自己认为可以确信的看法，是个人在自身经历中积累起来的认识原则。信念主要有中心信念、权威信念和边缘信念三种。中心信念是牢固的根本性信念，是决定人们行动的基本准则。权威信念是由权威信息影响形成的信念，有较强的稳定性，但容易受时间推移而淡化。边缘信念是最容易改变的信念，是信念的初级形式。

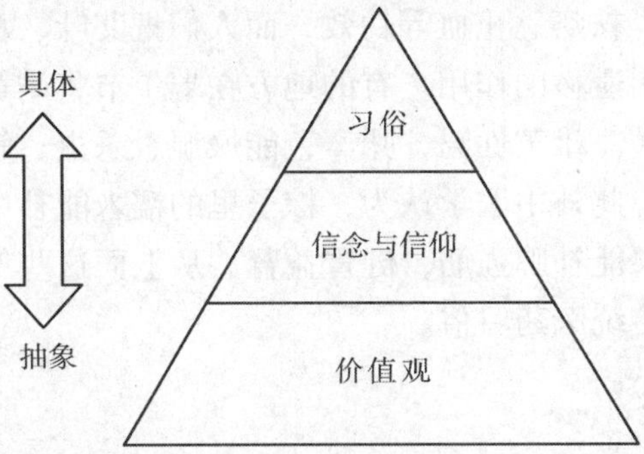

图 13－1 文化构成塔

（2）信仰：信仰是人们对某种事物或思想的极度尊崇与信服，并把它作为自己的精神寄托和行为准则。信仰的形成是一个长期的过程，是人们在接受外界信息的基础上，沿着认知、情感、意志、信念和行为的轨道持续发展而最终融合形成的。因此，信念是信仰形成过程的终结和最高阶段，是认识的成熟阶段或感情化了的认识。

3. 习俗　习俗是指历代相传、积久而成的风尚。它是一个民族的人们在生产、居住、饮食、婚姻与家庭、医药、丧葬、节日、庆典等物质文化生活上的共同喜好及禁忌；是各民族政治、经济和文化生活的反映，并在一定程度上反映着各民族的生活方式、历史传统和心理情感；是民族特点的重要方面。而与健康密切相关的习俗包括饮食、沟通方式、家庭及传统医药等。

（1）饮食：饮食的文化烙印最为明显，是诸多民族习俗中最难以改变、最顽强存在的一种习俗。每个国家、民族甚至地区都形成了有特色的饮食文化，而它的形成与经济、社会、宗教信仰、民族历史、心理及地理环境等分不开。饮食习俗主要表现在饮食禁忌、烹调方式、进食时间、主食差别、对饮食与健康关系的认识。

（2）沟通：人们通过沟通可以相互了解、传达信息、交流情感、增长见识。沟通的效果有时会受到不同文化环境的影响。不同的国家、民族、地区都有其特定的文化背景及其基础上的文化禁忌。如在中国，人们在沟通的时候非常重视眼神的交流，认为这是一种礼貌；但是对于美洲印第安人来说，却被认为是一种不礼貌的行为。

（3）家庭：家庭是建立在婚姻、血缘或收养关系的基础上，密切合作、共同生活的小型群体。家庭功能影响着个体的身心健康、成长与发展，甚至对个体的健康观念与行为也存在很大的影响。研究表明，来自家庭成员的情感、物质、信息方面的有效支持可以缓解患者的焦虑、恐惧和抑郁等负面情绪，能增强其自尊与自信，从而主动配合医疗护理。因此，全面了解个体的家庭有助于护士更好地评估个体的健康状况，找出影响其健康的因素，从而制定有针对性的护理计划。

（4）传统医药：在所有习俗中传统医药与健康行为的关系是最为密切的，包括民间疗法等。这些方法为该民族的人们所信赖，简便易行。对各民族传统医药习俗的了解有助于护士在不违反医疗原则的条件下选择患者易于接受的护理措施。比如，中国的端午节正值仲夏，气温升高，病原微生物大量繁殖，各种疾病较易发生。在这个传统节日里，家家户户都有挂艾叶、菖蒲、食粽子、涂雄黄酒等习惯。据中医记载，艾叶有理气、利尿、解热、通经、祛痰、止血等功效，而人们把艾叶、菖蒲悬挂于门窗之上，确有杀菌、洁净空气、除湿避秽的作用。有的地方在端午节将雄黄酒少量涂在大人手、脚处，小孩脸、额上以避秽。雄黄性温、味辛，能燥湿、杀虫、解毒，临床上外用可治蛇虫咬伤、神经性皮炎等。此外中医学认为，粽子里的糯米能补中、益气、止泻；大枣可养胃健脾，补血安神；栗能补脾强筋，健胃益肾。从上面这些例子我们可以了解到许多与健康有着密切联系的传统医药习俗。

（三）文化的特征

文化是一个内涵丰富、外延广泛的复杂概念，具有以下特征：

1. 超自然性 所谓“文化”就是“人化”，这是《中国大百科全书·哲学卷》对文化言简意赅的定义，即“人类在社会实践中所获得的能力和创造的成果”。文化的第一要素在于它是对人的描述，只与人和人的活动有关，包括人类所创造的一切物质的和非物质的财富。也可以说，自然界本无文化，自从有了人类，凡经过人类“耕耘”的一切均属于文化范畴。它既源于古猿人改造自然的劳动实践中，又存在于现实人类活动系统中。人与原生自然客体之间的自然关系，只是纯粹的物理或生理关系，如看月亮、吃野果等等，但若人在观赏月亮时联想到唐诗或在吃野果时讲究卫生，这种自然关系便有了文化的成分。

2. 超个人性 文化的超个人性在于个人虽然有接受及创造文化的能力，但是形成文化的力量却不是个人。文化是对一个群体或一类人的描述，它所体现的是人的群体本质、群体现象，或类的本质与类的现象。鲁滨孙即使脱离人类社会孤居荒岛，其固有的文化本质依然可以表现出来；一把原始人打制的石斧，即使放到高科技时代的今天，依然具有不同于天然石块的文化属性。因此，文化不是对个人的描述，仅仅体现出个人特征的现象不属于文化现象。

3. 地域性与超地域性 文化是人类历史的产物，伴随着人类社会的发展而发展。人类的出现首先是分地域的，并且互相隔绝。因此，各个人群便按照自己不同的方式来创造自己的文化。所以文化在发生初期就带有鲜明的地域特征，使得各个地域的文化相互区别。从火的使用到今天的微波炉就是一部人类的吃和服务于吃的工具进步史。但并不是所有的“吃”，在任何时候、任何情况下都可冠以“文化”。像中国寻常百姓的家常饭、稀粥咸菜之类，对中国人来说难以称作“饮食文化”，因为它们已不能代表“文化”，只有当某种饮食在国内具有独创性或价值性，譬如北京“全聚德”烤鸭才可称为“文化”。但如果换一个角度，稀粥咸菜对于外国人来说，就是中国的一种平民“饮食文化”，因为它对异域文化来说依然具有某种典型代表性。

文化超地域性有两层意思：第一，有些文化可以发生和存在于不同的地域，它不是某一特定地域的特定文化，而是诸多地域的共同性文化或人类性文化，即文化的人类性。例如我国美丽的城市丽江，被世人誉为“东方威尼斯”、“高原姑苏”。第二，有些文化首先只在某一特定的地域发生、发展和成熟，然后再被其他地域的人们所接纳、吸收和同化，最后成为人类共有的文化。这种文化在被其他的地域接受之前属于地域文化，而在之后便成为超地域文化或人类性文化。自然科学、技术、发明物等首先是地域文化，然后又由于具有超地域性的特性转而成为人类性文化。例如，我国文化遗产中的造纸、印刷术、火药、罗盘针等首先是地域性的，然后成为全人类所共有的一种超地域性文化。再如现代足球起源于英格兰，但它已经是全世界耳熟能详的一项体育运动了。

4. 时代性与超时代性 文化具有鲜明的时代特征。不同时代的文化之间有明显的差别，划分的依据是生产方式。生产方式的时代差别也就是一种文化的时代差别，文化便由此留下了鲜明的“时代痕迹”。所以文化有原始文化、中世纪文化、现代文化，或是传统文化与现代文化等的时代性差别。在人类文明发端的初期，人类文化没有分工，物质生产几乎是人类文化活动的全部内容，当时最能代表人类“文化”的就是简陋的生产工具，于是有“石器文化”、“铁器文化”的概念。随着人类文化的不断进步，经过多次社会文化分工后，在物质生产部门和社会管理部门之外，出现了专门从事精神文化活动的部门和人员。“文化”就被用来指这些部门或者是纯粹的精神文化活动与现象。

同一民族文化中，各时代文化共同的东西可以看作是超越时代特征的文化，是这个民族的永恒性文化，这种文化与这个民族相随不离，即超时代性。例如，孔子创立的儒家学派经过了汉唐经学、宋明理学等发展阶段，其儒家思想的精神实质并未发生根本性变化，成为中华民族的道德意识、精神生活和传统习惯的准则。文化的超时代性还表现在有些具有鲜明时代痕迹的文化能够超越其产生的时代，而在新的时代和新时代文化共存，并构成新旧文化的冲突。

5. 文化的象征性 文化的象征性是指文化现象总是具有广泛的意义，其意义一般会超出文化现象直接所指的狭小范围。例如白颜色本来只是一种颜色，但当人们把白颜色作为一种文化因素时，它便有了广泛的象征性，如白色象征着纯洁，白衣天使专指护士等。马可·波罗在他的传记中描述“看到黄色就会联想到中国”。在古代中国，黄色是天子专用的显贵颜色。因此，文化的象征性遍及社会生活的各个方面。人的社会化过程中一个很大部分就是学习文化象征性的过程。人类在创造客体，使之具有文化属性的同时，也使自身的文化素质不断提高。与此同时，人类还通过文化符号将这种创造过程与成就记录下来。

6. 文化的传递性 文化的传递性指文化一经产生就会被世人模仿及利用。传递有两个方面：纵向传递和横向传递。纵向传递是将文化一代一代地传递下去；横向传递指在不同的地域、民族之间的传播。从历史来看，文化传递首先依赖于人类学习的能力，以及将知识传递给下一代的能力。在这个过程中，每一代人都会为所生活的时代增添一些新的内容，包括从所处社会吸收的文化、自己的创造以及所接触的外来文化的影响。这个传递的过程有纵向的继承，也有横向的开拓。前者是与主流文化的“趋同”，后者是与主流文化的“离异”；前者起整合作用，后者起开拓作用，而以横向开拓尤其重要。对一门学科来说，横向开拓意味着外来文化的影响、对其他学科知识的利用和对原来不受重视的边缘文化的开发。不同文化之间的交流是人类文明发展的里程碑。

（四）文化的分类

文化是社会物质文明与精神文明的总和，具有纷繁复杂的种类。根据分类角度不同，文化可以有不同的分类方法。具体介绍以下三种分类方法：

1. 根据文化现象的不同特点分类 可分为硬文化和软文化。硬文化是指文化中看得见、摸得着的部分，如物质财富，是文化的物质外壳，即文化的表层结构。软文化是指活动方式与精神产品，是文化的深层结构。在文化的冲突中，硬文化较易随着冲突而改变自身，易被外来文化理解和接受；软文化则不易在冲突中改变，尤其是软文化中的"心理积淀"部分最难改变，且不易被理解和接受。

"心理积淀"部分之所以不易改变，主要原因在于"心理积淀"是文化结构中最深层的文化层面，它不仅仅是个人长期形成的心理习惯，更主要的是一个民族数代人积淀而成的心理习惯。由于这种积淀在人们心中形成了一定的观念定势、思维定势和价值标准定势，因此往往难以改变。例如，西方人较易接受中国人发明的火药和火药制造出来的鞭炮，但对于中国人用鞭炮驱鬼避邪的行为，即文化的心理内涵，则难以理解和接受。

2. 根据文化的固有性质及其与社会的关系不同分类 可分为专业文化和社会文化。专业文化能充分体现人的创造性文化本质，且又以相对专业化、专门化形式存在，如自然科学、工艺技能、生产技术、体育竞技等文化活动及相应产品。社会文化则是在相应社会系统和社会关系中获得社会属性，是具有社会功能的文化现象、文化客体，包括获得社会属性、社会身份的文化人。

通常，专业文化不直接涉及社会因素，不具有社会属性，能在社会系统中保持其纯文化属性；社会文化则不具有纯文化属性，几乎存在于社会各个环节。但在特定条件下两者可以相互转化。专业文化（如原子弹制造技术或科学技术专利）一旦变成社会政治行为或进入商品市场则自然成为社会文化，立即获得了社会属性；社会文化一旦撇开其社会功能而着眼于其专门规律或专业技能（如战争规律或军事技能），则其专业文化属性立刻彰显，其社会属性相应消退。

3. 根据文化的功能属性分类 可分为器物文化、制度文化、信息文化和人本文化。器物文化是体现在人类物质生产和产品上的文化。制度文化是体现在人类社会和文化结构规范中的文化。信息文化是指人类自觉通过文化符号接收和传播信息的文化。动物对信息的接受只是一种本能行为，而人类对信息的接受体现了人类的自觉意识，体现了人类认知的能动性，因此是一种文化行为。同时，人类还通过文化符号自觉地整理、制造、复制和传播信息，这种传播本身更体现了人类的文化本质。人本文化是指人类直接维护、增强或显示把握自身生命、生命本质或本质力量的文化现象，包括对人类自然生命把握和维护的生理心理学、医学和医疗卫生，包括对人类本质把握的哲学和宗教，包括增强和显示自身智慧、知识、技能和体质力量的自然科学、社会科学、工程技术和体育，其典型形态就是人类肯定自身的审美文化及艺术。

（五）文化的功能

文化以一个统一的不可分割的社会整体存在，在社会功能中发挥着重要作用。具体表现在以下几个方面：

1. 文化是区分各社会体制或民族的标志 文化是一个社会物质文明与精神文明的总和，具有丰富的内涵。文化可以把握一个民族文化的主要脉搏，是一个民族文化的精髓。文化精髓是一个民族的精神信仰、道德取向、价值观念、思维方式等深层次的因素，是影响一个民族社会发展的内在动力。在不同国家、民族或群体之间，文化所表现出来的本质区别比肤色、地域、疆界等更加深刻和明显。

例如，东西方文化在价值观方面表现出来的明显差异。中国人强调集体主义、集体成就，而美国人强调个人主义、个人成就。由于文化的差异，在中国，对于个人主义的解释是不顾他人利益的个人奋斗，自私自利。在西方文化里的个人主义是一种个人价值的体现，一种尊重个人隐私、不依赖他人的自我奋斗与自我独立，是一种对私有财产和个人权利的保护。

2. 文化系统规范了社会行为 文化集合解释着一个社会的全部价值观和规范体系，如风俗、道德、法律、价值观念等，使一个社会的行为规范、观念更为系统化、规范化。各民族的文化在长期发展过程中，都形成了本民族不同的价值观念和是非标准。

3. 文化是社会团结的基础 文化使社会形成一个整体，社会上的各种文化机构都从不同侧面维持着社会的团结和安全。人类如同动物一样，都有弱肉强食的本性，而使本性改观的关键在于文化的教化。例如，教育机构培养着社会成员，使之更符合社会需要。

4. 文化塑造了个体 个体通过学习和接受文化掌握生活技能，培养完美的自我观念和社会角色，并传递社会文化。人类社会历史的全部文化并不完全被当时的社会形态所表现，也不可能完全由图书博物馆、历史遗迹所保存，它们以文化的方式被个体保存和传承，个人则从整个人类历史和文化中汲取营养，塑造成社会的人。人的社会性正是由于这种种文化因素交织的背景而呈现无限的本源生命力，没有人自身的历史成长，没有融入无限丰富的文化因素，就没有社会的人。

二、文化休克

当一个人从熟悉而固定的文化环境到另一个陌生的文化环境时，常常会产生由于态度、信仰差异而出现的危机与陌生感，这种现象被称为文化休克。

（一）文化休克的概念

文化休克（cultureshock）又译为文化震撼或文化震惊，1958 年由美国人类学家奥博格（Kalvero Oberg）提出，特指生活在某一种文化环境中的人初次进入另一种不熟悉的文化环境，因失去自己熟悉的所有社会交流的符号与手段所产生的思想混乱与心理上的精神紧张综合征。例如，当一名护士突然出国学习，到了不同的民族、社会群体等新的文化环境中时，常常会在一段时间内出现迷失、疑惑、排斥甚至恐惧的感觉等文化休克现象。

（二）文化休克的原因

引起文化休克的主要因素是突然从一个熟悉的环境到了另一个陌生的环境，从而在以下几个方面产生问题：

1. 风俗习惯（customs） 不同文化背景的人，风俗习惯也不同，一旦改变了文化环境，就必须去适应新环境中的风俗习惯、风土人情。新环境中的饮食、服饰、居住、消费等生活方式、生活习惯可能与自身原有的文化环境不同，使得身处异乡的人难以适应，但又必须去了解和接受。例如，许多习惯以面食为主食的人到了以米饭为主食的地方难以适应。这种文化的差异会使人短时间内难以接受，出现文化休克。

2. 活动差异（mechanical difference） 每一个人都有自己规律的日常生活，当一个人的文化环境改变时，其日常生活、生活习惯都会受到影响，如新环境中的住宿、交通工具、作息制度、工作环境等会发生变化，需要人们花费时间和精力去适应新环境。在这种适应过程中，人们往往会产生受挫感，从而造成克服日常生活的改变而引起的文化休克。

3. 态度和信仰（attitudes and beliefs） 态度是人们在一定的社会文化环境中与他人长期相互作用而逐渐形成的对事物的评价和倾向。信仰是对某种主张或主义的极度信任，并以此作为自己行动的指南，其主要表现在宗教信仰上。受自身环境文化模式的影响，每个文化群体之间的态度、信仰、人生的价值和人的行为都是不同的。当一个人的文化环境突然改变时，其长时期形成的母文化价值观与异域文化中的一些价值观会产生矛盾和冲突，从而造成其行为的无所适从。

4. 沟通交流（communication） 沟通的发生通常会受到文化背景或某种情景的影响。不同的文化背景下，同样的内容可能会有不同的含义，脱离了文化背景来理解沟通的内容往往会产生误解。

（1）语言沟通：文化背景、文化观念的差异，如语种不同或方言土语等均可导致语言不通。例如，在中国，朋友见面后，径直询问彼此的年龄、工资是常见的事情，很少有人会拒绝回答，但如果遇上西方国家的人也询问同样的问题，对方可能非常生气，因为他们认为年龄和工资是个人隐私，从而导致沟通交流的中断。这就是文化观念差异所导致的语言沟通障碍。

（2）非语言性沟通：非语言性沟通的形式有身体语言、空间效应、反应时间、类语言、环境等因素。不同文化背景下的非语言性沟通模式不完全相同，所代表的信息含义也不同。例如，印度人交谈中赞同对方意见时，不是点头而是摇头，不同意时则点头；在泰国，朋友相遇以双掌合十致意，双掌举得越高，表示尊敬的程度越深；而非洲人则是见面时握手，对尊敬者，要用左手握住右手的手腕，再用右手与对方握手，对特别亲近者，先握一下他的手，继而握对方的手指，然后再紧握一下他的手。

5. 孤独（isolation） 在异域文化中，一个人丧失了自己在本文化环境中原有的社会角色，同时对新环境感到生疏，又与亲人、知心朋友分离或语言不通，孤独感便会油然而生，因而倍感孤单、无助，造成情绪不稳定，产生焦虑和对新环境的恐惧等情绪，出现文化休克。

以上造成个体文化休克的五个因素，使个体对变化必须做出适应和调整，当同时出现的原因越多、越强烈时，个体产生文化休克的强度越明显。如果单从文化的角度来看，文化休克产生的根源主要在于原有文化模式的根深蒂固，当一个人面对新的文化形态时，如果他还以原有文化作为认识和评判现有一切现象与行为的标准，就必定会产生出文化休克现象。但是如果从社会学的角度来看，这只是一种文化表象而已，更为深刻的原因还在于社会环境的巨大差异。狭义地理解，文化只不过是一种标志性的符号，一种表达思想与实物的形式。它需要一种载体来创造与继承，而社会环境则是一个最为深刻和广博的载体，如果不是因为社会环境的巨大差异，这种文化休克的感觉可能就会轻许多。因为文化可以习得，而社会环境却是无法复制的。

（三）文化休克的分期

当一个人离开熟悉的环境进入陌生的文化环境时，常常经历四期变化历程：兴奋期、意识期、转变期和接受期。“文化休克”的变化过程一般呈“U”形曲线来解析（图 13－2）。

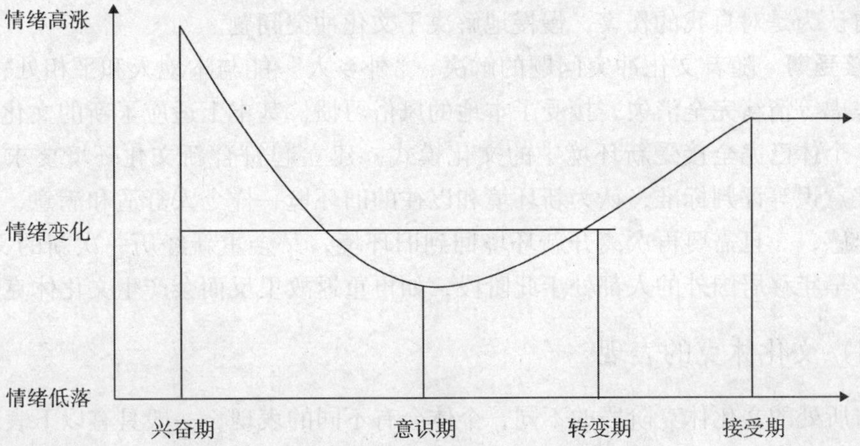

图 13－2　文化休克过程图

1. 兴奋期　也被称为“蜜月期”，指人们初到一个新的环境，由于有新鲜感，心理上兴奋，情绪上亢奋和高涨，处于乐观的、兴奋的“蜜月”阶段。此阶段一般持续几个星期到半年的时间。人们常常在到达其他国家以前对异邦的工作与生活充满美好的憧憬，来到异国文化环境中后，刚开始往往被新环境中的人文景观和意识形态所吸引，对一切事物都会感到新奇，对新环境中的人、景色、食物等一切都感到满意，此时人们往往渴望了解新环境中的风俗习惯、语言行为等，希望能够顺利开展活动，并进行工作。虽然有些人在整个短期的异国逗留中都可能停留在此阶段，不会有文化休克，但是在较长时间的异国文化环境中生活，很多人就会进入第二阶段，即意识期。

2. 意识期 兴奋期过后，处在异邦文化中的“外乡人”由于生活方式、生活习惯等方面与原有文化的差异，会出现价值观的矛盾和冲突。加之人地两生、孤独少援和种种生活不便，原来认为是规范的良好的生活方式在异域文化中频频碰壁，还可能因不了解本土文化和习惯而被本地人嘲弄、伤害，兴奋感渐渐被失望、失落、烦恼和焦虑等情绪所代替，继而感到迷惑和挫折，即进入意识期。此期一般持续几个星期到数月的时间。在此阶段，面对这种心理上的沮丧和失落感，人们往往有以下两种表现：一种是敌意，在意识期的一些人常常看不起本地人，嘲笑所在的地区或国家，有的人还可能以损害个人和公有财产来发泄其敌意。另一种是回避，有些人可能回避与当地文化的接触，他们不仅不愿意讲、也不愿意学习当地语言，而且也不愿意与当地人接触，而是喜欢在自己的“老乡”中消磨时间，甚至以酒解愁等。更为严重的，有人会由于心理压力太大而返回自己的家乡。此阶段是文化休克综合征中最严重也是最难渡过的一期。

3. 转变期 在经历了一段时间的沮丧和迷惑之后，“外乡人”开始学习新环境的文化模式，找到应对新文化环境的办法，采取一定的适应方式重塑自我，从而逐渐适应异域文化的环境，即进入转变期。

在此阶段，个体通过与当地人的频繁接触，如参加日常活动、庆祝活动等，开始熟悉本地人的语言，逐渐了解、熟悉新环境中的“硬文化”和“软文化”，并与一些本地人建立深厚的友谊，其心理上的混乱、沮丧、孤独感、失落感逐渐减少，对发生的文化冲突不再认为是对自我的伤害，慢慢地解决了文化冲突问题。

4. 接受期 随着文化冲突问题的解决，“外乡人”能与本地人和平相处，其沮丧、烦恼和焦虑等情绪完全消失，接受了本地的风俗习惯，基本上适应了新的文化环境。在此阶段，个体已完全接受新环境中的文化模式，建立起符合新文化环境要求的价值观念、审美意识等评判标准，认为新环境和以往的旧环境一样令人舒适和满意，在新环境中有安全感，一旦需要再次离开新环境回到旧环境，又会重新经历一次新的文化休克。我国许多早年移居国外的人都处于此阶段，如再重返故里反而会产生文化休克。

（四）文化休克的表现

随着所处的文化休克阶段的不同，个体会有不同的表现，一般具有以下表现：

1. 焦虑 焦虑是指个体对不确定威胁的一种模糊的不舒适的情绪反应。

（1）生理表现：坐立不安，失眠，疲乏，声音发颤，手颤抖，出汗，面部紧张，瞳孔散大，眼神接触差，尿频，恶心和呕吐，特别动作增加（如反复洗手、喝水、进食、吸烟等），心率加快，呼吸频率加快，血压升高。

（2）情感表现：自诉不安，缺乏自信，警惕性增强，忧虑，持续增加的无助感，悔恨，过度兴奋，容易激动，爱发脾气，哭泣，自责和谴责他人，常注意过去而不关心现在和未来，害怕出现意料不到的后果。

（3）认知表现：心神不定，思想不能集中，对周围环境缺乏注意，健忘或思维中断。

2. 恐惧 恐惧指个体处于一种被证实的、有明确来源的惧怕感中。文化休克时，恐惧的主要表现是躲避、注意力和控制缺陷。个体自诉心神不安、恐慌，有哭泣、警惕、逃避的行为，冲动性行为和提问次数增加，疲乏、失眠、出汗、晕厥、夜间噩梦，尿频、尿急、腹泻、口腔或咽喉部干燥，面部发红或苍白，呼吸短而急促，血压升高等。

3. 沮丧 由于对陌生环境的不适应而产生的失望、悲伤等情感。

（1）*生理表现*：胃肠功能衰退，出现食欲减退、体重下降、便秘等问题。

（2）*情感表现*：忧愁、沮丧、哭泣、退缩、偏见或敌对等。

4. 绝望 指个体主观认为没有选择或选择有限，以至不能发挥自己的力量。文化休克时，绝望的主要表现是生理功能低下，表情淡漠，语言减少，感情冷漠，被动参加活动或拒绝参与活动，对以往的价值观失去评判能力。

（五）影响文化休克的因素

1. 年龄 儿童处于学习阶段且生活习惯尚未成型，其对生活方式改变适应较快，应对文化休克的困难较少，异常表现亦较轻。相反，年龄越大，原有的文化模式越根深蒂固，不会轻易放弃熟悉的文化模式而去学习新的文化模式。

2. 个人的健康状况 身心健康的人在应对文化冲突过程中，其应对能力强于身心衰弱的个体。

3. 以往应对生活改变的经历 以往生活变化较多、适应良好的人，在应对文化休克时，较生活上缺乏变化的人困难要少，文化休克的症状亦较轻。

4. 应对类型 对外界变化做出一般性反应和易适应的个体，与对外界变化容易做出特殊反应的个体比较，应对文化休克的能力越强，其异常表现也越轻。

（六）文化休克的预防

1. 提前熟悉新的文化环境 进入新环境之前，通过各种途径，充分了解、熟悉新环境中的各种文化模式，如所在地的风俗习惯、地理环境和人文知识等，预防文化冲突时突然产生强烈的文化休克，并有的放矢地针对新文化环境进行生活方式和生存技能模拟训练。

2. 主动接触新文化环境中的文化模式 进入新环境之后，应主动去理解新的文化模式。在两种不同的文化发生冲突时，如果能理解新环境中文化现象的主体，就会较快接受这一文化模式，打开社交圈子；应踊跃参加一些有益的社会活动，以开阔视野，学习如何处理人际关系。

3. 寻找有力的支持系统 在产生文化休克时，应积极寻求可靠、有力的支持系统。正规的支持系统包括有关的政府组织或团体，非正式的支持系统包括亲属、朋友和宗教团体。

当然，文化休克并不是一种疾病，而是一个学习的过程，一种复杂的个人体验。在此期间个体可能会产生不舒服甚至痛苦的感觉，可通过不同的方式影响个体。对某一特定个体而言，即使所处环境相同，但时期不同，也可造成不同的影响。因此，对于那些将要或已经处在异域文化中的人来说，社会环境是个体无法改变的，但文化调适却是自己可以做到的。这首先需要认识到任何一次重大的文化转换都可能产生巨大的压力与焦虑，但这种压力与焦虑却是一种正常的社会适应性结果。当一个人面临体验文化休克的时候，其不仅需要具有个人的自尊、真诚与信心，而且还需要保持健康的自我概念和重塑个人文化需求的良好愿望。从某种意义上说，即使是再严重的文化休克现象，也称得上是一种新的文化体验。

第二节　文化与护理

一、文化背景对护理的影响

（一）文化背景影响疾病的发生原因

文化中的价值观念、态度或生活方式可以直接或间接地影响某些疾病的发生。我国是一个幅员辽阔的多民族国家，由于社会、历史、交通、自然条件等因素的制约，不同地区经济、科技、医药等发展水平不同，也使疾病的发生原因不同。例如，藏族人喜嗜肉食，结果心脑血管病患病率高；我国西北地区的人以豪饮为荣，以酒交友、待客，劝酒或者不饮酒被认为是无礼行为，结果酒精成瘾和慢性酒精中毒性精神障碍的发病率高于其他地区；有些少数民族地区因近亲婚配，发育迟滞和精神分裂症等遗传病发病率较高。

（二）文化背景影响疾病的临床表现

不同文化背景的患者其疾病的临床表现方式亦不同。例如，个性长期受到压抑的人尽量减少与节制自己的欲望和行为，不锋芒毕露，不标新立异，出现心理问题时往往不以心理症状表现，而是通过躯体症状来表现，并且否认自己的心理或情绪问题。“头疼、头晕、失眠、精神不振”是这类人出现心理问题时最常见的求医主诉，其最明显的生理特点是感觉过敏和容易疲劳，而且常常自行使用去痛片、复方阿司匹林、麻黄素等药物作为消除疼痛的重要方法，继而又出现药物滥用的现象。

（三）文化背景影响患者对疾病的反应

不同文化背景的患者对同一种疾病、病程发展的不同阶段反应不同。性别、教育程度、家庭支持等文化背景会影响患者对疾病的反应。例如确诊癌症后，女性患者比男性患者的反应更为积极。因为中国文化要求女性贤惠、宽容，所以当女性遭受癌症的打击时，能够承受由此产生的痛苦和压力，表现出情绪稳定和积极态度；而社会要求男性挑起家庭和社会的重担，面临癌症时，男性认为自己没有能力为家庭和社会工作，故易产生内疚和无用感，感到悲观和失望。

教育程度也会影响患者对疾病的反应。一般情况下，教育程度高的人患病后能够积极主动地寻找相关信息，了解疾病的原因、治疗和护理效果。教育程度低的人认为治疗和护理是医务人员的事情，与己无关。病情恶化时，抱怨医务人员，更换求医途径，开始寻找民间的偏方。有时还会由于认知错误导致情绪障碍，如子宫切除后的妇女，认为自己失去了女性的特征和价值，担心发胖，担心失去吸引力被丈夫抛弃，或认为不能再进行性生活，导致性欲降低和性冷淡。有时不仅是服务对象出现错误认识，服务对象的丈夫、周围的亲戚、朋友也会出现同样的认知错误。

（四）文化背景影响就医方式

文化背景和就医方式有密切关系。个人遭遇生理上、心理上或精神上的问题，如何就医、寻找何种医疗系统、以何种方式诉说困难和问题、如何依靠家人或他人来获取支持、关心、帮助等一系列就医行为，常常受社会与文化的影响。譬如，我国某些少数民族信奉的宗教认为疾病是神鬼附身或被人诅咒，宗教观念影响着人们的求医行为，所以对患者的治疗首先请宗教领袖或巫医“念经”、“驱鬼”，乞求真主保佑使患者免除灾祸。当“念经”无效，病情严重时才送到医院求治。即使住院治疗期间也常常借故回家继续“念经”、“驱鬼”。另外，在中国传统文化背景影响下，中国人有“混合”或“综合”的习惯，就医方式是混合就医，如同时求医于几个医院，用药则是中药、西药、补药同时服用，药物治疗和气功治疗等同时应用。例如彝族以十二生肖轮回记日，认为其与天地同存、与日月同辉并永世不灭，所以彝族人忌讳使用牛黄、蛇胆、虎骨等十二生肖中的动物作为药材。

（五）文化背景影响死亡现象

死亡是生命的终结，而对生命终结的认识与社会文化密切相关。中西方文化对死亡的观点有很大的不同，表现在死亡心态和死亡行为两个方面。

1. 死亡心态文化 包括对待死亡的态度、临终时所关心的事情、对待自杀的态度、死亡价值观等。例如，在中国文化中死亡是一个忌讳的话题，人们一般采用回避的态度，很少主动谈论死亡。在谈到亲人的死亡时，人们往往用“走了”来代替“死了”这样一个客观事实。临床上，每当疾病发展到临终阶段，医护人员往往感到困惑，不知如何告知患者实际的病情。而西方文化则采用相对较豁达的态度，面对罹患癌症等预后不好的疾病或疾病晚期病情不可逆转的结局，医生往往能直接告知患者病情。

2. 死亡行为文化 包括不同民族的临终关怀习俗、预立遗嘱行为、居丧习俗、埋葬方式以及不同的丧礼、丧服制度与习俗等。

二、跨文化护理的原则

（一）以患者为中心

为了适应护理模式的转变，整体护理在我国已广泛开展，传统的以疾病为中心的护理已逐步被以人的健康为中心的护理所取代。多元文化对护士素质提出了更高的要求，护理人员只有确立以患者为主体的原则，一切从患者的利益出发，才能充分认识文化护理的地位和作用，才能自觉地将多元文化护理像生活护理与技术护理一样纳入护理工作之中。护士不仅要继承原护理范畴的知识财富，还要开拓新的知识领域，跨文化护理是社会多元化发展倾向，是医学模式转变的形势所迫，是全世界各族人民健康所需。因此，我们有责任使这一理论进一步完善、升华，使我国护理工作逐步与国际护理接轨。

（二）以因人施护为主导

病有同因，治有同法，人无相同，疏导各异。文化护理必须考虑不同民族在体形、肤色、身体特征、心理状态、对疾病的敏感性，以及患者的不同国籍、生活环境、文化背景、社会地位、职业特征、年龄和知识程度等不同的特点，以制订出与个体相适应的护理措施，达到因人施护的目的。

（三）以康复为主旨

护理工作的全部活动都是以使患者身心健康为目的，因此，文化护理的手段和方法都应紧紧围绕这个目标而展开。一切有利于患者健康的文化护理都应积极采纳；一切可能干扰护理工作、有悖于患者康复的纯文化活动都必须严格控制。

（四）发挥文化的正面效应

文化与其他任何事物一样也具有两重性。在实施多元文化护理的过程中，我们应予以高度重视，应以健康文化为指导，增强其利于患者早日康复的正面效应，防止和杜绝不利于患者身心健康的负面文化效应。

【知识链接】 莱宁格（Madeleine Leininger）是美国著名的跨文化护理理论学家，从20世纪50年代中期开始自己的跨文化护理研究。莱宁格通过演讲、撰书、咨询、教学等方式，使全球护理界广泛认识并开始应用跨文化护理理论和人类护理关怀理论。经过莱宁格的努力，美国人类学学会于1968年批准成立了护理人类学分会。1974年美国成立了国家跨文化护理协会。此后，美国护士协会相继召开了多次跨文化护理与护理关怀专题研讨会，为人类护理关怀的发展及研究作出了重要贡献。

三、跨文化护理的实施

跨文化护理根据服务对象的社会环境和文化背景，向服务对象提供多层次、多体系、高水平和全方位的有效护理。每个人的信念、文化和经历都会影响个人的决策和行为。文化因素与对患者实施的护理活动密切相关。所以护士应首先对患者的个人文化背景进行适当评估，了解服务对象的生活方式、信仰、道德、价值观和价值取向，然后分析文化差异对患者的影响，通过文化环境和文化来影响服务对象的心理，使其处于一种良好的心理状态，以利于疾病康复。同时，应尊重不同文化背景下患者的文化需求，向患者提供适合其文化环境的全方位、高水平的护理服务。

（一）正确评估护理对象的文化背景

文化评估和其他评估一样也是护理过程的第一步，包括系统收集患者的文化态度、信仰、价值观、知识、风俗习惯等信息。根据评估内容，常见的护理问题有：

（1）社交障碍：与社交环境改变有关。

（2）沟通障碍：与医院环境中医务人员使用医学术语过多有关。

（3）焦虑（恐惧）：与环境改变及知识缺乏有关。

（4）迁居应激综合征：与医院文化环境和背景文化的差异有关。

> **【案例】** 天才演员摩根·弗里曼（Morgan Freeman）说："如果你想称呼我的话，请叫我黑人……但不要叫我非洲人。我是一个美国人。漫长的血腥史……和其他美国人一样。当我还是个孩子的时候，因为我的皮肤是黑色的，所以被称为黑奴……后来又被称为非洲人，也就是非洲裔美国人的简称……以便识别我们，但这和第一个称呼一样，都是错误的称呼……我想这不过又是一个想隔离我们的做法而已……我将永远是一个革命者并大喊'不要那样称呼我（非洲裔美国人）'"。

从该案例中我们可以看到称呼对一个人的影响，因此，在我们第一次接触患者、评估患者文化背景时，应该恰当称呼患者，如李老、张老师等，也可以礼貌地询问患者"您希望我们怎样称呼您?"然后记录下来，并告知所有的医护人员，在工作中始终按患者的要求称呼。

（二）理解护理对象的求医行为

首先，了解患者对医院、医生、护士的看法与态度，结合患者对治疗和护理的期待进行护理。例如，有些患者因缺乏医学知识，认为只要舍得花钱吃药、治病即可，却轻视护理效果。但临床上有许多身心疾患单靠吃药往往不能完全解决健康问题，也改善不了患者情绪和人际关系。因此，护士应根据具体情况进行健康教育，以取得患者的配合。

（三）明确护理对象对疾病的反应

护士在实施护理的过程中，应动态地了解患者的健康问题，以及患者对健康问题的表达和申述方式。不同性别的人表现悲伤的方式也不相同，男人多保持沉默来怀念死者，妇女则哭泣并需要别人安慰和支持。东方文化强调人与人、人与自然之间的和谐。当人们的心理挫折无法表露时，往往把它压抑下来，以"否认"、"合理化"、"外投射"等防御机制来应对，或以身体的不适如头疼、胃口不好、胸闷作为求医的原因，但如果进一步地询问，大多数患者会描述自己的内心困扰、人际关系和文化冲突。此时护士不应直接指出患者存在的是心理问题而不是生理问题，以免触犯患者对心理疾病的社会否认。护士应通过对患者的临床护理与患者建立良好的护患关系，进一步明确患者的心理问题，制订相应的护理措施，与患者、患者家属一起共同完成护理活动。

（四）尊重护理对象的风俗习惯

首先在饮食方面应充分尊重患者的风俗习惯。例如，我国满族禁食狗肉，蒙古族禁食牛肉。回族、塔吉克族、维吾尔族等信奉伊斯兰教，禁食猪肉、死物，每年九月斋戒期间从黎明到日落禁止进食和饮水。对此，护士应注意不要触犯患者的特殊忌讳和民族习俗。如南方人认为数字“4”与“死”谐音，不吉利，所以在安排床位上应尽量避开患者所忌讳的数字。有的民族术前准备不宜剃阴毛，有的民族手术前要进行祈祷。此外，在病情观察、疼痛护理、临终护理、尸体料理和悲伤表达方式等方面也要尊重患者的文化方式。例如，应对信仰伊斯兰教患者的尸体进行特殊的沐浴。

（五）注意价值观念的差异

不同民族和文化背景下会产生不同的生活方式、信仰和价值观念，护士应注意不同文化背景患者的价值观念的差异。例如，在道德观念上，中国人主张“孝道”，对住院的老年人往往照顾得无微不至，为了尽孝，包揽了所有生活护理，却使得老年人丧失了自我、自立，作为护士仍应顺应老年患者、患者家属的价值观念，满足他们的自尊心和愿望。

（六）寻找支持系统

家庭是患者的一个重要支持系统，因此护士应了解患者的家庭结构、家庭功能、亲子关系、教育方式等情况，利用家庭系统的力量预防文化休克。例如，对住院儿童的护理应充分利用父母的爱心和责任心，依靠他们帮助住院儿童克服孤独感，进而解决医疗和护理方面的问题。

（七）重视护理对象的心理体验

不同文化背景的人对同一个问题会有不同的解释，对此护士应予以理解，不可取笑患者。例如，一个人身体不适，他认为是死亡的亲人的灵魂附身，此时护士要根据患者的年龄、知识结构等文化背景与患者沟通，了解患者的心理与行为。

总之，文化是一定历史、地域、经济、社会和政治的综合反映，不同民族、不同文化背景产生不同的行为规范，导致不同的社会发展。作为护士，既要有责任感、同情心，更要注重患者的文化背景、工作性质、生活起居习惯、宗教信仰等多元文化的因素，提高人文知识和文化素养，将护理工作与患者及其文化背景密切结合，提供适合患者文化需求的高质量的护理。

思考题

1. 什么是文化休克？文化休克为哪几期？
2. 文化背景对护理有何影响？
3. 如果发现你的患者或朋友戴护身符避邪、点檀香祈祷身体康复，你会怎么做？

第十四章　护理与法律

随着我国经济的快速发展和医学的进步，人们的健康需求越来越趋向多层次、多元化，其法制观念日益增强，医疗护理工作中遇到的法律问题也越来越多。在护士对患者实施的护理中，存在许多潜在的法律问题。护理活动的每一个参与者都有必要学习护理相关法律法规，提高法律素养，在理性、自觉、有效维护自身权利的前提下，增强应对各种复杂关系和矛盾的能力。同时，应用法律法规对护理活动进行调整和规范也是护理专业自身发展的需要。

第一节　卫生法概述

一、卫生法的定义与特征

（一）卫生法的定义

卫生法是指由国家制定或认可，并由国家强制力保证实施的，在调整和保护人体健康的活动中形成的各种社会关系的卫生行为规范的总称，其宗旨是保护和增进人民健康，促进卫生事业的发展。卫生法是我国社会主义法律体系的重要组成部分。广义的卫生法包括卫生法律、有法律效力的解释及行政机关为执行卫生法律而制定的规范性文件（如规章）。狭义的卫生法专指拥有立法权的国家权力机关即全国人民代表大会或者全国人民代表大会常务委员会依照立法程序制定的有关医疗卫生方面的规范性文件。从广义上说，卫生法主要包括医疗卫生管理法律、医疗卫生行政法规、诊疗护理规范等从属于卫生法律范畴的所有相关法规、规章。

（二）卫生法的特征

1. 以保护公民健康权为根本宗旨　卫生法的主要作用是维护公民的机体组织和生理功能的安全，保证公民享有国家规定的健康权和治疗权。

2. 调节手段的多样性　卫生法可通过立法机构监督、行政部门指导来调整卫生行政管理活动中的社会关系，可通过民事、经济等司法手段来处理医患关系，还可依照《诉讼法》、《刑法》等法律程序，有效地保护公民的健康权利。

3. 科学性和规范性 卫生法是依据《宪法》由立法机构及国家、地方行政机关根据医学、生物学、药学等自然学科的基本原理和研究成果制定。卫生法与现代科学技术紧密结合，体现了卫生法有较强的科技性。同时，卫生法对保障公民生命健康安全的方法、程序、操作规范等进行了统一，并把遵守这些技术法规确定为专业人员的法律义务，以保障公民的健康权。

4. 社会共同性 卫生和健康问题是人类共同面临的问题。卫生法调整的内容几乎涉及社会生活的各个领域和方面，关系到社会中的每一个人，范围非常广泛。

二、卫生法的渊源

卫生法的渊源又称卫生法的发源，是指卫生法律法规的具体表现形式和根本来源。我国卫生法的表现形式主要有以下几种：

1. 《宪法》 《宪法》是我国的根本大法，是一切立法的基础。在我国法律体系中，《宪法》具有最高的法律效力，是其他法律法规制定的依据。《宪法》中有关卫生方面的规定，是我国卫生法的立法依据。

2. 卫生法律 卫生法律包含两种：一种是全国人民代表大会制定的卫生基本法，目前我国基本法律中尚无卫生法律。另一种是由全国人民代表大会常务委员会制定的法律，如《中华人民共和国执业医师法》、《中华人民共和国药品管理法》、《中华人民共和国传染病防治法》等。

3. 卫生行政法规和规章 卫生行政法规是指国务院依法定权限和程序制定的有关卫生行政管理的规范性文件。卫生行政法规以国务院名义直接发布，如《护士条例》、《医疗事故处理条例》、《医疗机构管理条例》等。

卫生行政规章是由卫生部在其权限内发布的有关卫生方面的规章。卫生行政规章的法律地位和法律效力低于《宪法》、卫生法律和卫生行政法规，如《医疗事故分级标准（试行）》、《中华人民共和国药品管理法实施办法》等。

4. 地方性卫生法规和地方性卫生规章 地方性卫生法规是指省、自治区、直辖市以及省会所在地的市或经国务院批准的市人大及其常委会依法制定、批准的卫生法律文件，可在本行政区域内发生法律效力，如《北京市医疗机构管理办法》等。

地方性卫生规章是省、自治区、直辖市人民政府以及省、自治区、直辖市人民政府所在地的市、经济特区所在地的市和国务院批准的较大市的人民政府，根据卫生法律、行政法规所制定的法律文件，仅在本地方有效，如《北京市私人医疗院所管理办法》等。

5. 国际卫生公约 国际卫生公约是指我国与外国缔结或我国加入并生效的国际法规性文件。它不属于我国国内法的范畴，但一旦生效，除我国声明保留的条款外，就对我国产生约束力，如《国际卫生条例》等。

6. 卫生技术性规范 卫生技术性规范是指卫生行政部门或全国性行业协会针对本行业的特点制定的各种标准、规程、规范、制度的总称。它们具有技术性、规定性和可操作性，如《临床输血技术规范》、《医院感染诊断标准》等。

三、卫生法律关系

（一）卫生法律关系的定义

法律关系是指法律规范在调整人们行为的过程中所形成的一种特殊的社会关系，即法律上的权利和义务关系。卫生法律关系是卫生社会关系的法律形式，是卫生法所确认和调整的社会生活关系。卫生法律关系是国家机关、企事业单位、社会团体、公民个人在卫生管理和医药卫生预防保健服务过程中，根据卫生法律规范所形成的权利和义务关系。

（二）卫生法律关系的构成要素

卫生法律关系由主体、客体、内容和法律事实四个要素构成。

1. 卫生法律关系的主体 卫生法律关系的主体指卫生法律关系的参与者，是卫生法律关系中权利的享有者与义务的承担者，分为自然人和法人。自然人指有血肉之躯的人类个体。在我国，自然人包括具有一国国籍的人以及无国籍人。法人泛指除自然人以外，具有民事权利能力和民事行为能力，依法独立享有民事权利和承担民事义务的组织。卫生法人具体指国家机关、企事业单位和社会团体。

（1）国家机关：凡依法设立的各级卫生行政机关和其他国家机关都可能成为卫生法律关系的主体。卫生行政机关是我国卫生法律关系最主要的主体，因为任何一种具体的卫生法律关系都是在国家的卫生行政管理活动中成立的。

（2）企事业单位：各级各类医疗机构、食品药品的生产经营单位等均可作为卫生法律关系的主体。

（3）社会团体：社会团体（如红十字会、中华医学会等）在为社会提供卫生咨询和卫生医疗服务时就参与了卫生法律关系，成为这种关系的主体。

2. 卫生法律关系的客体 卫生法律关系的客体是卫生法律关系主体的权利和义务所指向、影响和作用的对象。卫生法律关系客体多种多样，概括起来主要有以下几种：

（1）公民的生命健康权利：卫生法律规范所确立的权利、义务是以人的生命健康为对象，所以人的生命健康是卫生法律关系的主要客体。

（2）卫生行为：卫生行为是卫生法律关系的主体在卫生管理和医药卫生预防保健服务过程中所进行的活动。它包括作为和不作为。

（3）物：主要指各种医疗和卫生管理中所需的生产资料和生活资料，如药品、医疗器械、病历、病理切片等。

3. 卫生法律关系的内容 卫生法律关系的内容是指卫生法律关系主体依据卫生法律法规享有的权利和承担的义务。卫生法律关系主体的权利是指我国卫生法赋予主体的权益，表现为主体有权做出一定的行为或者要求别人做出或抑制一定的行为，可分为公民的卫生权利和国家卫生行政机关及工作人员的职权。卫生法律关系主体的义务是指我国卫生法规定主体应履行的某种责任，表现为负有义务的主体必须做出一定的行为或抑制一定的行为。

4. 卫生法律关系的法律事实 概括地讲，一切具有法律意义，能够导致卫生法律关系形成、变更和消除的客观现象均属于法律事实。从卫生法律关系主体的角度来看，卫生法律事实可分为主体行为和事件两大类。

主体行为指能引起主体自身与其他主体之间卫生法律关系形成、变更、消除的主体的有意识行为。事件是指主体行为之外，一切引起卫生法律关系形成、变更、消除的客观情况，包含自然事件和社会事件两类。自然事件指不以法律关系主体的意志为转移的自然现象；社会事件指具有卫生法律意义，不以卫生法律主体的意志为转移的人的行为。

四、卫生违法与卫生法律责任

（一）卫生违法

卫生违法是指具有法定责任能力的组织或个人违反卫生法律法规，破坏社会公共卫生秩序和卫生关系的行为。

（二）卫生法律责任

卫生法律责任是行为主体因违反卫生法律义务或未正当行使权利而应当或必须承担的不利后果，是卫生法律法规的一个有机的构成部分。任何法律法规都明确规定了法律主体的义务或权利，且明确规定因违反法律义务或侵犯权利而承担的责任。

根据行为人违反卫生法律法规的性质和对社会危害程度的大小，其所承担的法律责任不同，可分为刑事责任、民事责任和行政责任。

1. 刑事责任 刑事责任是指违反卫生刑事法律所规定的义务而应当承担的、由代表国家的司法机关依照《中华人民共和国刑事法》所判定的法律责任。刑事责任是一种最严重的卫生法律责任。也就是说，违反卫生刑事法律所规定的义务要比违反其他卫生法律承担更为严重的不利后果。

2. 民事责任 民事责任是指行为人违反了民事义务所必须承担的法律责任。根据责任发生的原因，主要分为侵权责任和违约责任。侵权责任是直接违反卫生民事法律所规定的义务或侵害了他人的权利而引起的责任。其具体表现形式包括停止侵权、返还财产、消除影响、恢复名誉、赔礼道歉等。违约责任是违反与他人订立的合同所规定的义务而引起的责任。其具体表现形式有支付违约金、损害赔偿、采取补救措施等。

3. 行政责任 行政责任是指违反卫生行政法所规定的义务，但尚未构成犯罪时所应承担的法律责任。可分为两种情况：①因违反卫生行政管理方面的法律法规所规定的义务引起的责任，对一般公民、法人适用。其具体表现形式为要求卫生行政管理方撤销违法行为、履行职务或行政赔偿。②因违反卫生行政职责规定、行政失职或越权而引起的责任，通常由卫生行政机关工作人员承担。其具体表现形式为对公民、法人或其他社会组织的行政处罚和行政处分。

五、卫生执法的法律救济

卫生执法的法律救济是指公民、法人或其他社会组织认为卫生执法行为使得自己合法权益受到损害，请求司法机关和其他国家机关给予补救的法律制度，包括卫生行政复议和卫生行政诉讼。

1. 卫生行政复议　卫生行政复议是指公民、法人或其他社会组织对卫生行政机关实施的卫生执法行为不服，依法向做出该执法行为的上一级卫生行政机关或本级人民政府提出复议申请，复议受理机关根据申请，依法对原卫生行政机关的卫生执法行为予以复查并做出裁决。

2. 卫生行政诉讼　卫生行政诉讼的程序包括起诉和受理、审理和判决、案件执行。

（1）起诉和受理：起诉是指公民、法人或其他组织认为卫生行政机关的具体行政行为侵犯其合法权益，请求人民法院给予法律保护的诉讼行为。受理是指人民法院对公民、法人或其他组织提起的卫生行政诉讼请求进行初步审查，决定是否立案受理的活动。

（2）审理和判决：我国行政诉讼实行两审终审制。如果当事人不服人民法院的一审判决，可以上诉。二审的法院判决为终审判决，当事人如不服可以申诉，但二审判决必须执行。

（3）案件的执行：执行是指当事人拒不履行已经发生法律效力的人民法院的判决、裁定和卫生行政机关的行政处理决定所确定的义务时，人民法院或者卫生行政机关根据已经生效的法律文书，按照法定程序，迫使当事人履行义务，保证实现法律文书内容的诉讼活动。

第二节　护理立法

一、护理法的概念

护理法是卫生法的重要组成部分，是指国家、地方以及专业团体等颁布的关于护理人员的资格、权力、责任和行为规范的法律法规、行政规章等的总称。护理法的表现形式与卫生法相同，包含与护理工作相关的法律、法规条文（如《医疗事故处理条例》、《中华人民共和国传染病防治法》、《中华人民共和国侵权责任法》、《药品管理法》、《医疗废物管理条例》等）和直接对护理工作进行规范的护理法规（如《护士条例》），从入学的护生到从事护理实践的护士，从在校培训到任职后的规范化培训、继续教育，从护理院校、医院到护理专业团体均有涉及。

二、护理立法的历史发展

护理立法始于20世纪初。各国的立法主要集中在护理服务（包括考试与注册）和护理教育方面。1919年英国率先颁布世界上第一部《护理法》。1921年荷兰颁布了

《护理证书保护法》。此后，芬兰（1921 年）、意大利（1934 年）、波兰（1935 年）也相继颁布了《护理法》。1947 年国际护士会发表了一系列有关护理立法的专著。1953 年世界卫生组织发表了第一份有关护理立法的研究报告。1968 年国际护士会特别成立了一个专家委员会，制定了护理立法史上划时代的文件——系统制定护理法规的参考指导大纲（Apropos guide for formulating nursing legislation），为各国护理法必须涉及的内容提供了权威性的指导。目前，世界上未颁布护理法的国家或地区已经不多。

新中国成立以来，国家先后发布了《医士、药剂士、助产士、护士、牙科技士暂行条例》（1952 年）、《国家卫生技术人员职务晋升条例》（1956 年）等涉及护士管理的法规，但没有建立起严格的考试、注册和执业管理制度，直至 1993 年 3 月颁布《中华人民共和国护士管理办法》（1994 年 1 月 1 日实施）才明确了护理执业管理制度。但随着医疗卫生事业的发展、医疗体制的改革和医疗人事制度的变化等，护理工作中又逐渐出现诸如护士的合法权益得不到保障；医护比例严重失调；部分护士不能严格履行护理职责，服务意识不强，导致护患关系紧张等问题。

2008 年 1 月 31 日，国务院总理温家宝签署第 517 号国务院令，颁布《护士条例》，并于 2008 年 5 月 12 日开始施行。《护士条例》首次以行政法规的形式规范护理活动，标志着我国护理管理工作正逐步走上规范化、法制性轨道。

在我国香港特别行政区和台湾地区分别有《香港护士注册条例》、《护理人员法》和《护理人员法实施细则》。

三、护理立法的程序

目前，由于我国尚没有国家权力机关制定相应的护理法律，护理立法主要是指护理行政法规的立法，其必须经过法定的立法程序一般有 5 个步骤：

1. 组建起草委员会 国务院或卫生行政主管部门组建护理法规起草委员会，并授权使其具备行政立法职责。起草委员会一般由护理专家、卫生行政管理人员、司法工作者组成。

2. 确定立法目标 由起草委员会确定护理立法的目标，明确法规涉及的范围和主要内容。

3. 起草法律文件 一般按照集体讨论拟定与分工起草相结合的办法进行，汇总初稿后，提交相关的组织或会议审议确定为正式草案。

4. 审议和通过 护理法规草案的审议由其立法主体按照特定的审议程序进行，审议通过后的草案即可颁布试行。

5. 评价、修订与重订 护理法规的实施分试行和正式施行两个阶段。试行一般为 2～3年。期间，国务院可授权起草委员会收集试行意见，进行进一步的修订，审批后由政府宣布施行。护理法规的重订，一般在其正式施行后据时代发展状况而定。

四、护理法的种类

各国现行的护理法规基本上可以分为以下几大类：

1. 医疗卫生法律 由国家权力机关制定颁布，可以是国家卫生法的一个部分，也可以是根据国家卫生基本法制定的护理专业法。目前，我国这一层次的护理专业法尚空缺。

2. 行政法规 由国家最高行政机关即国务院制定颁布，由国务院直接发布，如《护士条例》、《医疗事故处理条例》、《医疗感染管理办法》、《麻醉药品和精神药品管理条例》等。

3. 部门规章 由卫生部或有关部、委、局等制定的有关资格的认可标准和护理实践的规定、章程、条例等。这些文件全国范围内有效，效力低于法律和法规，如《护士执业注册管理办法》。

五、护理法的内容

随着护理立法的发展及护理工作范围的扩展，各国护理法的种类越来越多，涉及的内容也越来越细化与具体，如《护士注册条例》、《护士权利法案》等。总括起来，护理法的基本内容主要包括总纲、护理教育、护士注册和护理服务四大部分。

1. 总纲 总纲部分阐明护理法的法律地位、护理立法的基本目标、立法程序的规定，护理的定义、护理工作的宗旨、与人类健康的关系及其社会价值等。

2. 护理教育 护理教育部分包括教育种类、教育宗旨、专业设置、编制标准、审批程序、注册和取消注册的标准和程序等，也包括入学条件，护理院校的学制、课程设置、课时安排、考试及一整套科学评估的规定等。

3. 护士注册 护士注册部分包括注册种类、注册机构、本国或非本国护士申请注册的标准和程序，授予从事护理服务的资格或准予注册的标准等。

4. 护理服务 护理服务部分包括护士的分类命名，各类护士的职责范围、权利义务、管理系统以及各项专业工作规范、各类护士应达标准的专业能力、护理服务的伦理学问题等，还包括对违反这些规定的护士进行处理的程序和标准等。

六、护理立法的意义

1. 促进护理管理法制化 护理法中一系列基本标准的颁布实施，使繁杂的制度、松紧不一的评价标准都统一于护理法这一指导纲领之下。护理法的完善和实施，使护理管理进入了标准化、科学化的轨道，保证了国家对护理活动的管理和护理活动本身有法可依、有章可循，使护理安全和护理质量得到可靠的保证。

2. 有利于切实保障护士的执业权益 护理立法，使护士的地位、作用和职责范围有了明确的规定，护士在行使护理工作的权利、义务和职责时，可最大限度地受到法律的保护，从而增强其对护理事业的崇高使命感和从事护理工作的安全感。

3. 有利于促进护士整体素质的提高 护理法规定了护士执业准入制度、执业范围与操作规程等，每个护士都要按条例、规范要求自己，并在符合规定的条件下才能获得相应的资格。这有助于促进护士不断接受继续教育，持续不断地学习和更新知识，以保证护理质量的提高。

4. 有利于维护护理对象的正当权益 护理法规定了护士的职责和义务。对于护理工作中不合格和违反护理准则的行为，患者可依据护理法规寻求法律救济，并追究护士的法律责任，最大限度地维护护理对象的正当权益。

第三节 护理工作中的法律问题

一、护理工作的法律范围

为保证医疗和护理质量，保护患者安全，同时减少法律纠纷，护士应明确护理工作的法律范围。概括而言，护理工作的法律范围主要包括护理质量标准、执业资格与执业许可。护理质量标准明确限定了护士执业的法律范围。卫生法律法规、护理法规、专业团体的规范、医护工作机构的相关制度均可以是护理质量标准的来源。为保证医疗护理安全，维护患者权益，我国实行护士执业资格统一管理。护士需通过护士执业考试，并经过护士执业注册之后，才能成为法律意义上的护士，才可履行相关职责，享有相关权利。

二、护理工作中常见的法律问题

护理工作中常见的法律问题有以下几种情况：

（一）侵权行为

侵权是指侵害了国家、集体或侵害了他人财产及人身权利，包括生命权、隐私权、知情同意权、名誉权和知识产权等。

1. 侵犯患者享受医疗的权利 《中华人民共和国宪法》第45条规定：“中华人民共和国公民在年老、残疾或者丧失劳动能力的情况下，有从国家和社会获得物质帮助的权利。”《护士条例》第17条规定：“护士在执业过程中，发现患者病情危急，应当立即通知医师；在紧急情况下为抢救垂危患者生命，应当先实施必要的紧急救护。”依据以上规定，医疗机构不能因为患者无力支付医疗费用等原因而拒绝对患者进行救治，否则即为侵犯了患者享受医疗的权利。

2. 侵犯患者的知情同意权 知情同意权要求护士在对患者进行各项护理工作时均应做好解释工作，征求患者本人或者家属的同意。如若不然，在患者或家属未完全理解的情况下进行操作则侵犯了患者的知情同意权。在大多数情况下，取得患者或家属的口头同意即可。有些侵害性较大的操作，如经外周静脉插入中心静脉导管置入术（PICC）需要患者或家属的书面同意。在护士反复向患者或家属说明、解释的前提下，患者或家属仍然不接受或不同意时，护士应尊重其意见，并以文字形式记录保存。

【案例】 2007年1月10日，张某，男，32岁，因突发急性胰腺炎入院。因患者病情危急，需开通多条静脉通路。由于患者肥胖，静脉穿刺困难，护士拟行经外周静脉插入中心静脉导管置入术（PICC），置管前护士口头告知家属，未签署知情同意书。之后，在患者左侧肘正中静脉置管。术后第2天患者左侧肢体肿胀，疼痛。经B超证实为左上肢深静脉血栓形成。静脉血栓的治疗花费近2万元，患者家属将医院告上法庭，并要求索赔。法庭认为，医院应在行PICC前与患者签署知情同意书，并交代可能的并发症。由于未签署知情同意书，法院判决医院侵犯了患者的知情同意权，需要赔偿患者相应的损失。

3. 侵犯患者隐私权 在护理工作中，护士禁止公开谈论患者入院的原因、病历资料、生理缺陷、经济收入等方面的情况。若工作中涉及患者隐私，接触患者的私人物品、信件、联系方式、家庭住址应格外注意保护其隐私。在未经患者同意的情况下，若与任何第三者谈及以上内容均被视为侵犯患者的隐私权，属于侵权行为。

（二）过失与犯罪

犯罪是指一切触犯国家《刑法》的行为。依据行为人主观意愿不同可分为故意犯罪和过失犯罪。故意犯罪是指行为人明知自己的行为可能产生某种违法结果而仍然进行此种行为，并有意促进这种违法后果的发生。故意犯罪属于《刑法》的规制。

过失包括疏忽大意的过失和过于自信的过失。疏忽大意的过失是指行为人应当预见自己的行为可能导致危害社会的后果，但因为疏忽大意而没有预见，造成被行为人合法权益受到损害的行为。护士在工作中的不专心极易发生此类差错过失，比如给药的错误、热水袋烫伤患者等。过于自信的过失是指行为人对自己行为的结果虽然预见了，但是轻信可以避免而产生的过失行为。以上的过失要依据损害的程度及法律是否有相应的处罚规定认定其是否构成犯罪。

临床上最为常见的过失犯罪是玩忽职守罪。玩忽职守罪是指国家工作人员严重不负责任，以致公共财产、国家和人民利益遭受重大损失的行为。其特征是主观方面有疏忽大意或者过于自信的过失，客观方面造成不可挽回的损失。例如，护士因疏忽大意而错给一位未做青霉素皮试的患者注射了青霉素。若该患者恰恰对青霉素过敏，引起过敏性休克致死，则需追究该护士的法律责任，此属于玩忽职守罪。

（三）临床护理记录的法律责任

临床护理记录包括体温单、执行医嘱的记录、患者的监护记录、护理病历、护理计划等。它们不仅是衡量护理质量的重要资料，也是医生观察诊疗效果、调整治疗方案的重要依据。书写临床护理记录应及时、准确无误和完整。临床护理记录是医疗纠纷或刑事犯罪发生时的重要证据。完整、真实的护理记录可提供当时诊治的实际过程，是判断医疗纠纷性质的重要依据或侦破刑事案件的重要线索。如果护理记录丢失、被涂改、隐匿、伪造或销毁都属于违法行为，要承担相应的法律责任。

（四）执行医嘱的合法性

医嘱通常是护理人员对患者施行护理措施的依据。在执行医嘱时，护士应熟悉各项医疗护理常规，各种药物的作用、副作用及使用方法。一般情况下，护士取得医嘱后，应仔细查对，确认无误后，方可执行。随意篡改或无故不执行医嘱，或由于工作疏忽将医嘱中的药物剂量、名称、用药途径看错而错误执行，如将肌肉注射看成静脉注射等都属于违规行为。如发现医嘱有明显错误，护士有权拒绝执行，并应向医生提出质疑和申辩。若明知该医嘱可能给患者造成损害，酿成严重后果仍照旧执行，护士将与医生共同承担所引起的法律责任。如某医生的医嘱为10%氯化钾100ml静脉注射，护士需及时纠正。若未及时纠正，对患者造成损害，护士与医师共同承担法律责任。

护士在执行医嘱时还应注意以下几点：

1. 如果患者对医嘱提出质疑，护士应核实医嘱的准确性。

2. 如果患者病情发生变化，应及时通知医生，并根据自己的专业知识及临床经验判断是否应暂停医嘱，并立即与医生协商决定。

3. 谨慎对待口头医嘱，一般不执行口头或电话医嘱。在急诊等特殊情况下，必须执行口头医嘱时，护士应向医师重复一遍医嘱，确认无误后方可执行。之后应尽快记录医嘱时间、内容、患者当时的情况等，并让医师及时补上书面医嘱。

【案例】 患者，女，因卵巢肿瘤住院。在硬膜外麻醉下行肿瘤切除术。术后血压偏低，麻醉医生口头医嘱，给予10%葡萄糖80ml静脉注射。但护士误将80ml的利多卡因注入。当推入10ml时，病人自觉头晕，四肢抽动，并出现角弓反张。此时，麻醉医生意识到患者的不良反应，迅速采取相应的抢救措施，最终未造成严重后果。

此案例是典型的因护士错误地执行口头医嘱造成的护理差错。

（五）麻醉药品与物品管理

麻醉药品主要指的是杜冷丁、吗啡类药物，临床上只用于晚期癌症或术后镇痛等。这些药品需定人、定柜保管，并定期清点。护士若利用自己的职权将这些药品提供给不法分子倒卖或吸毒者自用则构成参与贩毒、吸毒罪。另外，护士还负责保管、使用各种贵重药品、医疗用品、办公用品等，不允许利用职务之便将这些物品占为己有，否则有可能构成贪污罪、职务侵占罪或者盗窃罪。

（六）入院与出院

护士接收患者入院的唯一标准是患者的病情需要，护士不得以经济困难为由拒绝接受或者抢救患者。若因护士拒绝、不积极参与或工作拖沓而使患者致残或死亡，可能被起诉，构成渎职罪或者医疗事故罪。

在患者出院时，护士应在自身职责范围内，按照医院的规章制度为患者办理出院手续。对于少数拒绝继续治疗而自动要求出院的患者，护士应耐心地做好说服工作。如患者或其法定监护人执意要求出院，应让患者或其监护人在自动出院一栏上签字，同时做好护理记录。当患者未付清住院费而想离院时，护士可配合院方，合法扣留患者，必要时请司法部门协助处理。

（七）患者死亡及有关问题的处理

护士在护理临终病人时会遇到“病人遗嘱”的问题。如患者在死亡前常留下遗嘱，有时护士会被作为遗嘱的见证人。《中华人民共和国继承法》规定了口头遗嘱的见证人为：①应有两个以上见证人参与；②见证人必须听到或看到，并记录患者遗嘱的内容；③见证人必须当场签字，证明遗嘱是该患者的；④注意患者立遗嘱时完全清醒，有良好的判断和决策能力；⑤护士若是遗嘱的受益者，患者立遗嘱时应回避，不能作为见证人。

患者死亡后，护士应填写有关卡片，做好详细、准确的记录，特别是患者的死亡时间。如患者同意尸检、捐献自己的遗体或组织器官时，应有患者或家属签字的书面文件。如患者在紧急情况下住院，死亡时身旁无亲友，其遗物应至少有两人在场的情况下清点、记录，并交病房负责人妥善保管。

（八）收礼与受贿

患者康复或得到护士的精心护理后，出于感激而自愿向护士馈赠少量纪念性礼品，原则上不属于受贿范畴。护士不能主动向患者索要红包和物品，如患者或者其家属给予较大数额的钱物，应当拒收，或者及时向单位反映。

（九）护生的法律责任

护生在进入临床实习前，需明确自己的法定职责。从法律角度讲，护生只能在专业教师或护士的指导和监督下，才能对患者实施护理。如果在执业护士的指导下，护生因操作不当给患者造成损害，可以不负法律责任。但如果护生脱离专业教师或护士的监督指导，擅自行事，并损害了患者的利益，应独立承担法律责任。

第四节　护理差错、护理事故与护理纠纷

一、护理差错

（一）护理差错的定义

护理差错是指在护理工作中因责任心不强、粗心大意、不按规章制度办事或技术水平低而发生差错，给患者造成直接或间接影响，但未造成严重不良后果的情况。任何护理差错都会影响治疗工作的顺利进行或给患者带来不应有的痛苦和不良后果。

（二）护理差错的分类与评定标准

护理差错可分为一般护理差错和严重护理差错。一般护理差错和严重护理差错的区分在于护理行为所造成的后果。

1. 一般护理差错　一般护理差错指虽有差错但经及时发现后，采取措施补救，最

终未对患者造成影响，或对患者有轻度影响，尚未造成不良后果。一般护理差错评定标准如下：

（1）护理工作违反操作规程，质量未达标，尚未造成后果。

（2）护理记录不准确，术语使用不当，项目填写不全，签名不完整，尚无不良影响。

（3）标本留取不及时，尚未影响诊断及治疗。

（4）执行查对制度不认真，给错药物，尚未发生不良反应，无不良后果。

（5）各种检查前准备未达要求，尚未影响诊断。

（6）监护失误，静脉注射外渗外漏面积在3cm×3cm以内。

2. 严重护理差错 严重护理差错是指给患者造成一定的痛苦，或给患者身体健康造成一定损害，延长了治疗时间，但尚未造成患者死亡、残疾、组织器官损伤导致功能障碍等严重不良后果。严重护理差错评定标准如下：

（1）执行查对制度不认真，给错药物，给患者增加痛苦。

（2）护理不周，患者发生Ⅱ度压疮。

（3）实施热敷造成Ⅱ度烫伤，面积不超过体表的0.2%。

（4）未进行术前准备或术前准备不合格而推迟了手术，无其他严重后果。

（5）抢救时执行医嘱不及时，以致影响治疗，但未造成严重不良后果。

（6）监护失误，引流不畅，未及时发现，影响治疗，或各种护理记录不准确，影响诊断治疗。

二、护理事故

（一）护理事故的定义

护理事故是医疗事故的一种类型。根据2002年4月4日国务院颁布的《医疗事故处理条例》规定，医疗事故是指医疗机构及其医务人员在医疗活动中，违反医疗卫生管理法律、行政法规、部门规章和护理规范，过失造成患者人身损害的事故。如果要对护理事故进行定义，则可推论为因护理原因导致的医疗事故则为护理事故。护理事故分为护理责任事故和护理技术事故。

1. 护理责任事故

（1）护士工作不负责任，交接班不认真，观察病情不细致，病情变化发现不及时，以致失去抢救机会，造成严重不良后果。

（2）不认真执行查对制度而打错针，发错药，输错血液；护理不周到，发生严重烫伤或Ⅲ度褥疮，昏迷躁动患者或无陪伴的小儿坠床，造成严重不良后果。

（3）对疑难问题不请示汇报，主观臆断，擅自盲目处理，造成严重不良后果。

（4）延误供应抢救物资、药品，供应未灭菌的器械、敷料、药品，或因无菌操作不严而发生感染，造成严重不良后果。

（5）不掌握医疗原则，滥用麻醉药品，造成严重不良后果。

（6）手术室护士点错纱布、器械，使其遗留在体腔或伤口内，造成严重不良后果。

2. 护理技术事故　凡确因设备条件所限或技术水平低或经验不足而导致上述不良后果，为护理技术事故。

（二）护理事故的必备条件

护理事故的认定同医疗事故的认定，必须包含五个要素：①必须要有违法行为：即医疗机构或护士的行为必须违反了有关的卫生法律法规、部门规章或护理规范、常规。②必须发生在诊疗护理过程中：护士的护理行为必须是在经过卫生行政部门审查合格并取得《医疗机构执业许可证》的医疗机构中进行的。这里需要指出的是，若不具备上述资格的机构从事护理活动，属于非法行医，不属于护理事故。③必须有明显的不良后果发生：客观上要构成护理事故，必须造成患者明显人身损害，若仅存在护理过失，尚不构成护理事故。④违法行为与不良后果间必须有因果关系：这是构成护理事故的重要条件。因护理行为的对象都是患者，疾病的转归受到多种因素的影响，所以这种因果关系的确定需要有科学依据的客观分析与判断。⑤行为人主观上必须有过失：发生护理事故的过失行为必须是非故意的或意外的。

【案例】　凌晨2点，新生儿重症监护室（NICU）值班护士给病房早产儿喂奶，其中一男婴吃完奶后啼哭不已。护士嫌患儿哭吵，将其以俯卧姿势置于婴儿床。此后，该护士去忙其他工作。直至4时，护士才猛然想到俯卧的男婴，急忙查看时，婴儿已面色青紫，呼吸停止，经抢救无效死亡。

此案例中，护士的行为违反了护理常规，并因此造成了患者的死亡，这一严重的后果属于护理事故。

（三）不属于护理事故的几种情形

在护理工作中，有下列情形之一的不属于护理事故：

1. 虽有护理错误或差错，但未造成患者死亡、残疾、功能障碍等重大伤害　如护士未按医嘱剂量给予患者口服药，错误执行了医嘱，患者侥幸未发生任何反应，此情况不属于护理事故。

2. 由于病情或患者特殊体质而发生医疗意外　医疗意外是指在诊疗护理过程中，由于患者病情或特殊体质而发生难以预料和防范的不良后果。需要指出的是，在临床工作中，患者及其家属对突然发生的医疗意外往往不能理解，对突发的不良后果无法接受，并认为是由于医务人员的差错导致的，由此产生护理纠纷或医疗纠纷。例如，某护士遵医嘱给患者进行了青霉素皮试，结果为阴性，但是在静脉滴注青霉素过程中，患者突发过敏性休克，经抢救无效死亡。此情形下，因护士没有违反任何操作规程，无护理差错，因此不属于护理事故。

3. 在现有医疗条件下，发生无法预料或不能防范的并发症　医疗护理技术不能认识、解决所有问题。同时，医学技术的实践、探索过程存在不可预测的风险性。由以上两种情况而造成的患者伤害是不能避免和预测的，并非医护人员的责任，因此不构成护理事故。

4. 因患者及家属不配合延误诊疗护理导致不良后果 在临床工作中，由于患者及其家属不配合、不依从行为而造成护士不能了解患者真实情况或采取及时措施，从而影响抢救或者合理诊疗出现不良后果的，不能认定为护理事故。

5. 其他 主要是指护士无证执业或在非医疗机构从事护理活动时发生的问题。如护士在家休息时，邻居请求其给自己输注青霉素。护士提出做皮试时，邻居说特别怕疼，且出示了1周前青霉素皮试结果，要求不皮试。于是没有做青霉素皮试，结果静脉输液过程中邻居发生过敏性休克死亡。此情况不构成护理事故，因为护士未在医疗机构执行护理任务。但是需要指出的是，这可能会引起民事纠纷，此护士可能会因这样的后果承担一定的民事责任，甚至刑事责任。

在临床工作中，一个事件是否属于护理事故，往往不是那么容易判断。很多时候，需要进行护理事故鉴定。

（四）护理事故的分级

《医疗事故处理条例》根据对患者人身造成的损害程度，将医疗事故划分为4个等级。作为医疗事故的一种，护理事故与医疗事故的分级相同，分为如下4个等级：

一级事故：造成患者死亡、重度残疾的；

二级事故：造成患者中度残疾、组织器官损伤导致严重功能障碍的；

三级事故：造成患者轻度残疾、组织器官损伤导致一般功能障碍的；

四级事故：造成患者明显人身损害的其他后果的。

【案例】 患者，女，80岁，因咳嗽、憋气2个月入院。初步诊断为慢性支气管炎并发感染，肺心病及肺气肿。入院后，护士甲为其静脉输液，此过程中，甲忘记解下止血带。随后，由护士乙静脉推注药液，随后接上输液管输液。输液过程中，患者多次提出“手臂疼，滴速慢”，护士乙未予重视，并认为患者年纪大，输液速度不宜过快。5小时后，护士拔针时发现少量液体外渗，未处理。随后，家属在给患者热敷时发现，止血带还扎着，并报告了护士乙。止血带松后2小时，护士发现，患者输液手臂有两个2cm×2cm的水疱，以为烫伤所致，未向医生报告。随后的1小时内，患者手臂青紫，经会诊为严重缺血坏死，行右上臂截肢术。术后伤口愈合良好，但因患者年老体弱及感染引起心、肾衰竭，于术后1周死亡。经医疗事故鉴定委员会鉴定，结论为一级医疗责任事故。

（五）护理事故的鉴定

护理事故的鉴定同医疗事故鉴定。医疗事故鉴定是指医疗事故鉴定组织（医学会组织的专家组）受司法机关、行政机关或者当事人委托独立地对专门性问题进行检验、鉴别和判断并提供鉴定结论的活动。鉴定过程如下：

1. 委托鉴定 据《医疗事故技术鉴定暂行办法（试行）》及其他相关规定，委托鉴定的途径共有以下三种：医患双方共同委托、行政委托和司法委托。医学会不接受医患任何单方的申请，不接受非法行医造成的人身损害。

2. 提交鉴定所需材料 鉴定组织在受理鉴定之日起5日内通知医疗事故争议的双方当事人提交进行鉴定所需的材料。当事人应在收到通知之日10日内提交相关材料，主要包括：①住院患者的病程记录、死亡病例讨论记录、疑难病历讨论记录、会诊意见、上级医师查房记录等病历资料原件。②住院患者的住院志、体温单、医嘱单、化验单、医学影像检查资料、特殊检查同意书、手术同意书、手术及麻醉记录单、病理资料、护理记录等病历资料原件。③抢救危急患者，在规定时间内补记的抢救记录。④封存保留的输液、注射用品和血液、药物等实物，或者具有检验资格的检验机构对这些物品的检验报告。

3. 获得鉴定结论 负责组织医疗事故技术鉴定工作的医学会会在当事人提供相关材料及书面陈述之后的45日内组织鉴定，并出具医疗事故技术鉴定书。鉴定意见主要是分析医疗行为是否违反医疗卫生管理法律、行政法规、部门规章和诊疗护理规范、常规，医疗过失行为与人身损害后果之间是否存在因果关系。鉴定结论主要是分析医疗事故等级，医疗过失行为在医疗事故损害后果中的责任程度及对医疗事故患者的医疗护理建议。当事人对首次医疗事故技术鉴定结论不服的，可以自收到首次结论之日起5日内向医疗机构所在地的卫生行政部门提出再次鉴定的申请。

三、护理纠纷

（一）护理纠纷的定义

护理纠纷属于医疗纠纷的一部分。医疗纠纷指医患双方对医疗后果及其原因认识不一致而发生医患纠葛，并向卫生行政部门或司法机关提出追究责任或赔偿损失的纠纷案件。

护理纠纷是患者在医院接受诊疗和护理后发生不良后果，并因此与医院就这些不良后果的产生原因、性质及因果关系等方面的分歧或争议。广义而言，凡是患者或家属认为护士在护理过程中有失误，对患者造成了不良影响，加重了患者的痛苦，甚至造成伤残或死亡等状况，要求卫生行政部门或司法机关追究责任或赔偿的事件，在未明确事实真相之前，统称为护理纠纷。护理纠纷发生在护患之间，涉及的当事人以护士和医院为一方，另一方则为患者及其家属，因此又被称为护患纠纷。护理纠纷常常与医疗纠纷交织在一起。单纯的护理纠纷占整个医疗纠纷案件的10%~15%。

通常所指的护理纠纷是一个较为宽泛的概念。由于护理纠纷中包括诸多复杂的内容，很多问题常相互交织，互相作用，所以这就增加了护理纠纷审理的难度和复杂度。整体而言，护理纠纷可分为医疗性纠纷（包括护理差错、护理事故、医疗意外和并发症等）和非医疗性纠纷（如语言不严谨、服务态度差等）。

（二）护理纠纷的处理

处理护理纠纷应该秉承：①保护患者和医疗机构及护士的合法权益。②维护医疗秩序，保障医疗安全。③遵循正确、公正、公平、公开的原则。

护理纠纷可通过不同的途径解决，主要的途径有以下几种：

1. 医疗机构与患者协商解决 即和解。双方就赔偿问题进行协商，达成一致意见，签订协议书，可以办理公证或律师见证，并报卫生行政主管部门备案。协商是成本最低的一种解决方式。

2. 行政裁决 行政裁决是指申请卫生行政部门处理。当事人提出书面申请，并在知道或应当知道身体健康受到损害之日起1年内提出。

3. 仲裁 由法律专家和医疗专家共同组成仲裁庭处理。目前我国鲜见护理或者医疗纠纷仲裁的案例。

4. 按照法律诉讼程序解决 护理或医疗纠纷可以不向卫生行政部门申请处理，直接向人民法院提出诉讼。一般护患纠纷适用普通诉讼时效为2年，自患者或其近亲属知道或者应当知道损害发生之日起计算。诉讼在医疗或护理纠纷的解决中始终占有核心地位。

（三）护理纠纷的鉴定

护理纠纷的鉴定是指鉴定人受人民法院、行政主管部门、当事人或代理人的委托，运用专门知识或技能，依法对医患双方争议的某些专门性的问题作出鉴别与判定的活动。

1. 鉴定的类型

（1）*根据鉴定所采用的知识门类分*：可分为医学鉴定和非医学鉴定。医学鉴定包括有关医学问题的法医鉴定、医疗事故鉴定。非医学鉴定是鉴定人运用医学知识以外的专业知识和技术，对医患双方争议的非医学的专门性问题所作的鉴定。在护理纠纷处理中非医学鉴定主要是对各种证据的真伪所作的鉴定。

（2）*根据鉴定人的身份分*：可分为法医鉴定和非法医鉴定。法医鉴定是法医受当事人或人民法院的委托，运用法医学专业知识和技能对医疗纠纷中某些专业性问题作出的鉴别和判定。非法医鉴定是指除法医以外的专业人员作为鉴定人，运用其专业知识和技能对医患纠纷中某些专门性问题作出的鉴别和判定。例如医疗事故技术鉴定，药品、医疗器械的质量鉴定，文字材料真伪的鉴定等。

2. 鉴定机构 司法鉴定机构分为两类：第一类是由医学会组织的医疗事故专家鉴定组。第二类是司法机关内设并面向社会开放的有偿服务鉴定机构，还有相关行政机关、社会团体、法学教研单位设立的面向社会开放的有偿服务鉴定机构。

第五节 与临床护理工作相关的医疗法规

一、《传染病防治法》

（一）《传染病防治法》概述

我国于1989年2月21日在七届人大常委会第六次会议上通过了《中华人民共和国传染病防治法》（以下简称《传染病防治法》），并于同年9月1日起施行。2004年8月又由第十届全国人民代表大会常务委员会修订，并于12月1日开始施行修订后的法案。

修订后的《传染病防治法》共九章八十条，包括总则、传染病预防、疫情报告、通报和公布、疫情控制、医疗救治、监督管理、保障措施、法律责任和附则。

目前列入的法定传染病共37种，分为甲、乙、丙三类。其中甲类2种，包括鼠疫和霍乱。乙类25种，包括传染性非典型性肺炎、艾滋病、病毒性肝炎、脊髓灰质炎、人感染高致病性禽流感、麻疹、流行性出血热、狂犬病、流行性乙型脑炎、登革热、炭疽、肺结核等。其中，传染性非典型性肺炎、炭疽中的肺炭疽和人感染高致病性禽流感虽然被列入乙类传染病，但要求按照甲类传染病管理。丙类10种，包括流行性感冒、流行性腮腺炎、黑热病等。

（二）传染病防治的预防控制

传染病的监督管理工作是防治传染病的重要环节，建立完善的监督管理体制，有利于传染病防治工作的开展。

1. 卫生行政部门和有关部门的职责 卫生部主管全国传染病防治及其监督管理工作。县级以上地方人民政府卫生行政部门负责本行政区域内的传染病防治及其监督管理工作。

2. 医疗机构的职责 医疗机构必须严格执行国务院卫生行政部门规定的管理制度，操作规范，防止传染病的医源性感染和医院感染。①确定专门的部门或人员，承担传染病疫情报告、本单位的传染病预防、控制以及责任区域内的传染病预防工作。②承担医疗活动中与医院感染有关的危险因素监测、安全防护、消毒、隔离和医疗废物处置工作。③医疗机构的基本标准、建筑设计和服务流程，应当符合预防传染病医院感染的要求。④按照规定对使用的医疗器械进行消毒；对按照规定一次性使用的医疗器具，在使用后予以销毁。⑤按照传染病诊断标准和治疗要求，采取措施，提高传染病医疗救治能力。

医疗机构应当对传染病患者或者疑似传染病患者提供医疗救护、现场救援和接诊治疗，书写病历记录以及其他有关资料，并妥善保管。应当实行传染病预检、分诊制度；对传染病患者、疑似传染病患者，应当引导至相对隔离的分诊点进行初诊。

3. 传染病疫情报告、通报和公布 传染病疫情报告遵循属地原则。疾病预防控制机构、医疗机构和采供血机构及其执行职务的人员，发现《传染病防治法》规定的传染病疫情或发现其他传染病暴发、流行时，应当遵循疫情报告属地管理原则，按照规定的时限、内容、程序和方式报告。传染病疫情通报制度规定：县级以上地方政府卫生主管部门应当及时向本行政区域内的疾病预防控制机构和医疗机构通报传染病疫情以及监测、预警的相关信息。传染病疫情公布制度要求：国务院卫生行政部门和省、自治区、直辖市人民政府卫生行政部门定期公布全国或者各地的传染病疫情信息。传染病暴发、流行时，由国务院卫生主管部门负责向社会发布传染病疫情信息，并可以授权省、自治区、直辖市人民政府卫生主管部门向社会发布发生在本行政区域的传染病疫情信息。

4. 疫情控制 修订后的《传染病防治法》规定，医疗机构发现甲类传染病时，应当及时采取下列措施：对患者、病原携带者，予以隔离治疗，隔离时间根据医学检查报告结果确定；对疑似患者，确诊前在指定场所单独隔离治疗；对医疗机构内的患者、病原携带者、疑似患者的密切接触者，在指定场所进行医学观察和采取其他必要的预防措施。

甲类传染病病例涉及的场所或者该场所内特定区域的人员，可以由县级以上地方人民政府实施隔离措施。拒绝隔离治疗或者隔离期未满擅自脱离隔离治疗的，可以由公安机关协助医疗机构采取强制隔离治疗措施。

医疗机构发现乙类或者丙类传染病患者，应当根据病情采取必要的治疗和控制传播措施。医疗机构对本单位内被传染病病原体污染的场所、物品以及医疗废物，必须依照法律、法规的规定实施消毒和无公害化处置。

患甲类传染病或炭疽死亡的，应当立即将尸体进行卫生处理，就近火化。为了查找传染病病因，医疗机构在必要时可以按照国务院卫生行政部门的规定，对传染病患者的尸体或疑似传染病患者的尸体进行解剖查验，并告知死者家属。

发生传染病疫情时，疾病预防控制机构和省级以上人民政府卫生行政部门指派的其他与传染病有关的专业技术机构，可以进入传染病疫点、疫区进行调查、采集样本、技术分析和检验。

二、献血的相关法律规定

我国的医疗临床用血主要依赖于个体供血。若个体供血者受经济利益驱动，则极易引起乙肝、丙肝、艾滋病等经血液传播疾病的流行，从而严重威胁献血者和受血者的健康及安全。为控制和预防血源性疾病的传播，我国实行无偿献血。我国献血的相关法律对无偿献血、采供血机构的设置、血液的采集与供应、临床用血等都做了明确的规定，使我国血液管理工作步入了法制化管理的新阶段。

（一）概述

献血法律规定泛指调整在保证临床用血需要和安全，保障献血者和用血者身体健康活动中产生的各种社会关系的法律规范的总和。

我国有关献血的相关法律规定包括：1998 年 10 月 1 日起实施的《中华人民共和国献血法》（以下简称《献血法》），国务院颁布的《血液制品管理条例》，卫生部制定的

《血站管理办法》、《单采血浆站管理办法》、《医疗机构临床用血管理办法（试行)》、《临床输血技术规范》及有关献血的地方性法规和规章。

《献血法》规定，我国实行无偿献血制度，提倡18周岁至55周岁的健康公民自愿献血。每次采集血液量一般为200ml，最多不超过400ml，两次采集间隔不少于6个月。《献血法》实施以来，全国无偿献血占临床用血的比例从1998年的5%左右，上升到目前的99%以上。

（二）采血和供血

1. 血站的设置和管理 血站是采集、供应临床用血的机构。设立血站向公民采集血液，必须经国务院卫生行政部门或者省、自治区、直辖市人民政府卫生行政部门批准，领取《血站执业许可证》后，才能开展采供血业务。《血站执业许可证》有效期为3年，血站在执业登记期满前3个月，应当办理再次执业登记。

2. 采供血管理 血站应当为献血者提供各种安全、卫生、便利的条件。血站在采血前必须按照国务院卫生行政部门制定的《献血者健康检查标准》，对献血者进行免费健康检查。健康检查不合格的，不得采集其血液。血站采集血液必须由具有采血资格的医务人员进行，一次性采血器材用后必须销毁，以确保献血者的身体健康。采集血液后应建立献血档案，记录献血者的姓名、性别、出生日期、血型、献血量、献血日期、单位或地址，并由采血者签字，之后加盖血站专用章。对献血者发放《无偿献血证》，并不得伪造、涂改、出卖、转让和出借。血站对采集的血液必须进行检测；未经检测或者检测不合格的血液，不得向医疗机构提供。同时，血液的包装、储存、运输应当符合《血站质量管理规范》的要求。

3. 临床用血 临床用血是医疗过程中必不可少的环节。遵循临床用血原则，加强用血管理是合理用血的重要措施。临床用血的原则：医疗机构临床用血应当制定用血计划，遵循合理科学的原则，不得浪费和滥用血液。临床医师和输血技术人员要严格掌握临床输血适应证，减少不必要的输血，并积极推行按血液成分针对医疗实际需要输血，同时国家鼓励临床用血新技术的研究和推广。为保证应急用血，医疗机构可以临时采集血液，但应当依照本法规定，确保采血用血安全。级别在二级以上的医院应设立独立的输血科（血库)，负责临床用血的指导和技术实施。为保障公民临床急救用血的需要，国际提倡并指导择期手术的患者自体输血。

医疗机构的医务人员违反《献血法》规定，将不符合国家规定标准的血液用于患者的，由县级以上地方人民政府卫生行政部门责令改正；给患者健康造成损害的，应当依法赔偿，对直接负责的主管人员和其他直接责任人员，依法给予行政处分；构成犯罪的，依法追究刑事责任。

（三）输血

输血是临床用血的主要形式，是一个环节复杂、牵涉面很广的过程。护士是输血治疗实施过程中的具体执行者，对安全输血起着重要的把关作用。因此，作为护士，了解输血过程及相关法律法规，培养良好的责任意识，对于安全输血具有重要意义。《献血法》和《医院工作制度》中的“输血查对制度”、《医疗机构临床用血管理办法》和《临床输血技术规范》等从不同角度对输血的管理进行了规范。以下为涉及静脉输血中的法律问题。

1. 输血前准备 由主治医师提出输血申请，填写《临床输血申请单》，并核准签字。确定输血后，护士需当面核对患者姓名、性别、年龄、病案号、床号、血型和诊断，采集血样。之后将输血申请单连同受血者血样交与输血科（血库）以进一步交叉配血及备血。

《医疗机构临床用血管理办法》规定，在给患者进行输血治疗前，应向患者或其家属告之输血的目的、可能发生的输血反应和经血液途径感染疾病的可能性，由医患双方共同签署输血治疗同意书。患者无自主意识需紧急输血时，应报医院职能部门或主管领导同意、备案，并记入病历。

2. 输血过程 输血过程中要严格执行查对制度，并严格遵守输血规范。

输血前由两名护士核对交叉配血报告单及血袋标签的各项内容，检查血袋有无破损、血液颜色是否正常，确保准确无误后方可输血。血液制品从血库取回后，不得自行贮存，应在最短时间内将其输入患者体内。另外，血液中不能加入其他药物。

输血时，由两名护士带病历到患者床旁核对姓名、性别、年龄、病案号、床号、血型等，确认与配血报告相符，再次核对血液后，用符合标准的输血器输血。

3. 输血后处理 输血完毕，护士对有输血反应的应逐项填写患者输血反应回报单，并返还输血科（血库）保存。同时，需要保持输血文书的完整性。病历中保存的文书包括：输血治疗同意书、交叉配血报告单、血袋标签（若发生输血反应，应待查清原因后取下置于病历中）和各种输血护理记录的登记签字。血袋应至少保存1天。

若发生纠纷，需按《医疗事故处理条例》处理。《医疗事故处理条例》规定，疑似输液、输血等引起不良后果的，医患双方应当共同对现场实物进行封存和启封，封存的现场实物由医疗机构保管。

《献血法》是无偿献血和用血的法律保证，除对安全献血和用血进行规范外，还规定，违反《献血法》规定的单位和个人，视情节轻重需承担行政责任、民事责任或刑事责任。《献血法》还规定了对非法采血、供血和用血单位的责罚。

思考题

1. 简述卫生法的定义和特征。
2. 简述护理纠纷的概念及特征。
3. 简述护理事故的概念及不属于护理事故的情形。
4. 简述护理事故的分类、等级及其法律责任。
5. 区分护理差错、护理事故与护理纠纷的关系。

附录 NANDA－I：领域、分级201项护理诊断(2009－2011)

领域1 促进健康（Health Promotion） 康强或功能正常的意识以及用以维持控制和增强康强或功能正常的策略

1级 健康意识（Health Awareness） 对正常功能和康强的认识

2级 健康管理（Health Management） 识别、控制、实施和综合各种活动以达到维持健康和康强的目的

保持健康无效（Ineffective health maintenance）

自我健康管理无效（Ineffective self－health management）

持家能力受损（Impaired home maintenance）

有增强免疫状态的趋势（Readiness for enhanced immunization status）

忽略自我健康管理（Self－health neglect）

有增强营养的趋势（Readiness for enhanced nutrition）

家庭执行治疗方案无效（Ineffective family therapeutic regimen management）

有增强自我健康管理的趋势（Readiness for enhanced self－health management）

领域2 营养（Nutrition） 摄入、吸收和应用营养素的活动以达到维护组织、组织修复和产生能量的目的

1级 摄入（Ingestion）将食物或营养素摄入到机体中

无效性婴儿喂养形态（Ineffective infant feeding pattern）

营养失调：低于机体需要量（Imbalanced nutrition：Less than body requirements）

营养失调：高于机体需要量（Imbalanced nutrition：More than body requirements）

有营养失调的危险：高于机体需要量（Risk for imbalanced nutrition：More than body requirements）

吞咽障碍（Impaired swallowing）

2级 消化（Digestion） 将食物转化成可以吸收和同化的物质的物理和化学活动

3级 吸收（Absorption） 通过身体组织获取营养素的活动

续表

4 级　代谢（Metabolism）　在生物体内和有生命的细胞内，为了发展和应用原生质、产生废物和能量，并为整个生命过程释放能量所发生的化学和物理作用

有血糖浓度不稳定的危险（Risk for unstable blood glucose level）

新生儿黄疸（Neonatal jaundice）

有肝脏功能受损的危险（Risk for impaired liver function）

5 级　水和电解质（Hydration）　摄入或吸收液体和电解质

有电解质失衡的危险（Risk for electrolyte imbalance）

有增强体液平衡的趋势（Readiness for enhanced fluid balance）

体液不足（Deficient fluid volume）

体液过多（Excess fluid volume）

有体液不足的危险（Risk for deficient fluid volume）

有体液失衡的危险（Risk for fluid volume imbalance）

领域 3　排泄（Elimination）　从体内分泌和排泄废物

1 级　泌尿系统（Urinary System）　分泌和排泄尿液的过程

功能性尿失禁（Functional urinary incontinence）

充溢性尿失禁（Overflow urinary incontinence）

反射性尿失禁（Reflex urinary incontinence）

压力性尿失禁（Stress urinary incontinence）

急迫性尿失禁（Urge urinary incontinence）

有急迫性尿失禁的危险（Risk for urge incontinence）

排尿障碍（Impaired urinary elimination）

有增强排尿的趋势（Readiness for enhanced urinary elimination）

尿潴留（Urinary retention）

2 级胃肠系统（Gastrointestinal system）　从肠道内排泄和排出废物

排便失禁（Bowel incontinence）

便秘（Constipation）

感知性便秘（Perceived constipation）

有便秘的危险（Risk for constipation）

腹泻（Diarrhea）

胃肠动力失调（Dysfunctional gastrointestinal motility）

有胃肠动力失调的危险（Risk for dysfunctional gastrointestinal motility）

3 级　皮肤黏膜系统（Integumentary）　通过皮肤分泌和排泄的过程

续表

4级 呼吸系统（Pulmonary system） 从肺部和支气管中排除代谢废物、分泌物和异物
气体交换受损（Impaired gas exchange）
领域4 活动/休息（Activity / rest） 能量的产生、转化、消耗或平衡
1级 睡眠/休息（Sleep / rest） 睡眠，休息，放松或不活动
失眠（Insomnia）
睡眠形态紊乱（Disturbed sleep pattern）
睡眠剥夺（Sleep deprivation）
有增强睡眠的趋势（Readiness for enhanced sleep）
2级 活动/锻炼（Activity / exercise） 移动身体某个部分（活动），工作，或经常性地（并非总是）实施某些抵抗阻力的活动
有废用综合征的危险（Risk for disuse syndrome）
缺乏娱乐活动（Deficient diversional activity）
静态生活形态（Sedentary lifestyle）
床上活动障碍（Impaired bed mobility）
躯体活动障碍（Impaired physical mobility）
借助轮椅活动障碍（Impaired wheelchair mobility）
术后康复延迟（Delayed surgical recovery）
转移能力障碍（Impaired transfer ability）
行走障碍（Impaired walking）
3级 能量平衡（Energy balance） 能量的摄入和消耗处于一种动态和谐的状态
能量场紊乱（Disturbed energy field）
疲乏（Fatigue）
4级 心血管/呼吸反应（Cardiovascular / pulmonary responses） 支持活动/休息的心肺机制
活动无耐力（Activity intolerance）
有活动无耐力的危险（Risk for activity intolerance）
有出血的危险（Risk for bleeding）
低效性呼吸形态（Ineffective breathing pattern）
心输出量减少（Decreased cardiac output）
周边组织灌流失效（Ineffective peripheral tissue perfusion）
有心脏组织灌流减少的危险（Risk for decreased cardiac tissue perfusion）
有脑组织灌流失效的危险（Risk for ineffective cerebral tissue perfusion）
有胃肠灌流失效的危险（Risk for ineffective gastrointestinal perfusion）

续表

有肾脏灌流失效的危险（Risk for ineffective renal perfusion）
有休克的危险（Risk for shock）
自主呼吸受损（Impaired spontaneous ventilation）
呼吸机戒断反应功能失常（Dysfunctional ventilatory weaning response）
有增强自我照顾能力的趋势（Readiness for enhanced self - care）
沐浴自理缺陷（Bathing self - care deficit）
穿着自理缺陷（Dressing self - care deficit）
进食自理缺陷（Feeding self - care deficit）
如厕自理缺陷（Toileting self - care deficit）
领域5　感知/认知（Perception/cognition）　人类信息处理系统包括注意、定向、感觉、感知、认知和沟通
1级　注意（Attention）　精神上处于引起注意和观察的准备状态
单侧身体忽视（Unilateral neglect）
2级　定向力（Orientation）　对时间、地点和人的意识
环境解析障碍综合征（Impaired environmental interpretation syndrome）
漫游（Wandering）
3级　感觉/感知（Sensation / Perception）　通过触、味、嗅、视、听和运动等感觉来获得信息和对感觉资料的理解所产生的命名、联想和/或形态识别
感觉及知觉紊乱（特定的：视觉、听觉、运动觉、味觉、触觉、嗅觉）（Disturbed sensory perception [specify: visual, auditory, kinesthetic, gustatory, tactile, olfactory]）
4级　认知（Cognition）　应用记忆、学习、思维、解决问题、抽象、判断、洞察、智力、计算和语言
急性意识障碍（Acute confusion）
慢性意识障碍（Chronic confusion）
有急性意识障碍的危险（Risk for acute confusion）
知识缺乏（具体说明）（Deficient knowledge [specify]）
有增强知识的趋势（Readiness for enhanced knowledge）
记忆受损（Impaired memory）
有增强决定力的趋势（Readiness for enhanced decision - making）
活动计划无效（Ineffective activity planning）
5级　沟通（Communication）　发送和接收语言的和非语言的信息
语言沟通障碍（Impaired verbal communication）
有增强沟通的趋势（Readiness for enhanced communication）

续表

领域6 自我感知（Self－perception） 关于自我的意识

1级 自我概念（Self－concept） 关于整体自我的感知

有危及个人尊严的危险（Risk for compromised human dignity）

无望感（Hopelessness）

自我认同紊乱（Disturbed personal identity）

有孤寂的危险（Risk for loneliness）

有增强能力的趋势（Readiness for enhanced power）

无能为力感（Powerlessness）

有无能为力感的危险（Risk for powerlessness）

有增强自我概念的趋势（Readiness for enhanced self－concept）

2级 自尊（Self－esteem） 一个人对自身价值、能力、重要性和成功的评估

长期低自尊（Chronic low self－esteem）

情境性低自尊（Situational low self－esteem）

有情境性低自尊的危险（Risk for situational low self－esteem）

3级 自我形象（Body Image） 一个人对自身身体的一种精神上的映像

自我形象紊乱（Disturbed body image）

领域7 角色关系（Role Relationship） 人与人之间或一群人之间积极的或消极的关系以及显示这些关系的方式

1级 照顾角色（Caregiving Role） 社会上对提供照顾的非医疗卫生专业人员期待的行为模式

照顾者角色紧张（Caregiver role strain）

有照顾者角色紧张的危险（Risk for caregiver role strain）

父母不称职（Impaired parenting）

有父母称职增强的趋势（Readiness for enhanced parenting）

有父母不称职的危险（Risk for impaired parenting）

2级 家庭关系（Family Relationships） 血缘上相关或经选择相关的人群之间的关系

有亲子依恋受损的危险（Risk for impaired attachment）

家庭运作功能不全（Dysfunctional family processes）

家庭运作中断（Interrupted family processes）

有增强家庭运作的趋势（Readiness for enhanced family processes）

3级 角色功能（Role performance） 在社会期望的行为模式中发挥功能的质量

母乳喂养有效（Effective breastfeeding）

母乳喂养无效（Ineffective breastfeeding）

续表

母乳喂养中断（Interrupted breastfeeding）
父母角色冲突（Parental role conflict）
有增强关系的趋势（Readiness for enhanced relationship）
无效性角色行为（Ineffective role performance）
社交障碍（Impaired social interaction）

领域 8　性（Sexuality）　性别的认同，性功能和生殖
1 级　性别认同（Sexual Identify）　成为具有某一具体性别特征的人
2 级　性功能（Sexual Function）　参与性活动的能力
性功能障碍（Sexual dysfunction）
性生活形态无效（Ineffective sexuality patterns）
3 级　生育（Reproduction）　产生新的个体的任何过程
有增强分娩过程的趋势（Readiness for enhanced childrearing process）
有母体/胎儿双方受干扰的危险（Risk for disturbed maternal/fetal dyad）

领域 9　应对/应激耐受性（Coping / Stress Tolerance）　与生活事件/生活过程的斗争
1 级　创伤后反应（Post - Trauma Responses）　创伤后身体或心理发生的反应
创伤后综合征（Post - trauma syndrome）
有创伤后综合征的危险（Risk for post - trauma syndrome）
强暴创伤综合征（Rape - trauma syndrome）
迁居应激综合征（Relocation stress syndrome）
有迁居应激综合征的危险（Risk for relocation stress syndrome）
2 级　应对反应（Coping responses）　处理环境应激的过程
焦虑（Anxiety）
对死亡的焦虑（Death anxiety）
危险倾向的健康行为（Risk - prone health behavior）
妥协性家庭应对（Compromised family coping）
防卫性应对（Defensive coping）
无能性家庭应对（Disabled family coping）
应对无效（Ineffective coping）
社区应对无效（Ineffective community coping）
有增强应对的趋势（Readiness for enhanced coping）
有增强社区应对的趋势（Readiness for enhanced community coping）
有增强家庭应对的趋势（Readiness for enhanced family coping）

续表

无效性否认（Ineffective denial）

恐惧（Fear）

悲哀（Grieving）

复杂性悲哀（Complicated grieving）

有复杂性悲哀的危险（Risk for complicated grieving）

个人复原力受损（Impaired individual resilience）

有增强复原力的趋势（Readiness for enhanced resilience）

有危及复原力的危险（Risk for compromised resilience）

慢性悲伤（Chronic sorrow）

压力负荷过重（Stress overload）

3级 神经行为性应激（Neurobehavioral Stress） 反映神经和大脑功能的行为反应

自主性反射失调（Autonomic dysreflexia）

有自主性反射失调的危险（Risk for autonomic dysreflexia）

婴儿行为紊乱（Disorganized infant behavior）

有婴儿行为紊乱的危险（Risk for disorganized infant behavior）

有增强调节婴儿行为的趋势（Readiness for enhanced organized infant behavior）

颅内适应能力低下（Decreased intracranial adaptive capacity）

领域10 生活准则（Life Principles） 针对认为真实或具有内在价值的行动、习惯或制度而采取行为、思维和举止时所遵循的原则

1级 价值（Values） 对认为可取的行为模式或终末状态的认同和分级

有增强希望的趋势（Readiness for enhanced hope）

2级 信念（Beliefs） 对于被认为是真实的或具有内在价值的行动、习惯或制度所持的观点、期望或判断有增强精神健康的趋势（Readiness for enhanced spiritual well－being）

3级 价值/信仰/行动的一致性（Value / Belief / Action Congruence） 在价值、信仰和行动之间取得呼应或平衡

抉择冲突（具体说明）（Decisional conflict [specify]）

伦理道德困扰（Moral distress）

不依从行为（具体说明）（Noncompliance [specify]）

宗教信仰受损（Impaired religiosity）

有增强宗教信仰的趋势（Readiness for enhanced religiosity）

有宗教信仰受损的危险（Risk for impaired religiosity）

精神困扰（Spiritual distress）

有精神困扰的危险（Risk for spiritual distress）

续表

领域11 安全/防御（Safety / Protection） 没有危险、机体损伤或免疫系统的损伤，免受损失，保障安全

1级 感染（Infection） 病原体侵入后导致的宿主反应

有感染的危险（Risk for infection）

2级 身体损伤（Physical Injury） 身体的伤害或伤痛

清理呼吸道无效（Ineffective airway clearance）

有误吸的危险（Risk for aspiration）

有婴儿猝死综合征的危险（Risk for sudden infant death syndrome）

牙齿受损（Impaired dentition）

有摔倒的危险（Risk for falls）

有受伤的危险（Risk for injury）

有围术期体位性损伤的危险（Risk for perioperative - positioning injury）

口腔黏膜受损（Impaired oral mucous membrane）

有外周神经血管功能障碍的危险（Risk for peripheral neurovascular dysfunction）

防护无效（Ineffective protection）

皮肤完整性受损（Impaired skin integrity）

有皮肤完整性受损的危险（Risk for impaired skin integrity）

有窒息的危险（Risk for suffocation）

组织完整性受损（Impaired tissue integrity）

有外伤的危险（Risk for trauma）

有血管外伤的危险（Risk for vascular trauma）

3级 暴力（Violence） 使用过多的力量或能量导致损伤或虐待

自伤（Self - mutilation）

有自伤的危险（Risk for self - mutilation）

有自杀的危险（Risk for suicide）

有对他人施行暴力的危险（Risk for other - directed violence）

有对自己施行暴力的危险（Risk for self - directed violence）

4级 环境危害（Environmental Hazards） 在环境中有危险的因素存在

污染（Contamination）

有污染的危险（Risk for contamination）

有中毒的危险（Risk for poisoning）

5级 防御过程（Defensive Processes） 自我保护过程

续表

乳胶过敏反应（Latex allergy response）

有乳胶过敏反应的危险（Risk for latex allergy response）

6 级 体温调节（Thermoregulation） 调节体内热量和能量的生理功能以达到保护机体的目的

有体温失调的危险（Risk for imbalanced body temperature）

体温过高（hyperthermia）

体温过低（hypothermia）

体温调节无效（Ineffective thermoregulation）

领域 12 舒适（Comfort） 感觉精神、身体和社会的完好状态或放松状态

1 级 身体舒适（Physical Comfort） 完好和轻松的感觉

有增强舒适的趋势（Readiness for enhanced comfort）

舒适受损（Impaired comfort）

恶心（Nausea）

急性疼痛（Acute pain）

慢性疼痛（Chronic pain）

2 级 环境舒适（Environmental comfort） 对生活环境的一种完美和轻松的感觉

3 级 社会舒适（Social comfort） 对社会情境的一种完美和轻松的感觉

社交孤立（Social isolation）

领域 13 成长/发展（Growth / development） 身体大小及器官系统的增大与年龄相适应和/或达到发展的里程碑

1 级 成长（Growth） 身体的增大或器官系统的成熟

成人心身衰竭（Adult failure to thrive）

成长发展迟缓（Delayed growth and development）

2 级 发展（Development） 达到、未达到或没有出现发展的里程碑

有成长比例失调的危险（Risk for disproportionate growth）

有发展迟滞的危险（Risk for delayed development）

（摘自 NANDA《护理诊断手册》）

主要参考书目

[1] 吴瑛，韩丽沙．护理学导论．北京：中国中医药出版社，2005.
[2] 文历阳．医学导论（第3版）．北京：人民卫生出版社，2008.
[3] 韩世范，程金莲．护理科学研究．北京：人民卫生出版社，2010.
[4] 何裕民．医学的哲学审视．北京：中国协和医科大学出版社，2009.
[5] 李小妹．护理学导论（第2版）．北京：人民卫生出版社，2007.
[6] 陈晓霞，于惠影．护理学导论．武汉：华中科技大学出版社，2010.
[7] 孙宏玉，简福爱．护理教育．北京：中国中医药出版社，2005.
[8] 姜安丽，范秀珍．护理学导论．北京：人民军医出版社，2004.
[9] 姜安丽．护理学基础．北京：人民卫生出版社，2005.
[10] 冯先琼．护理学导论（第2版）．北京：人民卫生出版社，2005.
[11] 郑修霞．护理教育学概论．北京：北京医科大学出版社，2002.
[12] 张玫，韩丽沙．中医护理学．北京：北京医科大学出版社，2002.
[13] 刘喜文．护理学导论．北京：人民军医出版社，2007.
[14] 吴蓉，赵国琴．护理学导论．西安：第四军医大学出版社，2010.
[15] 王瑞敏．护理学导论（第2版）．北京：人民卫生出版社，2011.
[16] 叶志弘．以病人为中心的护理工作模式．中国护理管理，2009，8.
[17] 胡德英，刘义兰，周文娟，等．外科优质护理服务试点病区开展责任制护理初探．护理学杂志，2010，25（18）：22－23.
[18] 尚少梅．护理学基础．北京：北京大学医学出版社，2008.
[19] 陈明瑶，袁丽容．护理导论．北京：科学出版社，2010.
[20] 赵秋利．社区护理学（第2版）．北京：人民卫生出版社，2010.
[21] 李春玉．社区护理学（第2版）．北京：人民卫生出版社，2006.
[22] 史瑞芬．护理人际学．北京：人民军医出版社，2002.
[23] 高燕．护理礼仪与人际沟通．北京：高等教育出版社，2003.
[24] 李继平．护理人际关系与沟通教程．北京：北京科学技术出版社，2003.
[25] 李传俊．人际交往与护理专业礼仪．北京：北京大学医学出版社，2004.
[26] 徐淑秀．护士礼仪与交际．北京：人民军医出版社，2008.
[27] 梁伟江．护理礼仪．北京：人民卫生出版社，2009.